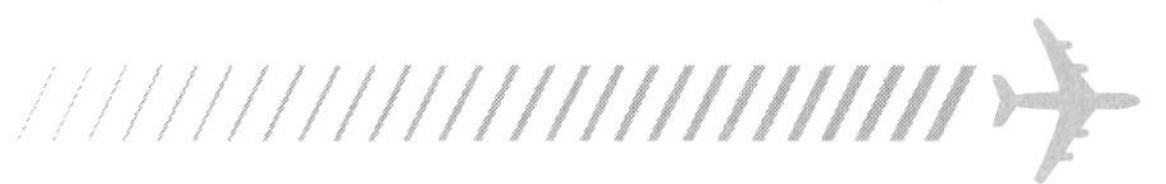

民用航空医学与健康管理

主编　蒋纪文

U0251359

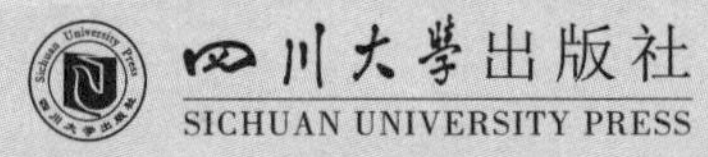
四川大學出版社
SICHUAN UNIVERSITY PRESS

图书在版编目（CIP）数据

民用航空医学与健康管理 / 蒋纪文主编．— 成都 ：四川大学出版社，2023.8（2025.1 重印）

ISBN 978-7-5690-6222-9

Ⅰ．①民… Ⅱ．①蒋… Ⅲ．①航空航天医学 Ⅳ．①R85

中国国家版本馆 CIP 数据核字（2023）第 136276 号

书　　名：民用航空医学与健康管理

Minyong Hangkong Yixue yu Jiankang Guanli

主　　编：蒋纪文

选题策划：周　艳

责任编辑：周　艳

责任校对：倪德君

装帧设计：墨创文化

责任印制：李金兰

出版发行：四川大学出版社有限责任公司

地址：成都市一环路南一段 24 号（610065）

电话：（028）85408311（发行部）、85400276（总编室）

电子邮箱：scupress@vip.163.com

网址：https://press.scu.edu.cn

印前制作：成都墨之创文化传播有限公司

印刷装订：四川省平轩印务有限公司

成品尺寸：185mm×260mm

印　　张：18

插　　页：1

字　　数：442 千字

版　　次：2024 年 1 月 第 1 版

印　　次：2025 年 1 月 第 2 次印刷

定　　价：58.00 元

本社图书如有印装质量问题，请联系发行部调换

版权所有 ◆ 侵权必究

扫码获取数字资源

四川大学出版社
微信公众号

编 委 会

主审： 童　丽（青海大学医学院）

主编： 蒋纪文（中国民用航空飞行学院）

编者：（按姓氏笔画排序）

王　琦（中国民用航空飞行学院）
白　银（中国民用航空局民用航空医学中心）
刘子夜（中国民用航空局民用航空医学中心）
刘　欢（中国民用航空飞行学院）
刘　滔（中国民用航空飞行学院）
汤　清（成都民用航空医学中心）
杨天阔（中国民用航空飞行学院）
杨　剑（中国民用航空局民用航空医学中心）
李　琦（成都民用航空医学中心）
李　谦（中国民用航空局民用航空医学中心）
肖　萧（成都民用航空医学中心）
吴万藩（中国民用航空飞行学院）
张九龙（中国民用航空飞行学院）
张　雪（中国民用航空飞行学院）
陈　帆（中国民用航空飞行学院）
武　将（中国民用航空局民用航空医学中心）
胡墨绳（中国民用航空局民用航空医学中心）
秦彩虹（中国民用航空局民用航空医学中心）
郭万立（中国民用航空飞行学院）
黄　健（中国民用航空飞行学院）
蒋纪文（中国民用航空飞行学院）
蒲　杨（中国民用航空飞行学院）

编写秘书： 陈　帆　杨天阔

序　一

改革开放以来，我国民用航空事业得到了持续、快速、健康的发展。“十四五”期间是我国民用航空实现从单领域民用航空强国向多领域民用航空强国跨越的转段进阶期，将继续坚持新时期民用航空总体工作思路，以安全发展为底线，构建一流的民用航空安全体系。解决民用航空空勤人员航空医学及健康管理相关问题是保障飞行安全的一个重要环节。

自航空医学诞生以来，这一学科在国外得到了快速发展，而在国内则发展相对缓慢。民用航空医学旨在研究民用航空活动中各种环境因素对航空从业人员的影响，保障飞行安全、高效、舒适，研究民用航空空勤人员等有关医学问题，也可认为是临床医学在民用航空的应用学科。空勤人员的健康管理作为航空活动中人的因素，与飞行安全密切相关。因此，有必要深入学习和研究民用航空医学与空勤人员健康管理，为提高航空安全运行能力提供重要保障。

鉴于此，中国民用航空飞行学院联合中国民用航空局民用航空医学中心及成都民用航空医学中心相关专家、学者编写了教材《民用航空医学与健康管理》。

该教材与以往相关教材相比，在架构、内容编排、重点内容阐述等多方面做了较大调整与改变，也做了部分创新尝试。该教材全方位地阐述了飞行环境、空勤人员健康及重点疾病与飞行安全的关系，并重点介绍了行业履职与紧急医学事件应急救护相关要求，旨在帮助空勤人员掌握航空医学基本知识与技能。与此同时，为实现民用航空高原航空医学研究高起点、高站位、高水平的目标，2018年中国民用航空局局务会决定由中国民用航空飞行学院为主体建设“民航高原航空医学研究中心”，该教材特意增加了急进高原相关疾病、高原航线空勤人员健康管理及缺氧体验与低氧训练等特色章节。本教材囊括了民用航空空勤人员（包括高原航线空勤人员）全周期职业生涯的健康管理模式及相关要求，通俗易懂、层次分明、层层递进，可作为高等院校民用航空相关专业本科生、专科生专业基础课教材，也可供空中交通管理从业人员及有关科研人员学习参考。

相信本教材对我国民用航空医学领域教学、研究和实践有一定的参考价值。

格日力

青海大学高原医学研究中心

2023 年 7 月

序　二

习近平总书记强调，安全是民用航空业的生命线。民用航空医学在维护飞行安全、保障空勤人员与旅客身心健康，以及推动我国民用航空事业的发展中具有不可替代的作用。

中国民用航空飞行学院作为我国民用航空培养高素质人才的主力高校，已成为享誉国内外、在世界民用航空业有着较高影响力的高等学府，更有着新中国成立后国内最早的民用航空医学体检鉴定机构。正是基于多年建设发展的沉淀积累和取得的一批高水平的研究成果，编写内容的科学性、专业性、操作性贯穿整本教材。

本教材总结了民用航空空勤人员工作特点与群体特征，阐释了民用航空医学鉴定标准与普通人群健康标准的区别，系统地阐述了空勤人员常见疾病治疗与健康管理的内在联系，向读者清晰地明确空勤人员与航空医师的关系。本教材既非单纯针对民用航空医学专业理论知识进行叙述，也不是描述性综述，而是以通俗易懂的方式更好地方便读者迅速掌握民用航空医学的核心内容。

从雏鹰展翅到鹰击长空，相信该教材的出版对民用航空医学领域产、学、研、用的发展将起到极大的驱动作用，更加坚信民用航空医学会在全面建设社会主义现代化国家新征程与多领域民用航空强国建设中建功立业，期冀更多的临床与科研工作者在国际民用航空医学界崭露头角。

常耀明

空军军医大学航空航天医学系

2023 年 7 月

前　言

民用航空医学，以提高民用航空“人—机—环境—任务”系统效能为目的，研究民用航空活动对空勤人员的生理、心理影响的特征、规律和机理，增强其工作能力，维护其职业健康，为民用航空提供医学保障和培训的综合性学科。健康管理是民用航空医学的重要组成部分，其宗旨是保障飞行安全，对于提高空勤人员的知识结构和综合素养，具有十分重要的意义。目前，航空医学不断发展，研究内容包括航空环境与疾病的关系，飞行环境及飞行工作对健康的影响；疾病与飞行安全的关系，选拔适合的人员从事飞行工作，评定人员的健康状况是否能从事飞行工作；健康管理与飞行年限的关系，空勤人员疾病的早期发现、及时治疗及预防，不良生活方式及药物与飞行安全；空中应急救护；等等。

《民用航空医学与健康管理》改变了以往教材单纯围绕疾病诊断和治疗进行介绍的做法，从保障飞行安全的角度出发，全面阐述了疾病对空勤人员健康和飞行安全的影响以及行业的相关要求，重点阐述了如何通过干预可控的病因进行健康促进，降低危险因素，保障空勤人员身心健康和飞行安全，这是一种新的尝试。另外，2018年中国民用航空局局务会决定由中国民用航空飞行学院为主体建设“民航高原航空医学研究中心”，因此，本教材特意增加了急进高原相关疾病、缺氧体验及低氧训练等相关章节，旨在帮助空勤学生在学生时期就能了解高原航空医学相关知识。

本书共分四部分十三章，从飞行环境与职业要求、健康与健康管理、重点疾病管理、紧急医学事件与应急救护四个维度，用通俗易懂的语言，系统阐述了空勤人员需要掌握的航空医学知识与技能。四个部分各自独立，又相互关联。航空环境的特殊性决定了空勤人员健康状况与航空安全密切相关，航空医学体检鉴定决定了空勤人员能否满足职责要求，健康管理决定了能履行多久的职责，预防常见疾病决定了能否安全地履职并延长飞行年限，掌握应急救护知识决定了能否应对突发的医学风险。本书对于增强空勤人员健康履职的意识，引导空勤人员养成良好健康的生活方式，学会处理空中紧急医学事件，保证航空安全都具有十分重要的指导意义。

本书既可作为空勤学生“航空医学”“航空救护”“大学生健康教育”等课程的教材，也可为其他相关专业的学生、航空公司飞行员、空乘和空保人员、空中交通管制员等提供参考。

教材中的照片、插图由吴万藩、张雪、张九龙、蒲杨、赵辉、陈帆设计及拍摄。陈帆、杨天阔参与全书统稿。

最后，衷心感谢葛泽松、赵越兴、张嘉民、张荣伟、乌仁塔娜、谢小萍等相关领导和专家对本教材的真诚指导与全力支持。由于编者水平所限，资料搜集不够全面，书中难免存在疏漏和不足之处，恳请各位专家和读者批评指正，这对我们改进工作弥足珍贵。

蒋纪文

2023 年 7 月 23 日

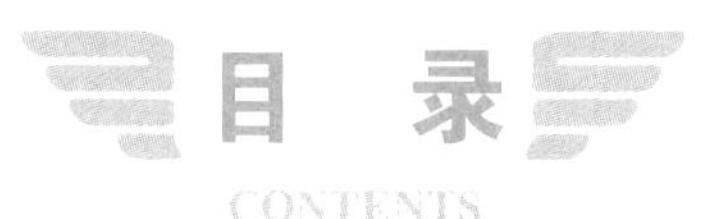

目录

CONTENTS

第一部分 飞行环境与职业要求

第二部分 健康与健康管理

第三部分 重点疾病管理

第一部分

飞行环境与职业要求

飞行环境对履职能力的影响是航空医学研究的重要组成部分。空勤人员的健康作为航空活动中人的因素，与飞行安全密切相关。体检鉴定与体检合格证管理是基于航空医学考量的安全风险评估与管理，是保证飞行安全的基础。

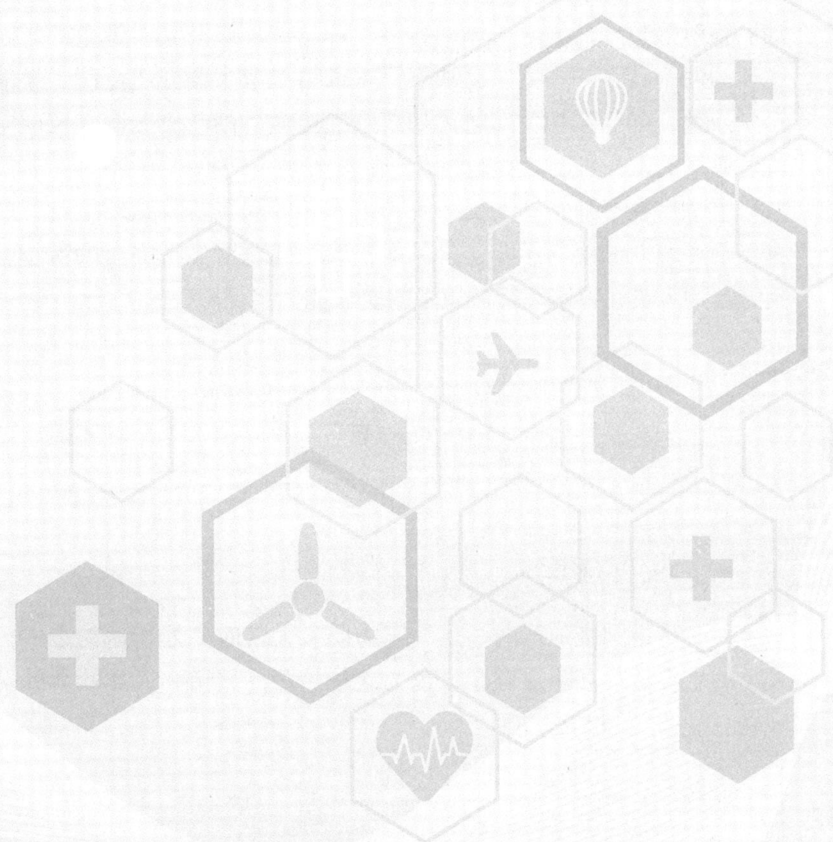

·第一章　飞行环境与相关医学问题·

本章要点

1. 掌握高空减压病的发病机制、分类、影响因素、临床表现及治疗措施。

2. 了解大气的成分、对流层和平流层的主要特点、飞行相关气体定律，掌握标准大气压、大气压和温度与海拔的关系。

3. 了解急性高空缺氧与过度通气的生理效应。

4. 了解高空胃肠胀气的发病机制与预防措施。

飞行环境是指与飞行关系密切的大气环境（如大气组成成分、大气层结构等）、航空气象要素（如大气温度、压力、湿度等）、座舱环境，以及在飞行活动过程中产生的噪声、振动等。飞行环境的存在及其变化均会对空勤人员的健康产生一定的影响，从而引起相应医学问题，甚至影响飞行安全。

针对飞行环境及其变化对空勤人员生理健康的影响，本章第一节主要介绍飞行环境的基本知识、气体相关定律，以及空勤人员在飞行活动中处于低压、缺氧、噪声、振动、辐射等特殊环境时人体的各种生理功能反应及其对健康的影响。针对飞行环境中最主要的两个特点——低压、缺氧，本章第二节主要介绍低压、缺氧引发的几种常见航空医学问题，如低压相关问题（如高空减压病、高空胃肠胀气及航空性牙痛等）、缺氧及过度通气的发病机制、影响因素、临床表现及防治措施。

本章旨在帮助空勤人员了解其工作环境和飞行特殊环境对履职能力的影响，重点掌握飞行环境对健康的影响、常见航空医学问题对飞行安全的潜在影响及相关处置，最终提升空勤人员在特殊飞行环境下的履职能力，保障飞行安全。

第一节　飞行环境

一、大气环境

大气是指围绕地球的一层气态物质。大气时刻处于运动之中，它的变化不断影响着人类的生存活动和生命健康，也为地球生命的繁衍和人类社会的发展提供了理想的生存环境。

大气环境是指生物赖以生存的大气层中空气的物理学、化学及生物学特性。随着海拔的升高，大气的温度、湿度、压力等气象要素都会发生改变，飞行性能、空勤人员健康都会受到这些因素的影响。

（一）大气成分及其功能

大气由干洁空气、水汽和大气杂质（包括尘埃、烟粒、盐粒等）组成。其中，干洁空气是大气的主要组成部分，在其构成中，氮气约为78%，氧气约为21%，其他成分（包括二氧化碳、一氧化二氮、氩等）约为1%。

大气可维护地球的温度、保护生物免受过多太阳辐射，以及能为水的形态转化提供场所，实现水的循环。其中，大气中的氧气对生命维持具有重要的作用。氮是地球上生物体的基本元素之一，但如果空气中氮含量过高，会使吸入气氧分压下降，引起缺氧。大气中过多的二氧化碳等对人体有害。

大气的组成成分并不会随着高度的变化而变化，但大气的压力在不同的高度有所不同，了解这一点对于后面学习高空缺氧和高空减压病极为重要。

（二）大气层的结构

大气层为包围在地球表面并随地球旋转的空气层，不仅为地球上所有生物提供生存大气环境，并且参与地球表面的各种物理学和化学活动。大气层的底界为地球表面或海平面，顶界的高度大约为5000km。从垂直方向看，不同高度的空气性质是不同的，但从水平方向看，空气的性质却相对一致。依据大气的物理学特性，尤其是温度分布规律，大气层可分为对流层、平流层、中间层、电离层（热层）和散逸层，如图1-1所示。民用航空飞行活动主要在对流层和平流层中进行，其中各种与地球表面不同的因素，如缺氧、低压、低温和辐射等，对人体健康都会产生不良的影响。本节仅介绍对流层和平流层。

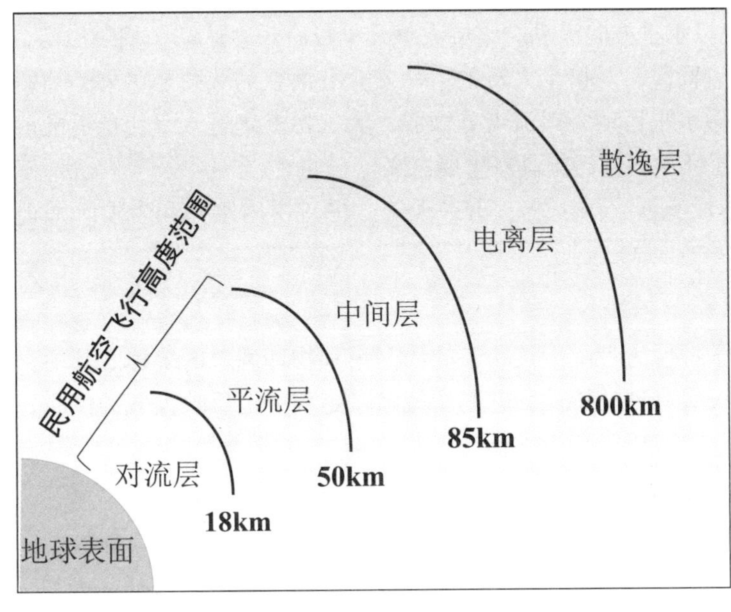

图 1-1 大气层的结构示意图

1. 对流层

对流层是大气层中最底层的一层空气，因空气有强烈对流运动而得名，是大部分民用航空飞行活动的区域。对流层的低界是地面，顶界高度随着纬度、季节和天气的不同而变化。在赤道地区厚度最大为16～18km，在中纬度地区厚度降低到10～12km，在两极附近厚度仅为8～9km。在同一地区，对流层的厚度在夏季大于冬季。

对流层具有以下三个特征：

（1）大气温度随高度升高而降低。对流层中大气的温度来源是地面反射的太阳辐射，所以随着高度的升高，对流层大气温度逐渐降低，温度递减规律为海拔每升高100m，大气温度则降低0.65℃。

（2）垂直方向对流强烈。对流层中低层的大气温度高、密度小，而上层的大气温度低、密度大。低层暖空气有上升的趋势，而上层冷空气有下沉的趋势，加之温度水平分布不均匀，导致垂直方向的对流强烈，会使飞机产生颠簸。

（3）有云、雾、雨等天气现象。对流层中包含空气中90%以上的水蒸气，所以云、雾、雨等天气现象基本上都出现在这一层。

2. 平流层

平流层位于对流层之上，因气流平稳而得名，大型喷气式运输机的高度可达到平流层低层。平流层顶界约50km。

平流层具有以下几个特征：

（1）特殊的大气温度垂直分布。平流层中大气热量的来源主要是臭氧吸收太阳短波紫外线，其对大气具有加温作用。臭氧在大气中呈垂直分布，从地面至70km皆有臭氧，自12km开始，臭氧浓度迅速升高，但大部分集中在15～35km范围，因此，平流层内大气温度随高度上升而增高，下层随高度上升温度增高较慢，30km以上部分因紫外线较多而增高较快。

（2）大气呈水平方向流动。整层大气几乎没有垂直运动，相对稳定，对飞行有利，但此层大气已较稀薄，对机上人员的生命安全有潜在的威胁。另外，值得关注的是平流层内大气大多做水平运动，对流十分微弱，大气污染物进入平流层后能够长期存在。因此，保护平流层环境不受污染具有重要意义。

（3）基本没有云、雨、雾、雪等天气。平流层内水汽和尘埃等都很少，基本没有云、雨、雾、雪等天气。

（三）物理学特性

大气物理学特性为表示大气状态的物理量和物理现象的统称。其中，气压、温度、湿度是常见的三大物理学特性，它们均能在一定程度上反映大气的性质，对健康产生一定的影响。

1. 气压

气压是指与大气相接触的面上空气分子作用在每单位面积上的力。气压的大小与海拔、大气温度、大气密度等有关。气压有日变化和年变化。一年之中，冬季气压比夏季高；一天中，气压最高值和最低值分别出现在9—10时和15—16时，气压日变化幅度较小，一般为0.1～0.4kPa，并随纬度增高而减小。气压常用的度量单位有帕（Pa）、毫米汞柱（mmHg）、磅每平方英寸（psi）、千克力每平方厘米（kgf/cm^2）等，其中帕为国际计量单位。通常，人们规定在海平面温度为15℃时的气压为一个标准大气压，表示为760mmHg（101.325kPa）。

气压一般随海拔的升高而降低。当海拔为5500m左右时，气压是海平面气压的一半。当气压下降时，可引起胃肠道、中耳等腔隙内气体膨胀，从而导致人体发生高空胃肠胀气、航空性中耳炎等疾病；气压增加时，可引起鼻腔内气压与外界不平衡，导致鼻腔内气体与外界气体正常交换受阻，出现气压损伤，进而使机体出现航空性鼻窦炎等。

2. 温度

大气温度是指空气的冷热程度，通常用摄氏温标（℃）来表示，也可用华氏温标（℉）表示，有时也用绝对温标（K）表示。标准大气压下，当海拔为0m时，大气温度为15℃，海拔每升高100m，大气温度相应降低0.65℃。

高空飞行过程中，座舱温度的变化通常对空勤人员的影响不大，但如高空突发失密封，座舱温度骤然降低，容易使人发生冻伤。

3. 湿度

空气湿度是指空气的潮湿程度，通常用相对湿度来表示。相对湿度定义为空气中的实际水汽压与同温度下的饱和水汽压的百分比。在其他条件一定的情况下，水汽压随着水汽含量的增加而变大。

高空飞行过程中，大气中的水汽含量是随时间、地点、高度、天气条件在不断变化的。当水汽含量总体维持不变时，温度上升，会使得饱和水汽压增大，相对湿度因而减小，从而导致空勤人员高空缺水。

（四）气体定律

理解理想气体相关定律对熟悉相关方程及其生理作用十分关键。

1. 波义耳定律

$$\frac{P_2}{P_1}=\frac{V_1}{V_2}$$

式中，P代表压力，V代表体积。

该定律描述了气体体积随环境压力变化而变化的情况，该定律适用于所有气体。随着飞机的爬升，座舱压力降低，机内人员肠道内气体体积增加，进而导致腹部不适，从而引发高空胃肠胀气。

2. 道尔顿定律

$$P_t=P_1+P_2+\cdots+P_n$$

式中，P_t为总压力，是P_1，…，P_n各个组成气体分压力之和。

该定律描述了混合气体中总压力与各组成气体压力的关系，可解释高原缺氧现象，即随着整体环境压力下降，混合气体中各组成气体的压力也随之下降。例如，在标准大气压下，氧分压（PO_2）为160mmHg，而在5486m（18000ft），氧分压为80mmHg，易引发高空缺氧等症状。

3. 亨利定律

$$C_1=kP_1$$

式中，C_1是溶液中气体浓度，k是溶解度系数，P_1是与液体接触气体的局部压力。

该定律描述了溶解在液体中气体总压力与各气体分压力的关系，可解释暴露于高海拔和低压环境下溶液产生气体的原因，同时可解释产生氮气气泡的机理，这也正是产生高空减压病的原因。

4. 菲克定律

$$J=-D\frac{\mathrm{d}C}{\mathrm{d}x}$$

式中，J为扩散通量，D为扩散系数，C为扩散物质（组元）的体积浓度，$\mathrm{d}C/\mathrm{d}x$为浓度梯度，“－”号表示扩散方向为浓度梯度的反方向，即扩散组元由高浓度区向低浓度区扩散。

该定律描述了在单位时间内通过垂直于扩散方向的单位截面积的扩散物质流量（即扩散通量）与该截面处的浓度梯度成正比，即浓度梯度越大，扩散通量越大，该定律可具体解释气体（大气环境中氧气和二氧化碳）的跨膜扩散方式。如若氧气和二氧化碳不能有效跨膜交换，便会引发一系列的缺氧症状。

5. 格雷厄姆定律

$$\frac{V_1}{V_2}=\sqrt{\frac{M_2}{M_1}}$$

式中，V为气体的渗出率（体积或分子数与单位时间之比），M为气体的摩尔质量。

该定律为一种气体通过一个孔洞时间的气体渗出的精确定律，具体描述了一种气体的渗出率和它的颗粒摩尔质量的平方根成反比，相当于高压部分的气体会向低压部分的气体施加一个力。其揭示了氧气在细胞和组织中传输的原理，即由于氧气的渗出率大于二氧化碳的渗出率，氧气从高压部分的肺泡空气中向血液中扩散，而二氧化碳则从血液中向肺泡部分扩散。

二、座舱环境

飞行环境除了包括航空器在空中活动时的大气环境，还包含航空器座舱内的人工座舱环境。座舱环境影响主要包括大气环境中的物理因素（气压、辐射、温度和湿度等）和化学因素（航空毒物、臭氧等）对飞行安全和人体生理健康的影响。

座舱环境控制系统是保证飞机座舱和设备舱内具有乘员和设备正常工作所需的适当环境条件的整套装置，又称飞机增压和空气调节系统。20世纪30年代中期，飞机座舱增压和空气调节技术迅速发展。现代的飞机环境控制系统以控制座舱和设备舱的压力和温度为主，包括增压座舱、空气分配系统、座舱压力控制系统和温度、湿度控制系统等。虽然现代飞机具有座舱增压功能，但是其增压后的压力仍不能完全补偿，达到标准大气压。

三、飞行环境对空勤人员健康的影响

（一）高空低压影响

高空低压影响详见本章第二节和其他相关部分介绍。

（二）高空缺氧影响

高空缺氧影响详见本章第二节和其他相关部分介绍。

（三）噪声影响

噪声对人体的影响与噪声级别相关。当噪声超过50dB时，就会影响睡眠和休息。噪声在70dB以上，就会干扰谈话，造成心烦意乱、精神不集中，影响空勤人员工作及其效率，甚至导致事故。长期工作或生活在90dB以上的噪声环境，听力会受到严重影响甚至发生其他疾病。

噪声对听觉的影响与噪声接触时间相关。空勤人员接触较强噪声，会出现耳鸣、听力下降，但只要时间不长，一旦离开噪声环境，很快就能恢复正常，称为听觉适应。如接触强噪声的时间较长，听力下降比较明显，则离开噪声环境后，就需要几小时到二十几小时的时间才能恢复正常，即听觉疲劳。如果继续接触强噪声，听觉疲劳得不到恢复，听力持续下降，就会造成噪声性听力损失甚至损伤，导致病理性改变，甚至引起耳痛、眩晕、头痛、恶心及呕吐等症状。

噪声除损害空勤人员听觉外，也会影响神经系统、心血管系统、消化系统、内分泌系统等。对神经系统的影响表现为以头痛和睡眠障碍为主的神经衰弱症状、自主神经功能紊乱等；对心血管系统的影响表现为血压不稳、心率加快等；对消化系统的影响表现为胃液分泌减少、胃肠蠕动减慢、食欲下降等；对内分泌系统的影响表现为甲状腺功能亢进、肾上腺皮质功能增强、性功能紊乱、月经失调等。

因此，空勤人员履职时应做好噪声防护，避免长时间高分贝的噪声接触。

（四）航空振动影响

按振动来源可将航空振动分为外部振动和内部振动。外部振动的频率一般在1Hz以下，例如跑道地面不平坦、大气湍流等造成的振动，这种低频率、高振幅、不规则的随机振动也称为颠簸。该振动可引起人体非常严重的不良反应，主要刺激前庭器官，导致仪表判读困难、操作受阻等。内部振动的频率在10Hz以下，例如大型客机由于其庞大体积和结构而出现的结构振动。大型客机在高空飞行时，由于空气稀薄的低阻尼因素，振动不易衰减，故中强度的振动可对空勤人员及乘客造成影响。

人体暴露于振动时的主观感觉随振动强度的变化而变化，且具有较大的个体差异。当振动强度较高时，人体可产生胸痛、腹痛、呼吸困难和全身极度不适等症状，还常伴随有疲劳、肌肉疼痛及背痛和头痛等症状。而振动对工效的影响是多方面的，例如损害空勤人员的观察能力，使视物模糊、仪表判读和精细的视觉辨别发生困难；使语言间断、失真，难以维持足够的清晰度；使操纵动作不协调、操纵误差增加、操纵效率下降等。

（五）电离辐射影响

现代民用航空飞行的巡航高度一般在8～12km，在该高度范围内，电离辐射强度会随飞行高度的增高而大幅增加。有数据证实，10km以上高空的电离辐射强度是地面的几十上百倍。电离辐射尤其是穿透力极强的γ射线对空勤人员健康的影响具有累积效应，与飞行高度、飞行时数、年龄等因素密切相关。并且，相较于国内航线，高地磁纬度的国际航线受到的电离辐射影响，特别是中子电离辐射影响更大。

研究表明，宇宙辐射不仅会引起染色体及脂质氧化损伤，还会引起体内氧自由基浓度的升高，增多的氧自由基会攻击DNA，使染色体断裂，微核率增加。对于空勤人员来说，根据接收到电离辐射的剂量，效应可以分为确定性效应和非确定性效应。超过一定阈值的电离辐射会对人体产生确定性效应，并且吸收剂量超过此阈值后会导致多种病变，如白内障、皮肤灼伤、造血抑制、骨髓综合征、肠道综合征及放射性肺炎等器官系统损伤，还会造成人体免疫功能下降、多种类型的DNA分子损伤、遗传效应及心理效应等不良影响。

（六）似昼夜节律与时差综合征影响

1. 似昼夜节律

似昼夜节律指生物体内自运的接近于24小时的周期性节律。在生活与工作中，主要有两种情况能够导致似昼夜节律的失调：一种是外部时间的改变，导致外部时间节律与人体内的生物节律不一致，从而造成似昼夜节律的失调，最常见的就是乘飞机快速跨越时区所产生的时差效应；另一种是睡眠与觉醒时间（或周期）的改变，多发生于倒班作业。这种时差效应和倒班作业都会引起空勤人员机体内源性节律与外部时间节律失同步，从而导致似昼夜节律的失调。

似昼夜节律的失调会对空勤人员的生理、心理产生很大影响，进而影响空勤人员履职能力和飞行安全，主要表现在以下几方面。

（1）睡眠—觉醒障碍：即慢波期与快速眼动期的交替明显减少，快速眼动期的时间也明显缩短。

（2）睡眠质量差：正常人的最佳睡眠时间应该是夜晚至凌晨体温低谷期，而白天体温维持在高水平，往往难以入睡，并且即使入睡由于体温较高也很难有快速眼动期的形成，因此，似昼夜节律的失调会使睡眠质量变差。

（3）代谢紊乱：这是似昼夜节律失调对生理的最显著影响。长期的似昼夜节律失调会使皮质醇激素的分泌降低，急性的似昼夜节律失调会使胰岛素的分泌增加。似昼夜节律失调还可导致其他一些生理功能发生改变，包括自主神经活动的改变，主要表现为交感神经活动增加，还有炎症因子表达的升高等。

（4）心理功能紊乱：包括警觉度、认知能力和反应灵敏度等降低，继而引发飞行疲劳，导致空勤人员反应时间延长、操作精准度降低、持续注意力集中时出现失误、决策妥协和不准确的危险评估与判断等，还可导致不稳定的着陆、降落到错误的跑道和未经许可着陆等，进而严重影响飞行安全。

2. 时差综合征

时差综合征是跨越子午线飞越多个时区后相关人员经常经历的一种精神疲惫的综合征，也是似昼夜节律方面的一种障碍，主要包括睡眠障碍、疲劳加重、注意力下降、失眠及一定程度的胃肠功能紊乱。实际上时差综合征也是一种高速飞行引起的生理节奏失调，尤其是连续几次航行后会出现疲惫不堪、时差感，故又称为飞行时差反应。时差综合征主要由人体内部的生物时钟或昼夜生理节奏与外部环境的去同步化引起。

时差综合征对空勤人员的影响通常表现为胃肠功能紊乱、头痛、眼调节能力下降、血压及心率异常、呼吸不畅、疲劳、白天精神不振、夜晚难以入睡及丧失对时间和空间的敏感度等。

空勤人员飞行时，生理节律对新地区时钟的靠拢大约为每天1小时，因此洲际飞行造成的时差，大约需一周时间才能消失。即使是未跨越时区的飞行也会引起上述表现。如果航线空勤人员反复经受似昼夜节律去同步化的影响，尤其是睡眠质和量均受到干扰，很容易引起飞行疲劳等。充足的睡眠及规律的饮食可使飞行疲劳于1～2天内好转，但时差综合征则必须在完成似昼夜节律的再同步后方可缓解。

思考题

1.大气成分及大气层结构分别有哪些？对流层具有哪些特征？

2.气压、大气温度随海拔高度变化的规律分别是什么？

3.哪些飞行环境会对空勤人员健康产生影响？

（刘滔）

第二节　相关医学问题

若人体暴露于高空低温、低压、缺氧等复杂环境，会产生一系列病变，尤其是低压和高空缺氧会造成严重后果，甚至危及飞行安全。虽然座舱增压、航空供氧降低了空勤人员暴露于低氧、低压的风险，但仍存在由于设备故障、人为失误等导致座舱失密封进而使空勤人员暴露于低氧、低压的风险。虽然暴发性高空缺氧在民用航空中较为少见，但其进展迅速，往往使人在不知不觉中失去意识。因此，空勤人员了解一些相关知识，提高早期识别和正确处置能力，是确保安全的基础。

本节从病因、发病机制、临床表现及治疗等方面对高空减压病与高空缺氧等进行阐述，同时对高空胃肠胀气、航空性牙痛等与低压相关的疾病进行简单介绍，旨在提高空勤人员对低压及缺氧相关疾病的认识，避免飞行环境对空勤人员的健康产生不利影响。

一、低压

（一）高空减压病

高空减压病存在于航空、航天、航海等多个领域。自人类实施航天计划以来，航空及航天领域关于高空减压病（Altitude Decompression Sickness，ADS）的研究一直在如火如荼地开展，尤其是高空减压病的预防已经成为该领域的关键问题。尽管现代民用航空客机已应用客舱增压系统，高空减压病鲜有发生，但如果飞机在高空突然失密封，高空减压病仍然可能发生，因此，此问题仍有一定的实际意义，必须重视。

1. 定义

高空减压病是指因所处环境气压下降过快，溶解于体内的氮气等气体超过过饱和浓度，气体逸出，在体内形成气泡所诱发的病症，主要症状为关节疼痛，常有皮肤刺痛、瘙痒和咳嗽、胸痛等，严重时可诱发中枢神经系统症状，甚至使血液循环衰竭，危及生命。

2. 分类

（1）根据病情分类。

轻型（I型）高空减压病：主要表现为屈肢痛和皮肤症状、体征，关节或弯曲部位易发生疼痛。

重型（II型）高空减压病：在轻型高空减压病的基础上，还会合并神经系统、呼吸系统和循环系统等系统的症状、体征。这些症状、体征会在减压结束后持续较长时间，严重者可出现永久性后遗症，如四肢麻木、偏瘫等。

（2）根据病程分类。

急性高空减压病：病程较短，多为2周以内。

慢性高空减压病：病程在2周以上，加压治疗仍然有效。

3. 发病机制

关于高空减压病的发病机制，目前受到普遍认可的是氮气泡理论。当人们在地面常压环境时，大气环境中的各种气体呈“饱和”状态溶解在组织和体液中。当环境气压降低时，体内溶解的气体出现“过饱和”状态，进而从体液中游离出来，主要是氮气，经循环系统、呼吸系统排至体外，即“脱饱和”过程。若外界气压下降过快，机体组织绝对压力的下降速率比溶解气体张力的下降速率大，脱饱和过程来不及完成，游离出的气体在体内会形成气泡。气泡在血管内，可成为气体栓子堵塞血管；在其他组织内，则可能压迫局部组织。根据产生气泡的数量及栓塞或压迫部位的不同，人体会出现不同的症状。不同的组织或体液，形成气泡的难易程度亦不同。淋巴液及滑液最容易形成气泡，血液次之，脂肪组织最不易形成。

4. 影响因素

凡是有利于气泡形成的各种环境及个人因素都会对高空减压病的发生起到促进作用，凡是阻碍气泡形成、加速机体排出多余氮气的因素均对高空减压病的发生有一定防护作用。

（1）气压差。减压前后的气压差对高空减压病的发生起决定性作用，气压差越大，高空减压病的发病率就越高。高空减压病一般发生在8000m及以上高度，但在5500m高度的大气压下仍有百分之几的发病率。

（2）暴露时间。在低压状态下暴露时间越长，高空减压病的发病率就越高，最早可在5～15分钟出现高空减压病相关症状，一般在20～60分钟发生高空减压病的概率较高，而后逐渐减小，最迟发病时间可为450分钟。

（3）减压速度。在一定范围内，减压速度越快，高空减压病的发病率就越高。

（4）重复暴露。在低压状态反复暴露将增加机体高空减压病的易感性。在上一次高空减压病症状消失后立即进行低压暴露，前一次导致的多种病理、生理变化尚未完全恢复，又进行第二次暴露，易产生严重高空减压病。两次重复暴露时间间隔越长，机体对高空减压病的易感性就越低。

（5）环境温度。一般在21.1～34.3℃范围内，高空减压病的发病率与环境温度无关；当环境温度低于21.1℃时，血管反射性收缩，机体组织排出氮气的速率减慢，可促进高空减压病的发生；当环境温度大于34.3℃时，可阻碍高空减压病的发生。

（6）年龄。随着年龄的增长，人体血液循环功能降低、脂肪含量增加，排出氮气的速率下降，从而导致高空减压病的发病率增加。

（7）体重。相较于同体积的水，氮气在脂肪组织中的溶解度会增加5.05倍，加之脂肪组织血流灌注较差，造成组织排出氮气的速率减慢。因此，超重的人易发生高空减压病。

（8）体力负荷。体力负荷将增加高空减压病的发病率，体力负荷越大，高空减压病发病率及严重程度就越高。原因可能是运动促使肌肉等组织产生较多二氧化碳，同时，引起局部组织温度增高，降低了二氧化碳溶解度，从而促使气泡形成。

（9）其他因素。高空减压病的发生还与性别、健康状况等因素相关。女性发病率略高于男性。呼吸系统、循环系统功能不全者和关节及肌肉受损者，更易发生高空减压病，且多见于曾受伤部位。

5. 临床表现

高空减压病的症状及其严重程度与气泡生成部位及多少有关。

（1）运动系统症状：高空减压病中最常见的2个症状是关节痛和肢体痛，占全部症状的65%～70%，甚至更高。各部位按照发病频率从大到小依次为膝、肩、肘、腕或手、踝或足、髋等关节。初期疼痛不明显，后逐渐加重，严重时可因疼痛剧烈而导致肢体屈曲，故高空减压病又称为“屈肢症”。

可能原因：①产生的气泡压迫并刺激神经纤维产生疼痛；②血管反射性收缩引起局部缺血性疼痛；③在气泡的作用下，机体组织产生一系列酶化反应，释放致痛因子，引起疼痛。

（2）皮肤症状：气泡形成于皮肤和皮下组织，刺激神经末梢，或造成局部代谢障碍，引起皮肤瘙痒、刺痛、烧灼感、蚁走感、出汗。当气泡栓塞或压迫皮肤血管时，会造成局部充血、淤血、出血，使皮肤出现局部皮疹、斑点、荨麻疹。如缺血和淤血同时存在，皮肤上可见苍白色与蓝紫色相互交错的大理石样斑纹，这是高空减压病的特征性表现。

（3）神经系统症状：当出现头痛、眩晕、恶心、呕吐、耳鸣、感觉异常或丧失、运动失调、情绪异常、神经衰弱等症状时，往往疾病已经相当严重，甚至可能导致昏迷或猝死。

（4）循环、呼吸系统症状：表现为呼吸急促、胸痛或胸部不适、咳嗽，严重时可能发生局部组织缺血和低血容量休克症状。

一般情况下，高空减压病患者回到地面后即可恢复，但也有极少数患者回到地面后相关症状不缓解，甚至进一步恶化，还有少数患者回到地面后不适症状消失，但十几分钟甚至十几小时后又重新发病，甚至发生严重休克。减压后休克是高空减压病最严重状态，可造成死亡。

6. 治疗

目前，高空减压病的治疗需要根据实际病情来选择方式，一般有氧气疗法、加压治疗和物理治疗等措施。

（1）氧气疗法：即时施用100%氧气可通过降低肺泡中氮分压来增强氮气向组织内的扩散并使气泡变小。同时，吸氧有利于解除组织缺氧和水肿，防止或减轻组织损伤，但需要注意吸氧过程中氧中毒事件的发生。

（2）加压治疗：应尽可能在最快时间在高压氧舱中对患者进行加压治疗，待症状和体征消失后，再按照阶段性减压的方法恢复到常压状态。

（3）物理治疗：选用热水浴治疗、蜡疗、红外线治疗、高频电疗、体疗、按摩与针灸等物理治疗措施，改善血液循环、促进新陈代谢、调节神经系统兴奋性、促进氮气等气体的排出。

（二）高空胃肠胀气

高空胃肠胀气一般发生在飞机爬升的过程中，或到达一定高度时的最初停留阶段，并无明显的发生阈值高度，主要表现为腹胀和腹痛。

人在吞咽食物或口水的过程中，会同时咽下一些空气，加之胃肠道内食物分解产生的气体，胃肠道内会存在部分气体，主要成分是氮气。根据波义耳定律，在温度恒定时，气体体积与压力成反比。在飞机不断爬升过程中，外界压力逐渐降低，胃肠道内的气体不断膨胀。当胃肠功能良好时，气体可通过打嗝或放屁排至体外，不会造成机体任何不适；但在胃肠道功能低下、通气功能不畅，或进食了易产气的食物时，机体内多余的气体不能及时排出，膨胀的气体可刺激胃肠管壁，诱发痉挛，产生胃肠胀痛。高空胃肠胀气的严重程度与飞机上升高度、上升速率及胃肠道功能状态密切相关。故在飞行前，应尽量做到：

（1）定时、定量进餐，保持胃肠活动正常，促进消化，减少胃肠道气体的产生。

（2）在起飞前1～2小时进餐完毕。

（3）少吃或者不吃难以消化的食物，如韭菜、芹菜、黄豆等含纤维较多的食物，含脂肪多或油炸类食物，有刺激性的食物。

（4）飞行前少喝或者不喝汽水、可乐、啤酒等产气饮料。

（5）飞行前排空大小便，保持胃肠道的通畅性良好。

（三）航空性牙痛

牙齿是一种骨性组织，中间有许多细小的腔，称为骨腔，骨腔内含有丰富的血管及神经组织等，即牙髓。飞机在向上爬升的过程中，外界压力不断降低，龋齿或牙齿填充后残存的含气空腔内的气体膨胀触及神经导致的牙痛，即为航空性牙痛。航空性牙痛是一种症状而非一种病理情况，大多数口腔常见病都可能是航空性牙痛的原因，如龋齿、不良修复体、牙髓炎、牙髓坏死、根尖周炎、牙周袋、阻生齿等。

如今对于牙髓相关的航空性牙痛的发病机制尚未明确，但需要注意的是，即便是正常的牙齿，当气压升至3个大气压时也会出现疼痛，其原因可能是气压变化导致牙本质小管内液体移动而兴奋牙髓神经的末梢感受器，引起牙髓阈值降低，使得牙齿对外界刺激变得敏感。

目前，各国空军都高度重视飞行员的定期口腔检查和记录，但我国民用航空现行的对空勤人员的体检鉴定标准中并未对飞行员定期的口腔检查做出明确要求，这就要求航空医师在日常对飞行员的健康管理中强化口腔健康管理，做好民用航空飞行员口腔健康宣教和维护，对已有的基础口腔疾病进行及时规范的治疗，必要时予以一定的飞行限制。其预防重点是及时治疗龋齿，因牙髓炎常由龋齿发展而来，而牙髓炎又是引起航空性牙痛的重要因素。

（四）航空性中耳炎

航空性中耳炎详见第七章第一节航空性中耳炎部分。

二、高空缺氧

当今大型客机的密封座舱和供氧系统虽然已解决了高空缺氧的防护问题，但在突发情况下，客舱失密封情况在航空界还无法完全避免，缺氧仍是航空医学研究的重点。

（一）定义

缺氧是指任何原因导致的机体组织得不到正常的氧气供应（供氧不足），或者组织细胞不能充分地利用氧气来进行有效的新陈代谢活动（用氧障碍）的病理过程。

高空缺氧是指由于暴露于高空低压环境中，吸入气体氧分压降低而引起的缺氧，在民用航空领域一般为急性高空缺氧。

（二）分类

缺氧根据病因及发病机制，可分为四类：乏氧性缺氧（血液在肺内氧合不足）、贫血性缺氧（血液携氧能力减弱）、循环停滞性缺氧（通过组织的血流量减少）和组织中毒性缺氧（组织利用氧的能力发生障碍）。高空缺氧属于缺氧性缺氧。

高空缺氧根据严重程度（取决于暴露的高度）、发展速度（取决于减压的速度）及暴露时间，可分为暴发性高空缺氧、急性高空缺氧与慢性高空缺氧三种类型。

1. 暴发性高空缺氧

暴发性高空缺氧指发展极其迅速、程度极其严重的一种高空缺氧。人体在这种缺氧条件下只能坚持数秒或数分钟，往往在没有明显征兆的情况下突然意识丧失。人体在呼吸空气条件下，突然暴露于10000m附近或者更高的高度，或者在呼吸纯氧条件下，突然暴露于14000m附近或者更高的高度所出现的极度严重缺氧皆属于暴发性高空缺氧。如果能立即采取相应措施，使肺泡中氧分压恢复到正常水平，意识可恢复，且不留任何后遗症。

2. 急性高空缺氧

急性高空缺氧是指急性暴露于高空低压环境持续数分钟到几小时所引起的缺氧。急性高空缺氧的实质是组织氧分压降低，延缓或是破坏组织细胞的正常代谢过程，使机体发生结构和功能的降低，可造成智力障碍、感觉障碍、意识丧失，甚至死亡。一般认为7500m是缺氧极限区，在此高度暴露2～6分钟，意识障碍发生率达96%。

3. 慢性高空缺氧

慢性高空缺氧是指长期或者反复暴露于轻度或中度低氧条件下所引起的缺氧，属于高原病范畴，持续时间往往为数天至数年，海拔高度小于5000m。航空飞行中一般不会发生此类缺氧，其可见于高原机场工作的空管及机务人员。

（三）发病机制

氧气经过呼吸道进入肺泡，再经肺泡毛细血管进入血液，与红细胞里的血红蛋白（Hb）结合后，经体循环送达全身组织细胞。血红蛋白是血液中储存和携带氧的运输工具。与氧气结合的血红蛋白称为氧合血红蛋白，动脉血所含的血红蛋白大部分为氧合血红蛋白。血红蛋白结合和运送氧气的能力取决于环境中的氧分压，较高的氧分压可使血红蛋白的携氧能力增加；反之，较低的氧分压则会使血红蛋白的携氧能力降低。正是这种变化的结合特性（随压力条件），使血液能从肺部获得氧气并运送到组织里。

人们常用氧合血红蛋白解离曲线来表示血液中氧分压与血红蛋白氧饱和度的关系，如图1–2所示，曲线近似S形，可分为上、中、下三段。

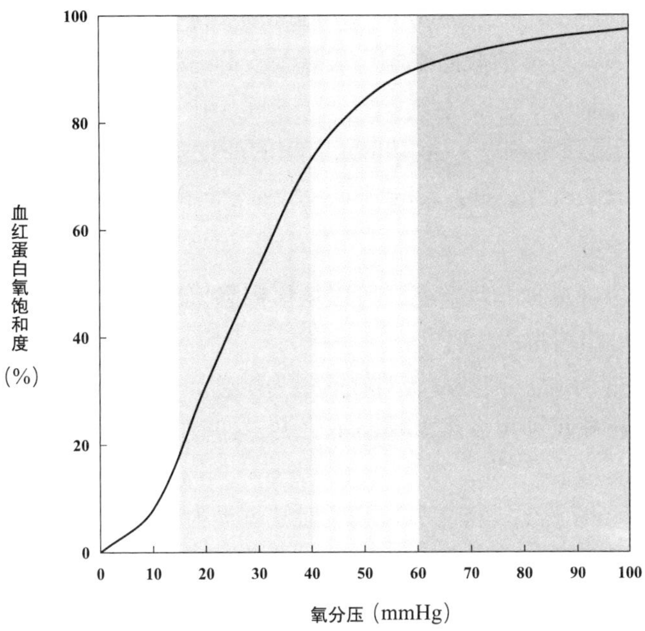

图 1-2 氧合血红蛋白解离曲线

氧合血红蛋白解离曲线的上段（右段）：相当于氧分压在60～100mmHg时的血红蛋白氧饱和度，其特点是相对平坦，表明在此范围内氧分压对血红蛋白氧饱和度或血氧含量影响不大，血红蛋白氧饱和度保持在90%以上时，血液仍有较高的载氧能力，不致发生明显的低氧血症。

氧合血红蛋白解离曲线的中段：相当于氧分压在40～60mmHg时的血红蛋白氧饱和度，其特点是曲线较陡，氧分压稍有下降，血红蛋白氧饱和度就下降较大，进而释放大量的氧气，满足机体对氧气的需要。

氧合血红蛋白解离曲线的下段（左段）：相当于氧分压在15～40mmHg时的血红蛋白氧饱和度，其特点是最为陡直，氧分压稍有下降，血红蛋白氧饱和度就大大降低，使氧气大量释放出来，以满足组织活动增强时的需要。

因此，该曲线可代表氧气的贮备情况。氧分压较高（曲线上段）时，血液能携带足够的氧气，氧分压较低（曲线中、下段）时，随着氧分压的下降，血液能释放出足够的氧气供机体利用。缺氧可使氧合血红蛋白解离曲线右移，增加氧气的运输和血红蛋白释放氧气至组织，具有代偿意义。

（四）高度分区

人体在不同的海拔高度会出现不同程度的缺氧，临床症状也不一样。根据人体的缺氧程度，可以将缺氧分为以下四个高度区。

（1）无症状区（轻度缺氧）：指地面到3000m的高度范围，安静状态时几乎不表现出任何症状，进行繁重体力活动时可出现明显的缺氧症状和体征。

（2）代偿区（中度缺氧）：指3000m到5000m的高度范围，呼吸系统和循环系统代偿性加深、加快，安静时稍感不适，进行繁重体力活动时缺氧症状明显。

（3）障碍区（重度缺氧）：指5000m到7000m的高度范围，代偿反应已充分发挥作用，但不足以弥补缺氧对机体造成的影响，表现为安静时缺氧症状明显，进行繁重体力活动时可致意识丧失。

（4）危险区（极重度缺氧）：指7000m以上的高度范围，代偿反应已不足以保障脑、心等重要器官的最低氧需要量，安静时即可出现意识丧失，甚至死亡。

（五）临床表现

急性高空缺氧的主观感觉非常宽泛，可以从模糊恐惧感到明显的气紧、视觉变化、麻木或感觉异常等，可归纳为：

（1）神经系统功能障碍。神经系统对缺氧最为敏感，是缺氧时最先发生功能障碍的部位，只要短时间严重缺氧即可发生严重意识丧失，如时间稍长，还可引起不可逆的损伤变化。

（2）感觉障碍。所有感觉功能中，以视觉对缺氧最为敏感。

（3）运动协调功能下降。

（4）情绪改变及情感障碍。

（5）认知障碍。急性高空缺氧会严重影响人的认知功能，如记忆力、计算力、理解力、判断力及注意力等。

急性高空缺氧的早期脑功能改变包括：视觉功能改变（感光强度降低、视敏度降低、周边视野缩小）、心理运动功能改变（选择反应时间延长、眼—手协调功能受损）、认知功能改变（记忆力受损）。

急性高空缺氧明显特征包括：个性改变、缺乏洞察力、丧失判断力和自知力、欣快、记忆力丧失、精神紊乱、协调功能障碍、感觉功能丧失、意识模糊、意识丧失和死亡。

在急性高空缺氧时，人体的脑力活动能力及体力活动能力往往是在“没有察觉”的情况下逐步变得迟钝和丧失的，主要是因为大脑皮层的高级认知功能最先受到缺氧的侵袭，从而失去了正常的理解力、分析力、判断力，可能使得飞行员忽视缺氧的存在或者基本丧失及时识别当时危险情景的能力，从而错过采取补救应急措施的时机，对飞行安全构成严重威胁。此时相信仪表即缺氧报警器就显得尤为重要。

（六）缺氧处置

1. 吸氧

现代大型民用航空客机上一般配有三套供氧系统，即机组氧气系统、旅客氧气系统、便携式供氧设备，当发生高空缺氧时可先戴上面罩，通过吸氧的方式缓解缺氧症状。

条件允许时可采用高压氧，高压氧可收缩脑血管、减少脑血流量、降低颅内高压及减轻脑水肿，同时增加机体缺血组织的氧供，恢复血脑屏障功能。

2. 药物治疗

情况危急时可辅以支气管扩张剂、肾上腺糖皮质激素等药物，纠正缺氧现象。

3. 快速释压训练

通过在模拟机上进行快速释压训练，空勤人员能准确判断缺氧状态并采取相应措施。

4. 日常预防

平日可通过体育锻炼改善体质，如通过慢跑、健步走等增加肺活量，还可以配合中医养生运动，如八段锦、太极拳等改善体质。

（七）有效意识时间

不同组织的耗氧量并不相同。中枢神经系统（脑和脊髓）、视网膜及心肌等由于功能活跃、代谢旺盛，耗氧量最多。另外，这些组织或器官储氧量低，对缺氧极为敏感，且耐力极低。以脑组织为例，虽然其重量只占体重的约2.0%～2.5%，但其耗氧量却可占身体总耗氧量的约20%～25%，其单位重量耗氧量远远高于身体其他组织或器官。在脑组织中，又以大脑皮层耗氧量最大，短时间（9～12秒）的严重缺氧即可造成意识丧失，时间再长（4～6分钟）就会造成不可逆损伤。即便是轻度缺氧或缺氧早期，因大脑皮层首先被累及，也会导致自省、判断能力及认知功能被破坏，使个体降低或丧失准确判断自身病情及周边环境的能力，对个体健康及飞行安全均构成严重威胁。

有效意识时间（Time of Useful Consciousness，TUC）是指从缺氧暴露开始，保持清醒的意识并有一定工作能力的时间，是进行急性缺氧耐力评定的指标之一。座舱高度越高，有效意识时间越短，在约13000m的高度，有效意识时间到达最低极限值，约9～12秒。详见表1-1。

表 1-1　不同座舱高度人体有效意识时间

座舱高度	有效意识时间	座舱高度	有效意识时间
5486m	20 ～ 30 分钟	9144m	1 ～ 2 分钟
6706m	10 分钟	10668m	30 秒～ 1 分钟
7620m	3 ～ 5 分钟	12192m	15 ～ 20 秒
8534m	2.5 ～ 3.0 分钟	13106m	9 ～ 12 秒

注：民用航空的巡航高度一般在 8000 ～ 12000m，如果客机在此高度失密封而没有及时供氧，有效意识时间大约为 30 秒至 3 分钟。表格引自《民航空勤人员航空医学》。

三、过度通气

（一）定义

过度通气（Hyperventilation）又称“过度换气”，是指由于呼吸频率过快或者幅度过深导致的肺通气量异常增加，引起体内二氧化碳分压降低至正常水平以下的状态，是临床常见的急症之一，在航空活动中也并不少见。虽然过度通气与缺氧在发病机制上并不相同，但其症状与体征极其相似，容易混淆，处置不当易产生严重后果。

（二）病因

二氧化碳是体内代谢产物，对生理代谢有非常重要的作用，既能影响参与调解代谢过程的许多重要酶系的作用，又可直接影响细胞外液和细胞内的离子和酸碱平衡。因此，体内二氧化碳水平必须保持相对稳定，过高或过低都可能引起生理功能障碍。

引起过度通气的原因很多。外在因素有环境缺氧、高温，呼吸代偿性加大加深；个体自身因素可由生理和心理原因造成，如恐惧、焦虑、情绪激动、工作压力大、劳累等，多见于女性。这些因素的存在，往往会使个体在不自觉的情况下呼吸频率及深度逐渐增加，最终导致过度通气的发生。

（三）临床表现

（1）神经系统表现：头晕、眩晕、视物模糊、思考能力下降等，严重的甚至可引起晕厥。

（2）呼吸系统表现：主要为呼吸困难、呼吸加深加快、呼吸节律不规则（频率约为30～50次/分钟）等。

（3）运动系统表现：口周及四肢末端麻木、肌肉僵直、肌肉痉挛，尤其是手足痉挛较为常见。

（4）心血管系统表现：急性发作时常表现为胸部不适、胸痛、心悸或心慌、脉搏增快、手脚冰冷和濒死感。

（5）精神系统表现：焦虑、恐惧、精神恍惚或对周围情况完全不加注意，部分患者长期失眠。

（6）消化系统表现：包括腹胀、口舌干燥、经常排气等消化不良症状。

（四）过度通气与急性高空缺氧的鉴别

因过度通气与急性高空缺氧均可导致脑部缺氧，均表现为头晕、心悸、意识丧失等，二者容易混淆，但其处理措施不一样，因此有必要对其进行鉴别。急性高空缺氧时肌肉亦处于缺氧状态，应激性差，肌肉张力下降；而过度通气时肌肉却处于应激增强的状态，引起肌肉痉挛及僵直，详见表1–2。

表 1–2　过度通气与急性高空缺氧的鉴别

疾病	过度通气	急性高空缺氧
症状与体征出现时间	慢	迅速
肌肉紧张度	紧张度高，僵硬	紧张度低，松软
面色与口唇	苍白	发绀

（五）治疗

1. 心理疏导

将患者置于安静环境，采用暗示疗法对其进行心理疏导，减缓其紧张情绪，使之逐渐恢复正常呼吸频率及深度。在日常生活中，可通过避免精神紧张等诱发因素来避免过度通气。

2. 呼吸管理

让患者跟随医师指令以正常节奏和深度进行呼吸，以促使患者从浅快呼吸向正常呼吸转变；还可以用面罩（或袋囊）罩住患者口鼻，使患者重复吸入面罩内二氧化碳，纠正低碳酸血症，使症状迅速得到缓解，但要注意避免窒息发生。

3. 对症治疗

必要时可选取具有镇静、补液、纠正水电解质紊乱等功能的药物进行治疗，如口服抗焦虑、抗抑郁类药物，还可同时进行5%葡萄糖酸钙氯化钠注射液静脉滴注。晕厥患者可使用短暂的氨水刺激鼻黏膜唤醒。

思考题

1.高空减压病的临床表现有哪些？

2.请简要介绍航空性中耳炎发病机制。

3.急性高空缺氧的临床表现有哪些？

（王琦）

第二章 体检鉴定与体检合格证管理

本章要点

1. 掌握体检鉴定的分类和内容。
2. 掌握医学标准对空勤人员要求。
3. 掌握体检合格证类别及适用人员。
4. 掌握取得体检合格证的相关程序。
5. 掌握体检合格证的有效期及有效期延长方法。
6. 了解体检鉴定的本质和目的。
7. 了解体检合格证的禁止行为、处罚及法律责任。
8. 了解几种特殊体检合格证的取得程序。

第一节 空勤人员体检鉴定

空勤人员体检鉴定的核心是医学标准，本质是风险评估，包括空勤人员患病风险和患病空勤人员空中失能风险的评估。空勤人员体检鉴定的目的是早期发现和治疗疾病，积极预防易患因素，以防止疾病的发生与发展，保持空勤人员的健康状态，降低停飞率；更为重要的是，及时发现影响飞行安全的各种隐患，防止空中失能的发生；同时，为健康分级管理提供依据，延长空勤人员飞行年限。

一、体检鉴定的沿革

民用航空医学的创立与发展依照“战争—飞行员—医学选拔—军用航空医学—民用航空医学”的脉络，体检鉴定是在这一过程中逐步发展的。

（一）国外体检鉴定的沿革

1903年莱特兄弟设计和制造的飞机试飞成功，实现了人类的飞翔梦想。当时的飞行被认为是一种冒险的体育活动，对飞行员的身体状况没有特殊要求，但不久人们逐渐认识到并不是任何人都适合飞行，只有具备一定身体条件的人才能从事该项工作。1910—1912年，德国和美国制定了军事飞行员的医学标准。随后，各国纷纷效仿，陆续颁布了飞行员的体格条件。

在飞机发明之初，航空医学还没有成为一门学科，两次世界大战对航空医学起到了关键的推动作用，同时加快了空勤人员医学鉴定的发展。第一次世界大战推动了航空医学的建立，并进行了飞行员选拔的第一次革命。在第一次世界大战初期，英国一项调查发现，许多飞行员并不是丧生于炮火，而是因身体原因伤亡的。为此，英国开始实施飞行员的医学选拔，并成立了空勤人员健康服务机构，虽然采取的办法还比较初级，但效果却十分惊人，身体原因所致的飞行事故率大幅下降，在方案实施的第二年就由原来的60%降到12%。1912年，美国作战部出版了招飞体检指南。1916年，美国军方在Theodore C. Lyster建立了飞行员体检标准，并于1919年以“空勤体格检查”的名字出版。第二次世界大战期间，喷气式飞机的出现使医学鉴定工作发生了极大改变，鉴定手段更为科学，并逐渐形成了统一的体检标准。

民用航空医学的发展始于美国，1926年底，鲍尔博士为美国的民用航空飞行员制定了第一个医学选拔标准，并于1927年初建立了美国民用航空飞行员的体检鉴定体系。第二次世界大战结束后，航空医学逐渐走向成熟。民用航空经过百年的发展，航空器相关技术已非常先进，对飞行员和乘客的航空医学保障也逐渐成熟。

（二）我国民用航空体检鉴定的沿革

我国航空医学始于20世纪30年代，军事航空医学创建在先。新中国成立后，航空卫生保障体系逐步建立，1950年初，空军成立各级飞行员体检委员会和体检队（组），主要承担招收飞行学员的体格检查和飞行员的医学评定任务。1958年，中国民用航空局成立了空勤体检组。这一时期，无论是我国空军还是民用航空，都尚未制定自己的空勤人员体检鉴定标准，而是参照苏联的医学模式。直到20世纪60年代，我国空军才逐步有了自己的体检鉴定标准。

自1949年我国民用航空成立到20世纪80年代初期，民用航空卫生工作是以空军条令为框架，由于此时我国民用航空尚未完全脱离空军管理，故体检标准也几乎全部沿用空军标准。但由于作战飞行和商业飞行对身体的要求存在很大的差异，军队的标准并不适用于民用航空。

1983年，由孟宪惠牵头制定的《中国民航空勤人员体检鉴定标准与规定》经中国民用航空局批准开始正式实施。该标准填补了我国民用航空空勤人员体检鉴定标准的空白，是我国民用航空医学史上的重大突破。在此基础上修订完善的《中国民航飞行人员体格检查鉴定标准》于1996年被正式列入国家标准。该标准将空勤人员的身心健康状况分为八个等级（表2-1），这个分级不是病理分级，而是具有航空医学管理上的意义。该分级兼顾了保证安全的需要和保健计划的需要，最具价值的是考虑了从健康到医学停飞过程中的健康分级管理。

表 2-1 健康分级与分类

医学范畴	医学结论	标准等级	相关解释
预防医学范畴	Ⅰ级	健康	身心健康，无临床表现，实验室检测正常，飞行耐力良好
	Ⅱ级	基本健康	实验室指标在生理变异范围内，飞行耐力良好，无需治疗
	Ⅲ级	预防医学	有多项易患因素或某一项明显超标，虽不构成安全与健康问题，但需有计划地进行观察与防治
职业医学范畴	Ⅳ级	飞行观察	存在亚临床医学问题、慢性病、疾病治疗上未稳定，但可恢复飞行
	Ⅴ级	地面观察	康复出院，仍需地面观察，短期内不能做出明确结论
	Ⅵ级	特许合格	超出标准，经权威鉴定不影响安全飞行
	Ⅶ级	医学停飞（可复飞）	可复发疾病，可能干扰安全操纵飞行或地面观察时间超过 1 年
	Ⅷ级	职业停飞（不可复飞）	存在的医学情况不能治愈、不可逆转

2001年8月，《中国民航飞行人员体格检查鉴定标准》被《中国民用航空人员医学标准和体检合格证管理规则》（CCAR-67FS-R1）取代，该规则的出台预示着我国民用航空全方位与国际民用航空接轨。

二、相关定义

民用航空人员体检鉴定（Physical Examination Evaluation of Civil Aviation Personnel），以下简称“体检鉴定”，是指中国民用航空局委任的民用航空人员体检鉴定机构依据《民用航空人员体检合格证管理规则》等规章从医学方面对航空人员的工作能力、健康状况是否适于所从事的工作做出正确的评定，以保证他们的健康和飞行安全的鉴定活动。它是航空临床医学的重要组成部分。

民用航空人员医学标准（Medical Standard for Physical Examination Certificate of Civil Aviation Personnel）是指根据航空环境和职业特点制定的关于对空勤人员和空中交通管制员身体健康状况是否适合履职的医学要求，它是体检鉴定的依据。

三、体检鉴定分类及核心意义

（一）分类

民用航空空勤人员体检鉴定包括以下几类。

（1）招飞体检鉴定是通过医学检查选拔身心条件符合标准的人员进入航空学校学习飞行。

（2）定期或不定期体检鉴定：根据体检合格证有效期的不同，每6个月、每12个月、每24个月或每60个月对空勤人员进行一次全面的体格检查，以便及时了解空勤人员的健康变化，确定其目前身心状况是否适合飞行，即定期体检鉴定。当空勤人员健康状况欠佳，发生疾病或受伤等时，须进行不定期体检鉴定，并在体检鉴定后对当前的健康状况重新给出鉴定结论。不定期体检鉴定常见的原因包括：①健康状况不佳，发生突发性失能性疾病、重症疾病、严重外伤。②原因不明的空中适应能力明显下降。③住院治疗后的身体状况与原体检鉴定结论不符。④其他特殊情况。定期和不定期体检鉴定的目的是保证飞行安全。

（3）特许体检鉴定：特许体检鉴定是指空勤人员被鉴定为不合格后，如果有充分理由证明能够安全履职，并不会因为履职加重病情或使健康状况恶化时，可向中国民用航空局民用航空人员体检鉴定专家委员会（简称专家委员会）申请综合评估，评估后部分空勤人员可以继续从事现有职业。特许体检鉴定是在保障飞行安全和空勤人员自身安全的同时，最大限度地延长空勤人员的飞行年限、节约人力资源。

（4）疑难或特殊病例的体检鉴定：疑难或特殊病例的体检鉴定是当体检机构在体检鉴定中发现无法做出准确的体检诊断，或无法给出适合性的体检鉴定结论，或地区管理局审核时认为需要对体检鉴定结论符合性进行进一步认定时，可向专家委员会申请疑难或特殊病例鉴定。

（5）其他体检鉴定：参加我国飞行单位运行的外籍飞行员体检鉴定、民用航空接受军队转业飞行员的体检鉴定等。

特许体检鉴定、疑难或特殊病例的体检鉴定结论只能由专家委员会给出。

（二）核心意义

所有体检鉴定的本质都是风险评估，体检鉴定的目的就是风险管理。不同类型的体检鉴定，规章要求不同，评估的程度和管理的手段也不一样。定期体检鉴定是对危险源的排查、评估和管理，而疑难、特许体检鉴定是对核心风险的评估和管理，其中最为重要的就是空中失能风险的评估和管理。

空中失能是指持有有效体检合格证者或持有特许体检合格证者在飞行过程中，健康状况受任何因素影响而不能完成飞行职责的情况。飞行员失能是飞行安全的一种危险因素，能引起事故，尤其失能发生在飞机进场着陆和起飞阶段时，操纵上的危险最为严重。失能有许多表现形式，从不易被察觉的部分功能丧失到突然死亡，可发生在所有飞行年龄组和飞行阶段。据美国一项针对1993—1998年间美国航线飞行员飞行中的空中失能和损伤的统计数据，飞行中的医学事件发生率为0.058/10万小时，医学事件造成的飞行事故率为0.04。最常见的医学失能有四种：意识丧失、心脏病发作、神经性疾病和胃肠道疾病。

医学标准在防止空中失能方面起到了至关重要的作用。空勤人员体检合格时的各项标准就是评定健康状况不会引起空中失能可能性的标准。虽然失能是一种不能预料的危险，即使使用最严格的医学标准也不可能将失能危险降为零，但其实多数失能早期是有“警报”的，只是有时“警报”未被重视。鉴定时如果发现存在任何潜在的失能因素或飞行环境中有加剧失能的已知因素，都应鉴定为不合格。对于空勤人员加强失能早期识别和应急处置的教育尤其重要。即使机组有人发生失能，其余人员也必须做到保持飞机正常飞行，同时认真看护失能成员。

四、体检鉴定内容

体格检查是体检鉴定的基础，是航空体检医师运用感官和医疗器械对空勤人员的体格发育和健康状况进行全面的医学检查，在此基础上可进一步根据飞行工作特点得出是否适合飞行的结论。常规体格检查包括外科、内科、精神神经科、眼科和耳鼻喉科等的检查。女性的体检制度及方法与男性基本相同，但在检查项目中增加了妇科内容。体格检查后得出体检鉴定结论，鉴定结论不同于一般的临床诊断证明，它涉及飞行安全。

（一）招飞体检鉴定

招飞体检鉴定包括招飞初检（含定点招飞）和招飞复检。参加招飞初检（含定点招飞）的人员，还应接受飞行职业心理学检测。

（1）招飞初检（含定点招飞）：是保证招飞体检鉴定质量的基础和关键。招飞初检是招飞单位组织初筛合格后由体检鉴定机构对初筛合格者再进行全面的体格检查，以确定其身体条件是否适合飞行。定点招飞无需招飞单位组织，学生自行与面向社会的招飞体检鉴定机构进行预约和接受招飞体检。招飞初检（含定点招飞）由二级以上民用航空体检鉴定机构按照Ⅰ级体检合格证医学标准和招飞体检鉴定差异性要求实施。

（2）招飞复检：是为了检查招飞初检（含定点招飞）质量，同时对个别不符合招飞标准的人员进行处理，防止招飞体检鉴定过程中漏检、错检者进入飞行专业。参加招飞复检的人员，应取得招飞初检合格结论和适合飞行职业要求的心理学检测结论。招飞复检由专家委员会成立招飞复检工作组组织实施。

（二）定期体检鉴定

定期体检鉴定包括首次办证体检鉴定和换证体检鉴定。

首次办证体检鉴定是飞行学员在完成驾驶员执照理论培训并考试合格后，在下分院进行飞行训练前，应当按照《民用航空人员体检合格证管理规则》规定进行的体检鉴定，合格后方能取得中国民用航空地区管理局（简称地区管理局）颁发的“体检合格证”。

换证体检鉴定是空勤人员根据所持有的体检合格证类别规定的时限定期参加的体检鉴定，以便更新体检合格证。空勤人员应当在所持有的体检合格证有效期届满30天前提出个人申请。

五、医学标准对空勤人员的要求

体检鉴定的基础是医学标准，空勤人员体检鉴定合格，不能简单地理解为没有疾病，而应该理解为适合飞行。

（一）基本原则

根据空勤人员的工作性质，现行的医学标准在一般条件、精神神经系统、循环系统、呼吸系统、消化系统、传染病、代谢免疫内分泌系统、血液系统、泌尿生殖系统、骨骼肌肉系统、皮肤及其附属器、耳鼻咽喉、口腔、听力、眼及其附属器等各个方面都有明确的规定。归纳起来，在评定一名空勤人员体检是否合格时，应从飞行工作的特点及其对身体的要求，疾病的性质、程度及其对机体功能的影响和工效学的要求三个方面进行考虑，具体原则如下：

（1）各种生理功能，如精神状况、视力、听力、色觉辨别力、运动等能够满足履职的需要，同时，还能确保飞行安全。

（2）不得患有可能在履职过程中突然导致失能而影响安全飞行的疾病，例如癫痫、心脑血管疾病、泌尿系结石等。

（3）不得患有在合格证有效期内可能进展而影响空勤人员安全履职的慢性病，如慢性肾炎、冠心病等。

从制定规章的角度看，制定医学标准要考虑的最重要因素就是保障飞行安全。一名合格的空勤人员在履职过程中，在处置任何突发事件和环境变化时均能保证其生理和心理处于良好的应激状态。

航空医学鉴定的原则必须以确保飞行安全为目的，虽然不能完全排除鉴定结论出现偏差的可能性，但应尽量避免出现影响飞行安全的错误。该原则可能会导致制定医学标准时过严，但为了保证整体飞行安全，在医学鉴定中遵循该原则至关重要。

医学标准或体检鉴定并不能消除健康风险或问题出现的可能性，不过在航空医学中合理性预防，对飞行安全具有重要意义。

（二）医学标准的发展

近年来，我国加大了飞行员心脑血管疾病、神经系统疾病、泌尿系结石等疾病的筛查、评估和管理，开展了飞行员血液、尿液的毒品、酒精及违禁药物的检测和管理，整体上降低了健康因素导致的空中失能风险，降低了突发医学事件发生率，提高了飞行安全裕度。针对日益突出的飞行员疲劳问题，中国民用航空局正在加强研究与制定降低飞行疲劳风险的有效措施和方法。

飞行员心理健康问题对民用航空安全的影响日益受到民用航空业的关注。我国始终重视飞行员心理健康的监控和管理，无论是招飞工作中的心理测试，还是现役飞行员的心理测评，近年来都明显加大筛查和管理力度。目前，我国已经制定了《飞行员心理健康指南》，未来中国民用航空局会继续完善飞行员心理健康测评系统，制定飞行员心理测评的相应标准，为飞行员心理健康管理提供技术支持。

六、正确认识体检鉴定

（一）体检鉴定与临床普通体检的差异

空勤人员的体检鉴定是在临床普通体检的基础上进行的，检查方法与疾病诊断基本相同，但空勤人员的体检鉴定与临床普通体检又存在着明显的差异，空勤人员的体检鉴定是将航空医学与一般临床医学有机结合起来，二者区别见表2–2。

表 2-2　空勤人员体检鉴定与临床普通体检的区别

鉴别点	空勤人员体检鉴定	临床普通体检
目的	发现可能危及飞行安全的潜在疾病	发现患者现有疾病
对象	空勤人员，被动体检	患者，主动求医
主诉	较少且多不主动提供	较多且主动提供
体征	较少且不典型	多且典型
诊断	多为症状诊断或亚临床诊断	多为较明确的临床诊断
风险性	危及飞行安全	关系患者健康
医师要求	掌握临床医学及航空医学知识	掌握临床医学知识

同样是体检，但由于受检者的目的不同，其感受与结果可能大相径庭。当人们抱着了解自己身体状况的想法去体检时，唯恐自己的疾病未被发现而延误病情，会主动向医师表述症状和线索，其各种检查结果基本都客观、真实。但如果为了谋取一份职业进行体检，受检者可能唯恐因为身体原因影响职业生涯，此时往往不愿主动地提供自己的病史，甚至由于受主观情绪的影响，某些检查指标还会出现明显的异常，如心率、血压等。

（二）招飞体检鉴定与定期体检鉴定的差异

招飞体检鉴定的目的是从正常适龄人群中选拔适合从事航空飞行学习的个体。选拔时不仅要着眼于当前的身体条件是否适于飞行，而且应对未来的飞行年限进行预测，目标是职业筛选和健康预测。

定期体检鉴定的目的是保持空勤人员的健康状态，及时发现影响飞行安全的隐患和防止空中失能的发生；同时，尽可能提高行为水平、保存飞行经验、延长服务年限，从而提高安全水平与效率，最终目标是保证飞行安全和保存飞行经验。

两种体检鉴定看似存在差异，实际从动态发展看，应是统一的整体，招飞体检鉴定是基础，定期体检鉴定是延续，它们的最终目的都是确保飞行安全。“适应预测”与“风险评估”的设定点是否科学合理将决定整个系统在空勤人员职业生涯风险管理中的有效性与延展性。

（三）理性认识体检鉴定

美国心理学家乔瑟夫和哈里曾经提出“乔哈里视窗理论”，该理论揭示了人们之间存在的认知差异，他人未必完全了解我们，我们未必完全了解他人。虽然，体检鉴定在航空医学中具有重要意义，是确保飞行安全的基础，然而，由于获取信息的局限性或偏差，人们有时会对其产生误解，甚至偏见。这些误解可能源于对体检鉴定的不了解，也可能含有先入为主的判断，等等。比如，由于部分空勤人员对体检鉴定本质的不了解，对体检鉴定存在抵触情绪，甚至因为担心身体原因影响体检合格证的获得而害怕体检鉴定，甚至厌恶体检鉴定，这样就使其无法自觉地进行健康维护。

为了尽可能地减少或消除误解，需要加强对体检鉴定的宣传，增加透明度，同时也倡导理性思考。无论是受检者，还是体检医师都需要转变观念。体检医师的工作是维护受检者的身心健康以保障飞行安全，受检者需要主动维护身心健康以安全地履职。两者的宗旨与目的并不矛盾，都是为了保障飞行安全，延长飞行年限。飞行职业就像方程式赛车，体检就是服务检修区，赛车进站检修、加油、更换轮胎是为了更好地完成比赛，进站有早有迟，但进站是必要的，更是必须的。只有科学理性地认识体检鉴定对风险评估的意义，才能真正发挥体检鉴定的作用，从而实现空勤人员职业生涯风险管理的有效性和延展性。

思考题

1.体检鉴定分为哪几类？

2.体检鉴定的基本原则有哪些？

（李谦　杨天阔）

第二节　体检合格证管理

体检合格证管理是从法规的层面规定了空勤人员有依法接受体检鉴定的义务，在履职时必须持有有效的体检合格证，保持医学标准规定的健康条件。中国民用航空局在《民用航空人员体检合格证管理规则》中明确提出：空勤人员、空中交通管制员履职时，应当持有依照本规则取得的有效体检合格证，或者体检合格证认可证书。针对诚信问题，管理规则中专门强调了“申请人在体检鉴定时应当如实反映健康状况，不得隐瞒病史、病情”“不得冒名顶替、提供虚假生物标本、涂改和伪造医学资料”等。隐瞒病史、病情涉及诚信问题，而冒名顶替、弄虚作假不仅严重违背了诚实守信原则和道德规范，也干扰了正常的管理秩序，增加了政府的管理成本，损害了公众合法权益和社会的诚信价值，甚至涉嫌违法犯罪，所以必须依法惩处。空勤人员应该恪守“三个敬畏”（敬畏生命、敬畏规章、敬畏职责），把规章外在的强制要求转化为内在的自我约束力。

为了便于更好地了解体检合格证管理规范，本节将对体检合格证的类别、申请流程及相关要求进行比较详细的解释。

一、体检合格证管理定义及法律依据

体检合格证管理是中国民用航空局航空卫生主管部门或地区管理局航空卫生管理部门（简称局方）对申请人从发起申请体检鉴定，到取得体检合格证，以及在体检合格证有效期内申请人健康状况监管进行全程组织、管理和监督，以便申请人安全地执行飞行任务。

体检合格证是局方颁发给申请人，可用于在我国境内从事民用航空活动的医学证书文件。

体检合格证是空勤人员履职的必备文件，由局方依据中国民用航空局规章颁发。

2001年，中国民用航空局发布了《中国民用航空人员医学标准和体检合格证管理规则》（CCAR-67FS-R1），即俗称的67部，后经历了2004年、2012年、2017年、2018年和2024年五次修订。2002年，中国民用航空局飞行标准司发布了《民用航空人员体检鉴定和体检合格证管理程序》（AP-67FS），对医学标准、体检方法、医学文书等做了进一步解释、细化和规范。

体检合格证管理规则制定的法律依据来自《中华人民共和国民用航空法》第四十条，“空勤人员和空中交通管制员在取得执照前，还应当接受国务院民用航空主管部门认可的体格检查单位的检查，并取得国务院民用航空主管部门颁发的体格检查合格证书”。

二、体检合格证管理说明

（一）目的、范围、职责

体检合格证管理的目的及范围：适用于空勤人员和空中交通管制员的体检鉴定，以及体检合格证的申领、颁发和监督管理。

专家委员会负责承担空勤人员和空中交通管制员疑难或者特殊病例的体检鉴定、特许体检合格证的体检鉴定；体检鉴定标准的制定和专业技术研究等；对民用航空人员体检鉴定机构实施技术支持、指导，并受中国民用航空局委托对体检鉴定机构进行技术检查。

（二）体检合格证的类别及适用人员

体检合格证根据申请人的工种分为四级。

I级体检合格证：适用于航线运输驾驶员、飞机和直升机或倾转旋翼航空器类别的商用驾驶员。

II级体检合格证：适用于除I级体检合格证持有人之外的其他航空器驾驶员及私照驾驶员。

III级体检合格证（包括IIIa级、IIIb级体检合格证）：IIIa级体检合格证适用于机场管制员、进近管制员、区域管制员、进近雷达管制员、精密进近雷达管制员、区域雷达管制员，IIIb级体检合格证适用于飞行服务管制员、运行监控管制员。

IV级体检合格证（包括IVa级、IVb级体检合格证）：IVa级体检合格证适用于客舱乘务员，IVb级体检合格证适用于航空安全员。

三、取得体检合格证的相关程序

（一）申请人申请体检鉴定

申请人在所在单位航空医师或保健医师的指导下，在民用航空空勤人员体检“合格证管理系统”中向中国民用航空局委任的体检鉴定机构提交体检鉴定申请。

申请人体检时必须向体检鉴定机构出示本人身份证明、相关病史及检查治疗等医学资料。申请人在首次申请体检鉴定时还应当如实提供本人及家族病史信息及相关医学资料。

申请人在进行体检鉴定时应当如实反映健康状况，不得隐瞒病史、病情。体检鉴定机构发现申请人冒名顶替，提供虚假生物标本，隐瞒病史、病情或擅自涂改、伪造体检文书及医学资料时，应立即停止体检鉴定，并及时报告所在地地区管理局，局方将依据法律文件和相关法规对申请人作出处罚。

（二）体检鉴定机构受理体检鉴定申请

1. 受理体检鉴定申请

体检鉴定机构核对申请人身份，审查其申请材料。对申请材料符合要求的，按体检鉴定程序对申请人进行体格检查，并根据其申请材料、身体状况和有效辅助检查结果，签署是否符合相应医学标准的单科体检鉴定结论；主检医师综合各科鉴定结论签署体检鉴定总结论。对申请材料不符合要求的，退回本人或所在单位进行补正。

体检医师和体检机构的其他医务人员在对申请人实施体检鉴定和医学检查时，应当尊重申请人的人格和权利，不得恶意造成其身体伤害，不得泄露和传播其身体状况和体检鉴定信息，不得利用职权索取或收受申请人的财物。

2. 得出体检鉴定结论

体检鉴定结论分为合格、暂不合格和不合格三种。

（1）合格：经过辅助检查和各科体格检查，申请人身体状况符合相应类别医学标准者，体检鉴定结论为合格。根据需要提出履职时限制条件及其他建议。

（2）暂不合格：经过辅助检查和各科体格检查，申请人身体状况不符合相应类别医学标准，但通过补充医学资料、进行短期疾病治疗或者医学观察，可以满足相应标准者，体检鉴定结论为暂不合格。

（3）不合格：经过辅助检查和各科体格检查，申请人身体状况不符合相应类别医学标准者，体检鉴定结论为不合格。

在暂不合格的体检鉴定结论给出后，申请人接受相应疾病治疗或者医学检查后，应当重新申请体检鉴定，对于仍然不达标者，体检鉴定结论为不合格。

体检鉴定结论为不合格的申请人，经过医学观察或临床治疗，其伤病治愈或好转后，可以重新申请体检鉴定。若经体检机构鉴定，其身体状况仍不满足相应类别医学标准，申请人可向专家委员会递交特许体检鉴定申请。

（三）局方审核发证

申请人在体检鉴定机构给出体检鉴定合格结论后15天内向所在地地区管理局提出颁发体检合格证的申请。

受理机关应当在受理申请人办证申请之日起20个工作日内完成办证审查并作出处理决定。如果申请人体检文书和医学资料齐全，各科体格检查和辅助检查均符合民用航空规章要求，鉴定结论符合医学标准，则受理机关作出体检合格证颁发许可决定并颁发相应级别的体检合格证。2020年2月1日起，民用航空全面实行电子体检合格证，局方证照检查仅以电子体检合格证作为有效的证件依据。

四、体检合格证的有效期及有效期的延长(各类体检合格证的时效性)

(一)体检合格证的有效期

根据体检合格证类别及申请人年龄的不同，体检合格证的有效期各异，目前执行的规则如下：

(1)I级体检合格证有效期一般为12个月，其中参加《大型飞机公共航空运输承运人运行合格审定规则》(CCAR-121)规定运行的驾驶员年龄满40周岁以上者为6个月。

(2)II级体检合格证有效期一般为60个月，其中年龄满40周岁以上者为24个月。

(3)III级体检合格证：① IIIa级体检合格证有效期一般为24个月，其中年龄满40周岁以上者为12个月；② IIIb级体检合格证有效期一般为24个月。

(4)IV级体检合格证有效期一般为12个月。

体检合格证持有人可以在体检合格证有效期届满30天前申请更新体检合格证。

(二)体检合格证有效期的延长

体检合格证持有人不是因健康原因，而是由于飞行任务或其他不可抗拒的原因(如暴发疫情)，不能在体检合格证有效期届满前进行体检鉴定、更新体检合格证，又必须履职的，应当在体检合格证有效期届满前向原颁证机关申请延长体检合格证的有效期。

颁证机关接到延长有效期的申请后，根据申请人的健康状况或其他不可抗拒事件的情况，决定是否推迟体检鉴定，延长体检合格证的有效期。

五、体检合格证的禁止行为、处罚与法律责任

(一)体检合格证申请人

出现下列行为之一，中国民用航空局或地区管理局依据情节，对当事人处以警告、罚款，涉嫌构成犯罪的，依法移送司法机关处理：①隐瞒或者伪造病史、病情，或者冒名顶替，或者提供虚假申请材料的；②涂改或者伪造、变造、倒卖、出售体检文书及医学资料的。

体检合格证申请人以欺骗、贿赂等不正当手段取得体检合格证或者认可证书的，在规章规定年限内不得再次提出申请。

(二)体检合格证持有人

出现下列行为之一，中国民用航空局或地区管理局应当责令当事人停止履职，并对其处以警告或者罚款：①使用的体检合格证等级与所履职的不相符；②发现身体状况发生变化、可能不符合所持体检合格证的相应医学标准时，不按照程序报告；③履职时未遵守体检合格证上载明的限制条件。

(三)颁证机关工作人员

在办理体检合格证时违反法律、行政法规或者不依法履行监督检查职责的，由其上级行政机关或者监察机关责令改正；情节严重的，由其上级行政机关或者监察机关依法给予行政处分；涉嫌构成犯罪的，依法移送司法机关处理。

（四）其他任何人员

有下列行为之一的，中国民用航空局或地区管理局可以对其处以警告或罚款，涉嫌构成犯罪的，依法移送司法机关处理：①协助申请人隐瞒或者伪造病史、病情，或者提供虚假申请材料，或者提供非申请人本人生物标本，或者在体检鉴定时冒名顶替的；②涂改、伪造、变造或者倒卖、出售体检合格证的；③未取得体检合格证而从事民用航空活动的。

（五）任何机构

对于使用未取得或者未持有有效体检合格证人员从事相应民用航空活动的任何机构，中国民用航空局或地区管理局应当责令其立即停止活动，并对其处以罚款；对直接责任人处以罚款；涉嫌构成犯罪的，依法移送司法机关处理。

（六）其他

有下列情形之一的，颁证机关收回体检合格证，办理注销手续：①体检合格证有效期届满未延续的；②体检合格证持有人死亡或者丧失行为能力的；③体检合格证被依法撤销的；④法律、法规规定的应当注销行政许可的其他情形。

六、几种特殊体检鉴定

（一）飞行学员体检鉴定

飞行学员在接受飞行训练前需经过中国民用航空局认可的体检鉴定机构的体检鉴定，完成体检鉴定并取得合格结论后可向局方申请颁发体检合格证。

体检合格证限制栏内注明“飞行学员”。对以培养通用航空飞行能力为目的且未经招飞体检鉴定的飞行学员，在体检合格证限制栏内同时注明“飞行学员”及“仅限参加某某规章运行”字样。

（二）在职乘务员的体检鉴定

在职乘务员体检鉴定实施首检负责制，即体检鉴定机构受理申请人体检鉴定申请后，由任一单科的接检医师（首检医师）独立完成本次体格检查。体检鉴定机构可以安排护师（士）协助首检医师工作，并提交主检医师审核，签署体检鉴定结论。

（三）延长飞行年限驾驶员的体检鉴定（退休返聘飞行员的体检鉴定）

参加《大型飞机公共航空运输承运人运行合格审定规则》（CCAR-121）规定运行的驾驶员，年龄在63～65周岁期间，需申请到中国民用航空局委托的体检鉴定机构实施延长飞行年限体检鉴定的，体检鉴定机构将依据相应医学要求实施体检鉴定，重点是心脑血管系统、心理认知能力等方面的检查与鉴定。

（四）单科体检鉴定和重新体检鉴定

当申请人的合格证在有效期内，其因身体状况发生变化（如行急性阑尾炎手术等）中断履职的，应进行单科体检鉴定。

因疾病、外伤或者手术连续中断履职超过规定时间的申请人，在恢复职责前必须重新申请全科体检鉴定，如肺结核治疗后、骨折愈合后、首次诊断糖尿病经治疗后等。

（五）疑难或特殊病例的体检鉴定

体检鉴定机构在体检鉴定中发现疑难或特殊病例时，应将申请人病情介绍及全部医学资料送交专家委员会申请专家鉴定。

经专家委员会鉴定疑难或特殊病例结论为合格者，再次申请体检合格证时，由相应体检鉴定机构受理并安排体检鉴定。

（六）特许体检鉴定

1. 申请特许体检鉴定

当申请人体格条件不能满足相应标准，而又认为自身的健康状况能够正常履职并保证飞行安全时，可以申请特许体检鉴定。目前，特许体检鉴定申请只适用于I级、II级和IIIa级体检合格证的申请人。

申请人应向专家委员会递交下列文件：①申请表；②所在单位证明文件（私用驾驶员执照持有人除外）；③所在地地区管理局指定技术专家出具的技术能力证明文件；④体检文书和医学资料；⑤需要提交的其他资料。

2. 特许体检鉴定结论分类

特许体检鉴定结论有三种：合格、特许体检鉴定合格、特许体检鉴定不合格。

（1）合格：申请人身体状况符合相应类别体检合格证医学标准，无需特许即可合格。

（2）特许体检鉴定合格：申请人身体状况在满足相应限制条件下，能够安全履职，其空中失能风险属可控范围。

（3）特许体检鉴定不合格：申请人身体状况不能够安全履职，或者没有充分证据证明其可以安全履职，其空中失能风险属不可控范围。

特许体检鉴定合格申请人的特许体检合格证到期后须再次向专家委员会提出申请，由专家委员会组织实施特许体检鉴定。在特许体检合格证有效期内，若申请人身体状况发生变化不能安全履职时，必须及时终止履职。

3. 取消特许体检鉴定

当申请人认为自己疾病已经痊愈，健康状况符合相应类别医学标准时，可向专家委员会申请取消特许体检鉴定。若专家委员会经鉴定，同意将结论由特许体检鉴定合格改为合格，待合格证到期后申请人可向体检鉴定机构申请进行正常体检鉴定。

思考题

1.体检合格证有几类？分别适用于哪些人员？

2.如何取得体检合格证？

（李谦　杨天阔）

第二部分

健康与健康管理

鹰击长空需要有力的翅膀，空勤人员翱翔蓝天同样需要健康的体魄。安全是民用航空永恒的主题，空勤人员的健康是航空安全的基石及保证。

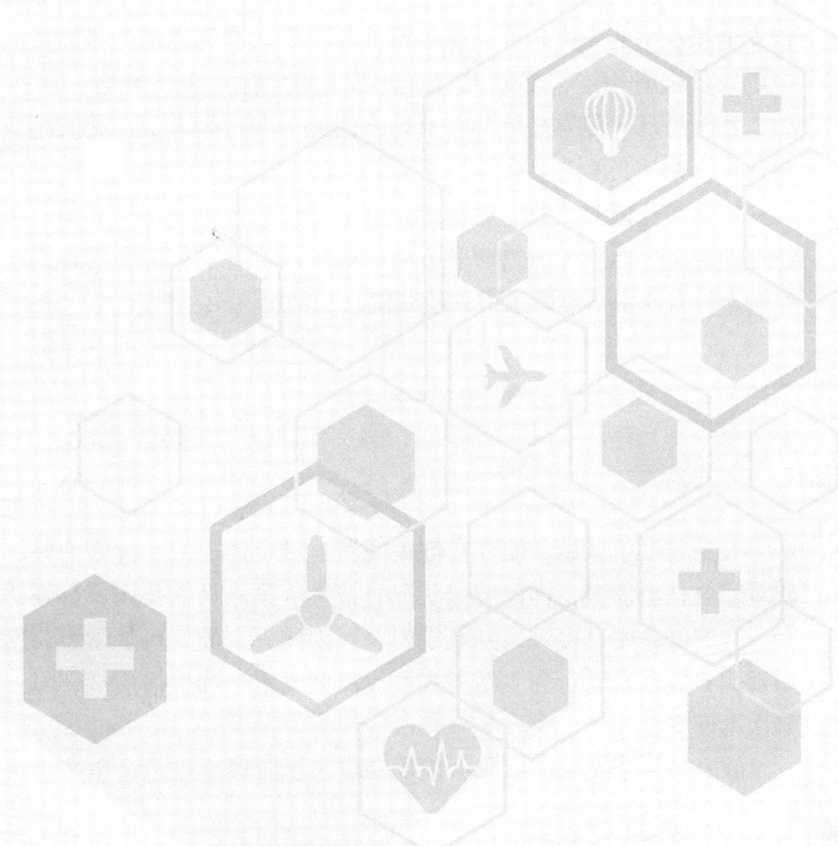

·第三章　健康与健康管理概述·

本章要点

1. 掌握 WHO 对健康的定义。

2. 掌握空勤人员健康管理内容及要求。

3. 了解健康评价的内容及方法。

4. 了解健康管理的内涵。

健康不仅是人类永恒的话题，还是人类共同的愿望。习近平总书记强调：没有全民健康，就没有全面小康。随着社会的发展及自然环境、行为生活方式的改变，如今的疾病谱及死亡谱与过去有了显著的变化，心脑血管疾病、恶性肿瘤等慢性病已成为城市居民的主要死亡原因及疾病负担。

安全是航空永恒的主题。随着飞行器的逐渐高性能化，空勤人员的身心健康状况对飞行安全的影响越来越突出。国际民用航空组织（国际民用航空组织）在《航空医学手册》中指出：在民用航空系统中人是最重要的因素，一个健康而称职的空勤人员更是飞行安全和效率的先决条件。这些条件与飞机构造和性能的可靠性同等重要。遗憾的是，空勤人员中有相当一部分人真正开始了解身体、关注健康，居然是从“有了病症”开始，甚至是从“停飞之后”才开始。因此，在空勤人员中普及健康知识，提升其自我健康管理能力就变得尤为重要。

本章共分两节，分别对健康和健康管理进行了概括性介绍，重点阐述了健康和健康管理的定义、健康评价内容和方法、健康评价意义、健康管理内容和要求等，以期增强空勤人员自我主动健康意识，使其做自己健康的第一责任人，提高健康管理能力。

第一节　健康概述

人类自诞生开始，便存在健康问题。对个体而言，健康的好坏直接影响寿命及生命质量；对社会而言，国民健康状况直接影响民族昌盛及国家富强；对民用航空而言，空勤人员的健康则直接关系到航空安全。因此，空勤人员从学生时期便应当建立积极的健康观，养成良好的行为生活方式，提高健康水平和生活质量，降低履职期间医学风险，确保飞行安全。

健康是一个发展的概念，因受一定历史阶段生产力、生产关系、科技水平及哲学思想的影响，人们对健康的理解在不同历史时期有着显著差异，大抵经历了神灵主义时期的医学模式、自然哲学的医学模式、机械论的医学模式、生物医学模式、现代的生物－心理－社会医学模式的五次转变。每次的转变都伴随着医学观念、医学行为、医学规范及医学方法的变革。远古时代，人们对自然界的认知还处于感性阶段，把健康与鬼神联系在一起，认为健康是由鬼神决定的，疾病是“上天和神灵的惩罚”，历史上几次传染病大流行加剧了人们的这种认识。这种健康观忽略了人的自然性和社会性因素。工业革命之后，西方对于健康的理解受到人体机械论模型的影响，单纯地把没有躯体和精神疾病症状视为健康的标志。直到20世纪，精神维度才被纳入健康考量，健康不再仅仅作为疾病的反义词，其内涵也由过去单一的生理因素延伸到心理和社会因素，形成了生理、心理、社会良好的健康概念。

体壮曰健，心怡为康。中医是以“平人”来描述健康的人，如《黄帝内经》有“阴阳匀平，以充其形，九候若一，命曰平人”。中医追求的是“天人相应”“形神合一”“阴平阳秘”“正气为本”，把自然、社会和人看作一个整体，彼此相互关联、相互影响、相互依存，三者和顺。2016年，全国卫生与健康大会提出了“大卫生、大健康”理念。大健康不仅仅追求个体的身体健康，还要求精神、心理、生理、社会、环境、道德等方面的完全健康。大健康理念带来的变化就是人们从以往局限于对疾病防治的关注转向了对健康水平和生命质量的关注。《“健康中国2030”规划纲要》把推进“健康中国”建设上升到了国家战略高度，将健康融入所有政策，全方位、全周期地维护和保障人民健康，坚持预防为主、防治结合、中西医并重。健康现已成为时代的主旋律。

一、健康定义

健康的概念随着社会的进步和医学的发展在不断地更新，不同学科对它有不同的阐释。

健康在《现代汉语词典》（第7版）中的定义为“（人体）发育良好，机理正常，有健全的心理和社会适应能力”。由此定义可知健康的内涵是多元而广泛的，不仅仅局限于没有疾病。我国学者穆俊武将健康的内涵进一步扩展，对健康进行了重新定义：在时间、空间、身体、精神、行为方面都尽可能达到良好状态。这个定义包含了生理及社会心理两个方面，同时还强调了“时间概念”和“空间概念”。他认为生理健康是心理健康的物质基础，而心理健康又是生理健康的精神支柱，两者是紧密依存的；同时，健康不能被看作静止不变的东西，应该理解为不断变化着的概念；不同的国家及地区的人，有着各自不同的健康概念和健康标准，人们对于保健的需求在发达国家和不发达国家也是不相同的。这一概念由于内容过于复杂且不具体，因此，尚未得到广泛认可。

目前被广泛认可的是WHO对健康的定义。1948年WHO提出，健康不仅为疾病或羸弱的消除，而是体格、精神与社会的完全健全状态。1978年，《阿拉木图宣言》重申了这一定义，“健康不仅为疾病与体虚的匿迹，而是身心健康、社会幸福的总体状况”，并补充了健康“是一项基本人权，达到尽可能高的健康水平是世界范围的一项最重要的社会目标，而这一目标的实现需要卫生部门及其他多种社会及经济部门的共同行动”。

这一观点被认为是对社会医学的回归。1998年，WHO在此基础上又强调了道德修养应当作为精神健康的内涵，提出了“个人只有在躯体健康、心理健康、社会适应良好和道德健康四个方面都健全，才算是完全健康的人”。该定义将健康的内涵由三维扩展为了四维，强调了社会、政治、经济对健康的影响。但这个概念是以疾病为依据而给出的，在临床中仍存在一定的局限性。

WHO对健康的定义是宏观层面的，2021年有学者从微观层面对健康下了一个定义，指出健康应具有8个标志性特征，即屏障完整性、局部扰动控制、循环和周转、线路整合、节律振荡、内环境平衡适应力、激效调控和修复再生都要正常。该定义从三个维度（空间划分、随着时间维持内环境的稳定性和压力的一系列适当反应）明确了健康是一种动态而非静态状态，同时，强调了人体内调节、修复、再生及适应力的重要性。

随着时代的发展，健康的概念不断地演进。单因单病的生物医学模式正逐渐向多因多病的“生物—社会—心理—环境”的大健康模式转变。所谓大健康就是围绕人的衣食住行及生老病死，对生命实现全程、全面、全要素的呵护，不仅追求个体生理健康，也追求心理及精神等方面的健康。它关注的不再只是病因，还有影响健康的危险因素，其核心就是健康管理，通过排除或者减少健康危险因素，达到保护及促进健康的目的。

二、健康内涵

健康的内涵是多元而广泛的，包括了生理、心理及社会适应三个方面。生理健康是心理健康的物质基础，心理健康是生理健康的精神支柱，社会适应又取决于心理和生理的健康状况。

（一）生理、心理和社会特征

1. 生理特征

生理特征是人的自然属性表现。人体基本生理特征包括新陈代谢、生殖和生长发育、反应和适应。

人体是由细胞、组织、器官和系统组成，由简单到复杂，有序排列，不同的层次具有不同的属性，由此带来了人体功能的有序性。每个个体都是一个独立的整体，各部分结构存在其中，相互依赖、相互联系、相互作用，通过新陈代谢而不断变化。

新陈代谢是生命活动的基本特征。它是机体与环境之间物质及能量交换，以及生物体内物质和能量的自我更新过程，包括合成代谢和分解代谢，是人体最基本的生理活动，人体一切生命活动都是在新陈代谢的基础上实现的。

生殖和生长发育是以新陈代谢为基础。生殖是通过两性生殖细胞结合而产生与自身类似的子代的基本功能，具有遗传及变异特点，它是使生物绵延及繁衍生物种系的重要生命活动。生长是人体各器官、系统的长大及形态变化，是量的改变。发育是指细胞、组织和器官的分化完善与功能上的成熟，是质的改变。

反应是指机体因体内或者体外的刺激而做出的相应活动，分为兴奋和抑制。适应是机体随着环境变化而发生相应的功能改变，以保持与环境的动态平衡和自身内环境的相对稳定的能力。反应和适应都是人类在长期进化过程中形成和发展起来的，对人类的生存、发展具有非常重要的意义。

2. 心理特征

心理是客观事物在人的大脑中的主观反应。心理既受大脑生理功能的影响，又受年龄、性别、健康状况、文化水平、性格特征、生活阅历、社会环境等因素影响。性格特征是后天形成的，具有可塑性，可以通过教育、示范、激励等方法培养良好的性格，纠正不良性格。

3. 社会特征

社会特征是人的本质特征，表现为高级心理活动、伦理活动和哲理活动三个层次。

高级心理活动指人类特有的思维、意识、智能、语言等高级功能，是社会交往所必需的，在社会活动中发展。

伦理活动指人与人之间的关系。道德是产生于客观的现实社会关系之上的一种特殊的社会现象，是伦理活动的集中体现。

哲理活动指大脑对物质自身进行反思和改造的过程，包括整个思想领域里的各种信息运动过程。其本质是理论思维，是思维的最高形式。

（二）健康层次

对健康的理解尽管还有诸多的不同，但目前普遍认为健康具有四个层次，即躯体健康、心理健康、道德健康和社会适应健康。它们相辅相成，相互渗透，缺一不可。

躯体健康是指人体结构的完整和生理功能的正常，它是其他健康的基础。

心理健康是指心理的各个方面和活动过程都处于一种良好或者正常的状态，是人在成长和发展过程中，认知合理、情绪稳定、行为恰当、人际和谐、能应对日常生活中的压力、有效地工作和学习、对家庭和社会有所贡献的一种良好状态。它是以生理健康为基础，但又高于生理健康，是生理健康的发展。

道德健康指不能损害他人的利益来满足自己的需要，能够按照社会认可的道德行为规范准则来约束自己及支配自己的思想和行为。道德健康最高标准是“无私利他”，基本标准是“为己利他”，较低标准是“单纯利己”，不健康的表现为“损人利己”和“单纯害人”。道德健康是以生理健康和心理健康为基础，但是又高于生理健康和心理健康。

社会适应健康指一个人的心理活动及行为能够适应复杂的环境变化，为他人所能理解和接受，是以生理健康、心理健康及道德健康作为基础的高级健康层次。社会适应良好，不仅应该具有生理健康、心理健康和道德健康，还应该具有较强的社会交往能力、工作能力和广博的文化科学知识，这是健康的最高境界。

事实上，要对一个人的健康做出非常精准的判断是非常难的。因为，即便没有明显的疾病，人对于健康或者不健康的感觉也具有极大的主观性，自己觉得身体健康，并不等于身体真的没有疾病。

三、健康检查

健康检查是用医学手段和方法进行身体检查，是个人了解自身健康状况，医务人员进行健康评价的基本方法。通过健康检查可以知晓受检者的健康状况、早期发现疾病线索及健康隐患。健康检查包括生理、心理、伦理和社会适应四个方面。

（一）生理检查

生理检查是进行生理评价的基础，包括体格检查、辅助检查和自然适应性检查。

体格检查是指医师运用自己的感官及借助简便的辅助检查工具（比如体温计、血压计、听诊器、叩诊锤、检眼镜等），客观地了解及评估受检者身体状况的一系列最为基本的检查方法，是临床诊断的重要手段，也是进一步选择实验室检查和特殊检查项目以协助诊断的非常重要的依据。通过体格检查可以获取生理状况和生理指标的具体数值，为生理评价提供依据。体格检查分为一般检查（包括体温、脉搏、呼吸、血压、发育与体型、意识状态、精神状态、体位姿势、皮肤和淋巴结等）、各部位检查（包括头、颈、胸、腹、四肢等）和神经系统检查（包括颅神经、运动神经、感觉神经等）。体格检查是空勤人员体检鉴定必查项目。

辅助检查包括实验室检查（如血液、生物生化、免疫、病原学、体液与排泄物、基因及染色体等的检查）、器械检查（如心电图、脑电图、超声检查、X线检查与CT检查等）及常用诊断技术操作等。通过辅助检查可获得更有效的诊断依据。空勤人员进行体检鉴定时根据合格证类别、年龄等，所检查的项目有所差异。

自然适应性检查是检查人体在不同海拔、不同气温、不同环境及时区改变时的生理状况和生理指标，比如高原航线、洲际航线等的适应性检查。

（二）心理检查

心理检查是运用心理学的相关理论、技术和方法检查及评定人的心理特征，比如人格、智力、行为方式等。常用的方法包括交谈法、行为观察法、心理实验法及心理测验法等。招收飞行学员进行心理评估时常选用心理测验法。

（三）伦理检查

伦理关系又称社会关系，指人与人之间的关系，处理这种关系的依据是道德规范。伦理检查的内容包括道德环境、道德知识、道德行为和人际关系。

（四）社会适应检查

社会适应能力指一个人在心理上适应社会生活及社会环境的能力。人从生物人经过社会的不断教化而成为社会人，在此过程中有一个适应问题。社会适应检查可从行为模式、生活方式、人际关系和个人的地位与角色等方面进行，可通过社会再适应评定量表、社会适应能力诊断量表、中国生活事件量表等进行量化。

四、健康评价

健康评价是在健康检查的基础上对人体健康的影响因素、生命质量、健康状况及总体水平做出概括性的判定和得出结论，可为健康教育及健康咨询提供依据。

（一）健康评价标准

1. 健康评价标准分类

（1）群体健康评价标准：对于一个国家或者地区群体健康总体水平的评价标准，主要看4项指标：平均寿命、患病率、就诊率及病死率，综合判断。

（2）个体健康评价标准：对于个体健康水平的评价标准，主要看各主要器官、系统基本功能是否正常，有无疾病及体质状况等。

2.WHO 健康标志

1990年WHO规定了10条健康标志，前4条体现的是心理良好，后6条体现的则是生理良好。

（1）精力充沛，能从容不迫地进行日常生活和工作；

（2）处事乐观，态度积极，乐于承担任务，不挑剔；

（3）善于休息，睡眠良好；

（4）应变能力强，能够适应各种环境的变化；

（5）对一般感冒及传染病具有一定的抵抗力；

（6）体重适当，体态匀称，头、臂、臀比例协调；

（7）眼睛明亮，反应敏捷；

（8）牙齿清洁，无缺损、无疼痛、无出血；

（9）头发光洁，无头屑；

（10）肌肉、皮肤富有弹性，走路轻松。

3. 我国健康评价标准

我国2019年发布的《健康中国行动（2019－2030年）》提出了需要从以下几个方面注意：注重健康膳食、养成运动习惯、关注睡眠及心理健康、注意用眼卫生、远离不良习惯、关爱身体健康、了解母婴知识和掌握健康急救常识。

（二）健康评价内容及方法

健康评价可以从健康危险因素、生命质量和健康状况三方面进行。

1. 健康危险因素评价

（1）健康危险因素与慢性病。

健康危险因素（Health Risk Factors）是指人体内外环境中与慢性病发生、发展及死亡有关的各种诱发因素，包括环境因素（自然环境因素、社会环境因素）、行为生活方式因素、生物遗传因素和医疗卫生服务中的危险因素。其中，行为生活方式因素和医疗卫生服务中的危险因素是可控的健康危险因素。

慢性病自然发展史一般分为六个阶段：①无危险阶段；②危险因素出现阶段；③致病因素出现阶段；④症状出现阶段；⑤体征出现阶段；⑥劳动力丧失阶段。临床医学的工作重点一般在第四阶段才开始，即在患者出现症状和体征后开始诊断和治疗疾病。而健康危险因素评价要比临床医学工作重点早三个阶段，从疾病自然发展过程的第一阶段就开始了。健康危险因素评价的对象是健康人群，是预防慢性病的一种非常有效的手段。

研究健康危险因素与疾病之间关系的原则：①以危害健康严重的疾病作为研究对象，通常以死因谱前10～15位疾病为重点；②以普遍存在的、对于疾病有确切联系的危险因素为研究重点，尤其是要对目前尚未确定危险因素的重点疾病开展积极研究，以便得出肯定或者否定的结果；③应重视在行为生活方式和环境领域内存在的与疾病有着确定联系的危险因素，积极采取预防措施，降低这些危险因素的作用，进而降低发病率及死亡率；④一般采用死亡率资料进行健康危险因素评价，因为死亡率资料较发病率资料更准确完整，易于收集；⑤应尽量采用定量研究。

（2）健康危险因素评价定义及目的、意义。健康危险因素评价是研究健康危险因素与慢性病发病率和死亡率之间数量的依存关系及其规律的一种技术方法。它是社会医学研究领域对个体和群体健康进行评价的一种方法，主要研究生产环境、行为生活方式、生物遗传和医疗卫生服务中存在的各种危险因素对疾病发生和发展的影响。

健康危险因素评价的最终目的是促进人们改变不良的行为生活方式等，降低危险因素的作用，进而提高生活质量及改善人群健康水平，预防疾病，促进健康。

健康危险因素评价意义：调动人群对健康促进及疾病防治活动的兴趣；传播保健知识，使人们知晓有大量影响健康的危险因素存在于其生产、生活环境和行为生活方式等中；劝导人们改变不良的行为生活方式；强化医务人员预防的概念；对“健康”群体进行危险因素的筛选；确定高危人群并对其进行临床检查；为群体医学研究和卫生规划建立数据库。

在疾病尚未形成、危险因素尚未出现时，通过评价危险因素对健康的影响，可教育人们保持良好的行为生活方式，避免危险因素出现；在危险因素出现之后，通过危险因素的评价，可预测疾病发生的概率，以便采取措施，减少或消除危险因素，阻止或者推迟疾病的发生及发展，维护健康。

（3）健康危险因素评价原理和方法。健康危险因素评价的原理是收集个人行为生活方式、环境中存在的危险因素、有关疾病的遗传史、体格检查及实验室检查结果等信息，作为疾病发生的前驱诱发因素，与当地同年龄、性别组的死亡率水平比较，预测个人今后可能因某种疾病死亡的概率。

方法及步骤如下。

①收集资料：收集个人危险因素资料（包括环境因素、行为生活方式、生物遗传因素和医疗卫生服务中的危险因素及疾病史等），通过询问疾病史、自填式问卷调查法，同时，可辅以体格检查、实验室检查等手段。收集当地年龄、性别和疾病发病率及死亡率资料，通过死因登记报告、疾病监测资料或回顾性调查即可获得。

②处理资料：这是健康危险因素评价的关键步骤，包括将危险因素转换为危险分数、计算存在的死亡危险、计算评价年龄和增长年龄、确定危险降低程度等。

（4）健康危险因素评价分类。健康危险因素评价可分为个体评价和群体评价。

①个体评价：评价结果可以用于健康预测并为健康教育提供依据，促进个体去改变不良行为生活方式，控制或者降低危险因素作用，减少疾病的发生。个体评价结果可按照不同人群危险程度分为健康型组、存在危险型组和少量危险型组。

②群体评价：在个体评价基础上进行，可以了解危险因素在人群中的分布状况及严重程度，为确定疾病防治工作重点、制定防治措施和进行干预提供依据。

A.分析不同人群危险程度，确定疾病防治工作重点人群。存在危险型组所占比例越高，那么该人群的危险程度越高，属于高危人群，也是健康促进、疾病防治的重点对象。因此，通过对不同性别、年龄、职业和经济水平等人群的危险程度进行分析，可以确定疾病防治工作的重点人群。

B.卫生政策分析评价。根据危险因素分类方法，列出环境因素、行为生活方式因素、生物遗传因素和医疗卫生服务因素四种类型对于各种疾病重要性的百分比，然后与卫生事业在这四个方面的投资比进行比较，分析是否一致及一致程度。

C.单项危险因素对人群健康状况的影响。目的是找出对当地人群健康状况影响最大的危险因素，以便采取有针对性的措施。将单项危险因素在当地人群中所占百分比作为危险频度，以危险强度乘上危险频度结果作为危险程度，用其大小来反映该项危险因素对人群健康状况影响的大小。

2. 生命质量评价

（1）定义及目的、意义：生命质量（Quality of Life，QOL）是指不同文化及价值体系中的个体对于他们的目标、期望、标准，以及与所关心的事情相关的生活状况的体验。它是美国经济学家J. K. Calbraith在20世纪50年代提出的，主要是研究人口群体生活质量和个体及家庭的生活质量。

健康相关生命质量（Health Related Quality of Life，HRQOL）是指在疾病、意外损伤及医疗干预的影响下，与个人生活事件相联系的健康状态及主观满意度。它的研究对象既包括患者也包括健康者。健康相关生命质量的提出，与疾病谱的转变和对健康观念的重新认识有关。生命质量是一种患者报告结果，区别于实验室检查、临床医师评价和照护者报告。

生命质量评价是一种全面评价疾病及治疗对人体生理、心理和社会生活等方面影响的医学评价技术。生命质量评价不仅关心人的存活时间，而且关注人的存活质量；不仅考虑客观生理指标，而且考虑人的主观感受；不仅用于指导临床治疗，而且用于健康维护和卫生决策。

（2）评价内容：包括生理状态（包括评价活动受限、社会角色受限、体力适度等）、心理状态（情绪反应、认知功能）、社会功能状态（社会融合、社会接触、亲密关系、时机）、主观判断与满意度（自我健康及生活判断、满意度及幸福感）。主要集中在身体活动、体力、情绪反应、认知功能、社会接触、亲密关系、对自我健康及生活判断、满意度及幸福感等方面。

（3）评价方法：包括访谈法、观察法、主观报告法、症状定时监察法及标准化量表评价法，其中，标准化量表评价法是目前测量生命质量最普遍的方法。

常用的量表分为通用型量表（如良好适应状态指数、36条目简明健康量表、WHO生存质量测定量表等）和特异型量表（如慢性病治疗功能评价系统、癌症患者生命质量测定量表EQRTC QLQ等）两大类。我国生命质量研究始于20世纪80年代中期，自主研发的具有代表性的量表有中国人生活质量通用量表、癌症和慢性病患者生命质量测定量表系列等。

（4）应用：人群健康状况评定；健康影响因素分析；临床疾病研究与医药研发；疾病负担评价；为卫生服务的效果评价与方案选择提供依据；为卫生资源配置与利用决策提供依据，比如质量调整生存年、效果评价、成本—效用评价。

3. 健康状况评价

健康状况评价可按个体和群体进行，也可按职业要求进行。

个体评价是对个体的健康状况及健康水平进行检查和评价，一般从生理、心理、伦理和社会四个方面进行。

群体评价是对某一特定人群的健康状况及健康水平进行检查和评价，常用指标有人口数量、结构、素质、生命过程、社会心理状况，以及反映健康状况的综合评价指标。

（三）空勤人员健康评价

进行健康评价时可以按职业特点对健康的不同要求进行健康检查和评价，通过评价得出职业合格与否的结论。如飞行员的体检鉴定结论可分为合格、暂不合格、不合格三种。

值得注意的是，对于空勤人员而言，通过航空医学鉴定取得体检合格证并不意味着健康。航空医学鉴定是由体检医师按照体格检查标准和相应的法规管理程序评定空勤人员履职能力的活动。也就是说，取得体检合格证仅意味着满足了履职要求，但距离健康的定义还有一定距离。

（四）健康评价意义

1. 发现危险因素，实现一级预防

健康评价的意义在于及早发现个体存在的危险因素。疾病的发生通常是多个危险因素共同作用的结果。多种危险因素长期影响，如多病因、多致病基因、多阶段长期潜伏，再加上许多社会环境、心理因素的影响，导致健康水平下降和疾病的发生。通过健康评价可以发现个体潜在的危险因素，及时制定、调整健康管理方案，规避健康风险，达到一级预防。

2. 评估健康问题，实现二级预防

通过评估健康问题，可以发现存在的或潜在的身体结构或者功能的变化，早期发现可能存在的健康问题，实现二级预防。

3. 提供个性化健康管理，实现三级预防

对已出现慢性病症状的个体提供个性化健康管理，实现三级预防。可通过客观、动态评价个体的失能程度，制定个性化的运动、康复等健康管理方案，改善症状，减少疾病的不良反应，预防并发症，提高生活质量，实现三级预防。

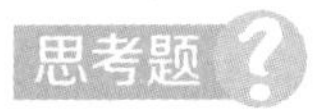

健康的定义是什么？

（肖萧　汤清）

第二节 健康管理概述

健康管理（Health Management）在维护、巩固和促进健康中占有重要的地位。随着社会经济的发展，人们生活方式的改变，疾病谱及死因谱也发生了根本变化，慢性病的患病率持续增高，生活方式、心理因素、社会因素及环境因素已成为健康的主要危险因素。《国务院关于实施健康中国行动的意见》（2019）指出，在我国，心脑血管疾病、癌症、慢性呼吸系统疾病、糖尿病等慢性病导致的死亡人数占总死亡人数的88%，导致的疾病负担占疾病总负担的70%以上，已经成为制约健康预期寿命提高的重要因素。特别是心脑血管疾病还具有较高致残率和较高死亡率的特点，会带来沉重的社会及经济负担。但是慢性病的发生、发展及其危险因素都具有可干预性，通过健康管理可以阻断、延缓，甚至逆转疾病的发生和发展。因此，积极推动健康管理，是降低慢性病发病率、医疗开支，提高人们生活质量的有效途径。

健康管理在20世纪50年代从美国兴起，随后英国、德国、法国和日本等也积极效仿和实施健康管理。1979年，美国启动了健康国民行动，该行动有三大目标：预防疾病，拯救生命；提高人们的生活质量；坚持健康促进与疾病预防以节约医疗开支。通过实施健康管理计划，1978－1983年间，美国高胆固醇患者胆固醇平均水平下降2%，高血压患者血压平均水平下降4%，冠心病的发病率下降了16%。在西方，健康管理已成为健康医疗体系中非常重要的部分，且已经被证明能有效地降低个人患病风险，同时，降低医疗开支。

在我国，健康管理的思想古已有之，即中医中的“治未病”。《黄帝内经·素问·四气调神大论》中言：“圣人不治已病治未病，不治已乱治未乱，此之谓也。夫病已成而后药之，乱已成而后治之，譬犹渴而穿井，斗而铸兵，不亦晚乎。”党和国家历来高度重视人民健康，新中国成立以来特别是改革开放以来，积极促进全民健康。2008年，卫生部开展“健康中国2020战略”，标志着我国开始推进国家健康战略。2016年，《“健康中国2030”规划纲要》将“共建共享、全民健康”作为战略主题，提出要把健康融入所有政策，加快转变健康领域发展方式，全方位、全周期维护及保障人民健康。2019年，《国务院关于实施健康中国行动的意见》明确提出，要坚持预防为主，把预防摆在更加突出的位置，要加快推动从以治病为中心转变为以人民健康为中心，全方位干预健康影响因素，维护全生命周期健康，防控重大疾病。

空勤人员的健康管理是民用航空安全管理体系及安全系统建设中不可或缺的一环。取得体检合格证的空勤人员在体检合格证有效期内和在履职过程中，都不可避免地会出现一些身体上的不适或罹患新的疾病，不仅影响身心健康，也会影响履职能力，有时甚至会影响飞行安全。因此，空勤人员的健康管理，不仅是空勤人员个人健康维护的需要，也是职业的需要，同时，还是企业生产力发展的需要，更为重要的是空勤人员的健康直接关系到公众的生命安全，对其实施健康管理意义重大。

一、定义

目前健康管理还没有一个公认的统一的定义。健康管理在《辞海》（第七版）中的定义：通过对个体或群体的健康危险因素及健康状况进行监测、分析和评估，从而为其提供具有针对性的健康咨询、指导及对健康危险因素进行干预、疾病筛检和疾病管理，以促进和维护健康的全过程。

《健康管理概念与学科体系的中国专家初步共识》（2009）对“健康管理”的定义为以现代健康概念（生理、心理和社会适应能力）和新医学模式（生理－心理－社会）以及中医治未病为指导，通过采用现代医学及现代管理学的理论、技术、方法和手段，对个体或者群体整体健康状况及其影响健康的危险因素进行全面连续的检测、评估、有效干预与连续跟踪服务的医学行为及过程。

民用航空健康管理是民用航空卫生保障各专业机构、部门依据中国民用航空局相关规定精神，以预防和控制疾病发生与发展，降低运行期间的医学风险，提高健康水平为目的，针对空勤人员个体及群体生活方式相关的健康危险因素，通过系统的检测、评估、干预等手段进行持续改善。

二、健康管理的内涵

健康管理的目的是预防及控制疾病的发生与发展，降低医疗开支，提高生命质量。其宗旨是调动个体、群体及整个社会的积极性，最大限度地利用有限的资源来达到最大的健康效应。

健康管理的本质是对危害健康的危险因素进行干预。主要针对慢性病的整个病因链中的行为危险因素（如吸烟、缺乏运动、不合理膳食等）和生理性危险因素（如高血压、高血脂、高血糖等），以及疾病的早期发现（健康筛检）进行干预，即对高危人群实施干预策略。健康管理不仅能提前精准预防疾病，降低疾病的发病风险，也能提高生命质量，使人们活得健康、自由，更受尊重，更有价值。

空勤人员健康管理的目的除了预防和控制疾病的发生与发展、提高空勤人员身心健康水平，还包括防止空中失能、保障飞行安全，同时，还要起到延长飞行年限、提高飞行劳动效率的作用。

（一）健康管理的重点

从健康到出现早期病变，再到最后形成疾病有一个发展过程，任何慢性病在出现临床症状之前，都会有特定的生理及病理改变，尽管有些改变极其轻微，仅在某些医学指标上体现，但如果能在疾病发生之前就观察到生物医学指标的变化情况，就可以早期发现导致疾病发生与发展的关键因素，及时采取有效的预防措施，将慢性病控制在发生之前，这就是健康管理的科学基础。健康管理关注的重点就是影响健康的可控制的潜在危险因素。

1. 普通人群健康管理重点

及时了解个人的健康状况，尽早找出影响健康的可控制潜在危险因素，并进行积极的干预，对于维护群体和个体健康极为必要。

普通人群健康管理的重点是健康危险因素的干预及慢性病的管理。健康管理的重点人群包括健康人群、慢性病风险人群及慢性病早期或者康复期的人群。通过健康管理促进人们建立科学的理念，即病前主动防，病后科学管，健康跟踪不间断。

2. 空勤人员健康管理重点

空勤人员的健康管理不仅应该反映有无急慢性疾病，还应着重反映主要脏器系统尤其是心脑血管系统的功能状态与飞行活动是否适应，以及机体功能和组织老化变性程度和心理状态；在分级的依据方面（特别是功能状态），指标应当尽可能具体，这样不但有助于准确分级，而且也能为随后的健康指导提供明确的方向，也就是说所选指标应该尽量是便于观察的客观指标，比如血压、体重、血脂、血糖等。空勤人员健康管理主要应关注以下几个方面。

（1）着眼于退行性病变。从生理学角度考虑和评价健康状态，需要重点关注的就是随着年龄增长而出现的退行性病变。从循证医学上来说，40～50岁是心脑血管疾病发病率急剧上升阶段。在对民用航空飞行员体检停飞疾病谱进行分析研究时发现，飞行员不合格的原因主要集中在冠心病、恶性肿瘤、蛛网膜囊肿等疾病，其中冠心病居首位（25.28%）。因此，CCAR-67部中的辅助检查项目和频度也是以40岁和50岁为分界线（比如脑电图、糖化血红蛋白等），重点筛查心脑血管易患因素。

（2）重点关注心脑血管疾病。心血管疾病是全球导致死亡的主要原因之一。《中国心血管健康与疾病报告2021》显示，2019年我国心血管疾病占死因的44.26%～46.74%。据2019年数据推算，2021年心血管疾病现患人数为3.3亿，其中脑卒中1300万，冠心病1139万。空勤人员患心脑血管疾病，不但损害健康，缩短飞行年限，而且还可能引发空中失能，严重危及飞行安全。虽然空勤人员心脑血管疾病发病率并不高，但存在心脑血管疾病危险因素的却较为普遍，如果不加以干预，这部分人患心脑血管疾病的概率将明显增加。因此，空勤人员健康管理不仅要重点关注已患心脑血管疾病者，更应关注存在心脑血管疾病危险因素的人群。

有研究显示，长期低氧、低压、加速度的飞行环境及紧张的工作节奏能影响脑血流变学指标，增加飞行员心脑血管疾病的发生率。INTER-HEART研究发现，吸烟、摄入酒精、缺乏体育锻炼、缺乏果蔬饮食、高血压、糖尿病、腹型肥胖、存在社会心理危险因素和高载脂蛋白B100（ApoB）与载脂蛋白A1（ApoA1）比值异常九大可控危险因素占急性心肌梗死人群归因危险度（Population Attributable Risk，PAR）的90.4%。因此，及早发现危险因素并加以控制，能有效促进飞行员健康。

（3）关注失能性疾病。空勤人员在其飞行生涯中出现健康变化是不可避免的。由于飞行职业的特殊性，一旦患病，除与地面人员进行相同的检查和治疗外，还需要评估目前的身体状况是否会对飞行构成危险或潜在的风险，确定空勤人员的健康状况是否适于继续飞行。当空勤人员身体状况发生异常变化或者遇到自身无法分辨或判断的健康（生理、心理）问题时，应当立即向航空医师或体检医师进行咨询，在未获得允许参加运行的意见前，不得履行其相应职责。

（二）健康管理的三级预防

（1）一级预防，也叫作病因预防，是在疾病尚未形成但已经存在危险因素时针对病因或者危险因素采取预防性措施，包括健康教育、培养良好的行为生活方式等。

（2）二级预防，又称临床前期预防，是在疾病的临床前期做好早期发现、早期诊断、早期治疗的“三早”预防措施，以控制疾病的发展和恶化。

（3）三级预防，又称临床预防，是对已经罹患的疾病采取及时、有效的治疗措施，阻止疾病发展到更严重的阶段或者至少减缓发展过程，预防并发症，减少后遗症和防止伤残。

健康管理经常做的是一级预防和二级预防，在发病的初期即予以干涉，以终止疾病发展。等到三级预防时，健康管理所能起的作用已相对有限，只能尽量帮助患者提高生命质量。

三、空勤人员健康管理特点

空勤人员是特殊职业群体，一方面，他们需具备良好的身体素质；另一方面，航空环境对他们的健康又存在不利影响。空勤人员的健康管理就是为了保证空勤人员在生理、心理和社会适应方面能对航空环境有良好适应，促进空勤人员群体及个体健康，提升其航空作业能力，延长飞行年限，提高航空运输企业的经济效益。空勤人员健康管理一般应包括以下几个方面。

（一）过程管理

空勤人员是航空公司重要的人力资源，其职业生涯的长短对于航空公司的运行至关重要。因此，有必要对空勤人员进行全方位、全职业周期的健康管理，以最大限度地延长飞行年限。

（二）风险管理

空勤人员健康管理的核心是健康风险管理，通过对空勤人员存在的致病危险因素，尤其是对空中失能性疾病或者慢性病的患病风险进行健康监测和干预管理，降低空勤人员空中失能风险，保障飞行安全。

（三）目标管理

空勤人员健康管理的根本目的是确保公共安全。空勤人员健康管理的制度、标准都是有相关的法律法规依据的，具有强制性，明确规定了空勤人员应遵守的健康管理原则，要确保空勤人员生理、心理状况符合体检合格证的相应标准。

四、空勤人员健康管理内容及流程

至今民用航空还没有一个统一的空勤人员健康管理办法，目前航空公司普遍采用的是健康分级管理。空勤人员健康分级管理是将空勤人员按健康状况及影响健康的危险因素进行分层次的评估、有针对性的干预和随访监测，包括强制性的定期复查，使空勤人员保持正确的行为生活方式等，以降低健康风险，提高飞行效率，延长飞行年限。

健康分级管理的基本模式是“信息—评估—改善”，包括健康体检、健康评估、健康干预和健康促进四个环节。健康体检是基础，健康评估是手段，健康干预是关键，健康促进是目的。健康体检、健康评估除了用于评价个人健康状态，更为重要的是为制订个体化的健康管理计划提供依据。因此，健康干预是实施健康管理的核心。

管理流程：

（1）建立档案：收集空勤人员的个人健康信息，包括一般情况、现病史、既往史、家族史、生活方式、心理状况、健康体检等数据信息，建立完整的动态电子健康档案，为制定干预措施、评价管理效果提供客观依据。通过问卷调查和年度体检来实现个人健康信息的收集。

（2）健康评估：对空勤人员进行健康及疾病风险评估。综合空勤人员个人健康信息、生理及心理状况、社会环境等诸多因素，进行定性、定量分析，科学地评价空勤人员的健康状况、健康风险及风险大小等。根据评估结果对空勤人员进行健康分级，并按不同的级别进行健康干预。

（3）健康干预：根据评估结果进行个体化持续干预是实施健康管理的关键。在全面评估基础上，针对危险因素、自觉症状、体检结果制订个体干预计划，采取职业防护教育、行为矫正（如戒烟、限酒等）、生活干预（远离危险因素，养成健康的生活方式）、警惕趋向性疾病的早期信号、健康咨询、药物指导（正确选用非处方药和保健品）、疾病管理（慢性病和疾病康复期及稳定期的管理）、就医指导等措施进行综合干预。

（4）跟踪监测：在实施健康干预措施后，根据不同健康级别，定期（如3个月、6个月、1年、2年）监测相关指标，评价干预效果。跟踪随访、监测并记录健康动态是健康管理取得实效的保障。

五、健康分级管理评定指标

目前西南地区航空公司普遍应用的《飞行人员健康分级管理手册》，是以空勤人员年度体检鉴定结论为基础，根据空勤人员的年龄、体重、血压、血脂、血糖等各项指标，结合健康状况和体检情况，将飞行员按健康状况分成三级。

A级：基本健康级（低等级风险人群），即年度体检中辅助检查和测量结果均在正常或者生理变异范围内。

B级：重点预防级（中等级风险人群），即年度体检中辅助检查或测量结果存在异常项且有临床表现或自觉症状，但是没有影响其安全行使执照权利或者可能因行使执照权利而加重的疾病，或者存在3个以上（含3个）危险因素，飞行耐力一般，或者60岁以上退休返聘担任机组必需成员的驾驶员。

C级：重点促进级（高等级风险人群），即体检不合格或暂不合格者，或需进一步检查明确诊断而未得出结论者，或按照相关规定需要服用不影响其安全行使执照权利的药物，并可保持慢性病稳定，或医学特许人员。

六、健康分级管理要求

航空医师依据健康分级情况，制定适合空勤人员的健康促进、行为干预、危险因素控制、疾病矫治及卫生保健措施，定期对各级人员展开医学观察。

（一）健康管理方案

健康管理方案包括健康教育、跟踪随访及效果测评与监控等内容。根据健康分级，健康管理方案有所不同。

A级（基本健康级）：重点进行健康教育，以预防危险因素的发生，维护健康状态和低风险水平。

B级（重点预防级）：在健康教育基础上，同时开展包括纠正不良生活方式及行为在内的非药物治疗的个体化指导，提高空勤人员自我保健和疾病防护能力，降低疾病风险水平。

C级（重点促进级）：采用健康促进和临床医疗相结合的模式，持续预防和延缓疾病的发生、发展，改善健康状态，降低空中失能风险。

健康教育的目的主要是让空勤人员树立健康的价值观，掌握健康知识，学会自我管理健康。

健康管理效果评价主要是对危险因素改善情况进行评价，一般通过复查项目改善情况来评价。

（二）生活方式干预措施

终生秉持健康的生活方式，可以有效减少健康危险因素，减少多发病的危险。2020年一项大型多国队列研究，分析了体重指数（BMI）、吸烟、酒精摄入量、体力活动和坚持地中海饮食这五个因素与心血管疾病、糖尿病和癌症等多病症之间的关联，发现较高的健康生活方式指数（Healthy Lifestyle Index，HLI），与多病症的发生呈显著的反比关系，健康生活方式能降低癌症、心血管疾病、代谢性疾病等多病症的风险。在发生2型糖尿病后，采取不健康生活方式生活10年后，关于患多病症的绝对风险，男性和女性分别为40%和25%，而采取健康生活方式的男性和女性则分别只有30%和18%。

健康的生活方式可延长慢性病患者的寿命。WHO研究发现，个人行为与生活方式因素对健康的影响占到60%，因此，WHO在1992年《维多利亚宣言》中提出了健康四大基石——“合理膳食，适当运动，戒烟限酒，心理平衡”，这是目前全球公认的健康生活方式。我国公民健康素养66条（2015）再次确认，这四种方式是健康的生活方式。无论是否患有慢性病，如果采用更健康的生活方式都可以延长寿命，对于慢性病患者，过往生活方式越不健康，开始纠正不良生活方式越早，获益越明显。

1. 合理膳食

不合理膳食是造成我国心血管疾病患者死亡和疾病负担的重要危险因素之一，《健康中国行动（2019－2030年）》强调了合理膳食是健康的基础。

2. 适当运动

运动是良医，运动是良药。空勤人员一般应根据其年度体检情况制订适当的运动计划。需要注意的是，运动并不是强度越大效果越好，强度过大会使肌肉中的疲劳物质（乳酸）释放到血液中，增加心脏负荷，不仅降低运动效果，而且容易使人受伤。

3. 戒烟限酒

大量流行病学研究表明，无论是主动吸烟或是被动吸入二手烟，不仅会增加癌症、呼吸系统疾病发病和死亡风险，还会增加冠心病、脑卒中、心力衰竭等心脑血管疾病发病和死亡风险。2019年，中国民用航空局下发了《关于驾驶舱内全面禁止吸烟的通知》，要求在飞机运行各阶段，驾驶舱内全面禁止吸烟（包括电子烟）。对于飞行员而言，饮酒不仅关乎个人的身体健康，更关乎飞行安全。饮酒还会降低飞行能力，可导致心理一生理功能失调，清晰思维能力下降，注意力不易集中，动作的准确性和协调性下降，使发生事故的风险增加，因此在执行飞行任务前都会进行酒精浓度检测。

4. 心理平衡

统计资料显示，人为因素导致的飞行事故约占70%，其中心理因素又是人为因素的主要部分。当人情绪发生变化时，往往伴随着一系列生理变化。长时间处在某种情绪中会对健康产生不利影响。大量研究表明，小到感冒、大到冠心病和癌症，都与情绪有着密不可分的关系。所以，飞行员的心理健康是航空卫生保障的重要内容。

思考题

1.健康分级管理的意义是什么?

2.空勤人员如何做好健康管理?

（汤清　肖萧）

第四章 健康生活方式

本章要点

1. 掌握空勤人员膳食要求。

2. 掌握物质滥用、酒精、烟草等对人体的危害。

3. 掌握缓解疲劳的方法。

4. 了解食物中营养素及平衡膳食八条准则。

5. 了解运动定义与分类、中国人群身体活动要求、空勤人员运动训练原则及其注意事项。

6. 了解致依赖物质的分类、物质滥用的临床表现及酒精中毒的过程与临床表现。

7. 了解常见心理健康问题及心理健康的影响因素。

8. 了解疲劳的原因、临床表现。

生活方式是指个人及社会的行为模式。随着社会经济的快速发展，人们的生活方式已发生巨变。WHO研究发现，个人行为生活方式对健康的影响占比达到60%。2019年《健康中国行（2019－2030年）》明确指出，要加快推动从以治病为中心转变为以人民健康为中心，全方位干预健康影响因素，维护全生命周期，防控重大疾病。空勤人员是个特殊职业群体，身心健康直接关系飞行安全，因此，保持良好的生活方式和行为习惯等，对于降低健康风险、提高飞行劳动效率、延长飞行年限是十分必要的。

本章共分五节，对健康四大基石进行了详尽介绍，也介绍了物质滥用危害个人身心健康，同时也严重危害社会安定和飞行安全，还对精神活性物质滥用的危害及民用航空的相关规章标准进行了详实介绍，以期对空勤人员起到深刻的教育警示作用。另外，飞行疲劳是飞机运行中的重大安全隐患，故第五节对民用航空最常见的疲劳问题进行了论述，包括飞行疲劳的定义、危害、产生原因及缓解疲劳的方法。

第一节 合理膳食

合理膳食对于维护空勤人员的身心健康、提高飞行耐力、延长飞行年限和保证飞行安全具有重要作用。特殊的飞行环境对机体的消化和代谢功能会产生一些不利影响。另外，由于部分空勤人员膳食结构不合理，加之缺乏体力活动，空勤人员肥胖、高血脂及心脑血管疾病的风险增加。因此，了解飞行活动中各种因素对空勤人员生理代谢的影响，尤其是对消化系统和营养代谢方面的影响，对于掌握空勤人员的营养特点、对营养的基本要求与特殊需求，以及膳食的配置原则是极有必要的。

一、相关定义

营养是指人体从外界环境摄取、消化、吸收与利用食物和养料的综合过程。它是保障人体正常生长发育的重要条件之一，不仅影响人体各器官系统的功能状态，还可影响人体的形态结构。

营养素是指食物中具有营养价值的要素成分，用以维持机体的正常生长、发育、代谢、生殖及健康等。

平衡膳食是指膳食中热能和所含各种营养素种类齐全，含量充足，比例适当，膳食中供给的营养素与机体的需要保持平衡。平衡膳食要求饮食结构合理，既应满足机体的生理需要，又应避免膳食构成比例失调和某些营养素过量而引起机体不必要的负担与代谢上近期或远期的紊乱。

二、营养素对人体的作用

食物中的营养物质类别很多，根据其化学性质或生理作用可分为糖类、脂肪、蛋白质、维生素、矿物质和水六大类。

（一）三大营养素

糖类、脂肪和蛋白质被称为维持生命的“三大营养素”。

1. 糖类

糖类又称碳水化合物，是人体最重要的能量来源，人体60%～70%的能量来自糖类。

2. 脂肪

脂肪又称油脂，生理作用包括提供必需脂肪酸。必需脂肪酸是构成细胞的重要物质，可维持细胞膜的正常功能；促进脂溶性维生素的吸收，维生素A、维生素D、维生素E、维生素K都必须在脂肪的协助下才能被机体有效吸收和利用；储存和供给能量，人体所需总能量的10%～40%由脂肪提供，部分脂肪会储存在皮下及脏器周围，当机体需要时，这些储存的脂肪也可分解提供能量；保暖和保护作用，皮下脂肪可防止体内热量过度散发以维持正常体温，脂肪分布在各器官间隙，可使器官免受震荡和机械损伤；脂肪中的磷脂和胆固醇是人体细胞的主要成分，在脑细胞和神经细胞中含量最多。

3. 蛋白质

蛋白质是维持生命的物质基础，占人体重量的20%，广泛分布于人体各组织器官及体液（胆汁、尿液除外）。蛋白质的作用表现在四个方面：构成新的组织，人类生长发育都是由蛋白质提供原料来完成的；更新和修补组织，红细胞的更新、皮肤和毛发的再生，都离不开蛋白质；调节人体生理功能，人体中最重要的活性物质如酶、激素等大多为蛋白质；供给机体热能，虽然可以产热，但蛋白质不是人体的主要供能物质。人体对蛋白质的需求不仅取决于量，还取决于其中所含的必需氨基酸的种类及比例，人乳、牛乳和鸡蛋中的蛋白质含量较混合型食物中的要低些，但是它们含有的必需氨基酸的量却较丰富，因此，被列为膳食中很重要的组成部分。

（二）维生素

维生素又称维他命，是维持人体生命活动所必需的一类有机化合物，也是保持人体健康的重要活性物质之一。其特点为既不能提供能量，也不是人体的构成成分，主要是物质转换的中介物质；在体内的含量很少，但是不可或缺，对机体的新陈代谢、生长发育有着极其重要的作用；不能在人体合成，必须从食物中获得。常见维生素种类、来源及缺乏时的病症见表4-1。

表 4-1 常见维生素种类、来源及缺乏时的病症

种类	来源	缺乏时的病症
维生素 A	牛肝、胡萝卜、红黄色蔬菜、水果、牛乳和鱼肝油等	夜盲症
维生素 B	白菜、西红柿、鸡蛋和牛乳等	神经衰弱症
维生素 B1	谷类、豆类、坚果类、水果、牛奶和绿叶菜等	脚气病、神经性皮炎等
维生素 B2	肝脏、鸡蛋、豆类、牛奶和蔬菜等	皮肤炎、阴囊炎等
维生素 C	所有新鲜蔬菜和水果等	坏血病、肌肉关节疼痛、牙龈炎等
维生素 D	所有新鲜蔬菜和水果等	骨软化症、骨质疏松症等
维生素 E	食用油、水果、蔬菜、粮食等	加速氧化、动脉粥样硬化、心脑血管疾病、溶血性疾病等
维生素 K	洋葱、绿色蔬菜、奶制品等	凝血障碍性疾病、牙龈出血、皮下出血等

（三）矿物质

矿物质又称无机盐，是人体内无机化合物的总称。人体中含有的各种元素，除碳、氢、氧、氮主要以有机化合物形式存在外，其余统称为矿物质。人体必需的矿物质元素有钙、磷、镁、钾、钠、氯、硫7种，被称为常量元素，其含量占体重的0.01%以上。矿物质元素中的铁、锌、铜、钼、钴、硒、铬、碘8种元素被称为微量元素，其含量占体重的0.01%及以下。此外，镍、硅、锰、硼、钒5种元素是人体可能必需的微量元素。研究发现，普通人群中容易缺乏的矿物质有钙、铁、锌。

矿物质相对于三大营养素而言在人体内的占比很小，总含量不及体重的5%，也不能为人体提供能量，且必须由外界环境供给，但是却对人体的正常生理活动有着重要的作用。如钙、磷、镁是构成骨骼等的主要原料，矿物质也是维持机体酸碱平衡和正常渗透压的必要条件，人体血液中的血红蛋白、甲状腺素等也需要铁、碘的参与才能合成。

三、不均衡饮食习惯对健康的影响

（1）导致营养不足或营养不良。如身体过瘦或肥胖，都会加速身体的衰老。如果膳食不合理，营养不均衡，会影响机体的内环境，破坏体内生物代谢的过程，进而加速机体的衰老。绝大多数老年常见病、多发病，并非“一日之寒”，往往在青壮年时期就已开始。到了中年以后，机体逐渐衰老、退化，新陈代谢降低，各组织器官的生理功能减退，特别是胃肠道消化功能的减弱，使得体内的新陈代谢易受到饮食的质和量的影响，营养易失去平衡。如果营养过剩，不仅会引起肥胖，还会导致心脑血管疾病及糖尿病等疾病的发生。因此，人们在青壮年时期就应注意膳食合理，营养均衡。

（2）增加发生癌症的概率。许多癌症的发生与包括饮食在内的环境因素密切相关。国内外大量研究结果表明，许多消化道癌症的发生与饮食有着密切的关系。长期不良的饮食习惯，是人类致癌的最直接因素。如食管癌与长期患缺铁性贫血有关，甲状腺癌与食物中缺碘有关，上消化道癌及胰腺癌与维生素B2缺乏有关，胃癌、食管癌和宫颈癌与维生素A缺乏有关，肝癌与维生素B6缺乏有关。饮酒过度不仅容易导致肝硬化，也会引起肝癌、胃癌、结肠癌、直肠癌等；如果酗酒又吸烟，还会增加口腔癌、喉癌、食管癌及肺癌的发病率。因此，若能合理调整膳食结构，均衡营养，对防癌抗癌将有着积极的意义。

由此可见，无节制和不均衡饮食，均易使人肥胖和患上一些慢性病及癌症等；而均衡饮食，人所必需的营养一般都能得到满足，从而可保证身体健康。

四、普通人群膳食基本要求

（一）中国居民膳食指南

中国营养学会发布的《中国居民膳食指南（2022）》将我国居民平衡膳食基本要求定义为八条准则。

（1）食物多样，合理搭配。

（2）吃动平衡，健康体重。

（3）多吃蔬果、奶类、全谷、大豆。

（4）适量吃鱼、禽、蛋、瘦肉。

（5）少盐少油，控糖限酒。

（6）规律进餐，足量饮水。

（7）会烹会选，会看标签。

（8）公筷分餐，杜绝浪费。

平衡膳食宝塔推荐如下：

（1）每天烹饪油25～30g，食盐少于5g，糖少于25g，反式脂肪酸少于2g，成人每天饮用酒精量小于15g。

（2）每天300mL液态奶（奶制品），经常吃全谷物、大豆制品，适量吃坚果。

（3）每周吃鱼2次或300～500g，畜禽肉300～500g，蛋类300～350g，少吃肥肉和深加工、烟熏和腌制肉制品。

（4）每天蔬菜300g以上，深色占1/2；水果200～350g（非果汁）；每天12种以上，每周25种以上食物；谷类200～300g，其中全谷物和杂豆类50～150g，薯类50～100g。

（5）成人每天喝白水或茶水1500～1700mL；每天6000步，每周5天、累计150分钟中强度有氧活动。

（二）健康膳食模式

目前，国内外研究报道的健康膳食模式主要包括平衡膳食模式、得舒膳食模式、地中海膳食模式和星球健康饮食模式四种。

1. 平衡膳食模式

平衡膳食模式是中国营养学会组织专家科学设计，能最大限度地满足不同人群营养与健康需要的膳食模式，它提倡食物种类齐全、比例合理，并兼顾经济发展水平、食物资源状况和传统饮食习惯。

平衡膳食模式首先要做到食物种类齐全，如果缺少某一类或者某几类食物，又不注意从其他食物类别中补充，就很难达到理想的营养平衡。缺少的食物类别越多，则越偏离平衡膳食原则。例如，有人因为身体问题或者喜好从来不食用奶及其制品，则有可能出现缺钙的问题。即便如此，但其仍有机会从大豆制品和绿叶蔬菜中获得钙。但如果其既不饮奶，也不吃大豆制品，又很少吃绿叶蔬菜，那么缺钙问题就很难解决，长此以往，其发生骨质疏松症的概率就会大大增加。平衡膳食模式是经过科学设计的膳食模式，是《中国居民膳食指南（2022）》的核心。它以植物性食物为主、动物性食物为辅，少油少盐少糖，糖类供能比为50%～65%，脂肪供能比为20%～30%，蛋白质和其他重要营养素充足，兼顾人体需要和环境的可持续性。其各类食物推荐及其推荐量具体见《中国居民膳食指南（2022）》要求。

2. 得舒膳食模式

得舒膳食模式是由美国心肺及血液研究所设计的，又称为“降高血压饮食”模式。但它的作用不仅局限于降低血压或降低血脂，研究证实，该种膳食模式还有助于预防肥胖、心血管疾病、糖尿病等慢性病，甚至某些癌症。因此，得舒膳食模式不仅适用于高血压、高血脂患者，也适用于肥胖者、糖尿病患者及普通人。

得舒膳食模式推荐多吃蔬菜、水果、低脂乳品、全谷物、禽肉、鱼类、大豆制品及坚果，少食甜品、含糖饮料、红肉、肥肉及动物内脏，以植物油代替动物油。其营养特点为高钾低钠，富含钙、镁、膳食纤维和蛋白质，含较少饱和脂肪酸，能满足人体的营养素需求和健康需要。值得注意的是，得舒膳食模式特别强调高钾低钠。因为新鲜蔬菜和水果是钾的重要来源，因而推荐吃大量的新鲜蔬菜和水果。

3. 地中海膳食模式

地中海膳食模式是指20世纪50年代前，希腊、西班牙、摩洛哥和意大利等地中海沿岸各国居民所特有的一种膳食模式。地中海膳食是一种混合膳食，最重要的特点是既简单清淡，又富含营养。该膳食模式大致要求如下：

（1）以种类丰富的植物性食物为基础，包括大量水果、蔬菜、土豆、五谷杂粮、豆类、坚果、种子。

（2）对食物的加工尽可能简单，并选用当地应季的新鲜蔬菜、水果作为食材，避免微量元素和抗氧化成分的损失。

（3）烹饪时用植物油代替动物油和各种人造黄油，尤其提倡用橄榄油。

（4）脂肪最多占膳食总能量的35%，饱和脂肪酸只占不到7%～8%。

（5）适量吃一些奶酪、酸奶类的乳制品，最好选用低脂或者脱脂的。

（6）每周吃两三次鱼，每周最多吃4个鸡蛋，包括各种烹饪方式。

（7）用新鲜水果代替甜品、甜食等糕点类食品。

（8）每月吃红肉总量不超过340～450g，而且尽量选用瘦肉。

（9）适量饮用红酒，最好进餐时饮用，避免空腹。男性每天不超过两杯，女性不超过一杯。

（10）除平衡的膳食结构之外，还强调适量、平衡的原则，健康的生活方式，乐观的生活态度，每天坚持运动。

现有研究表明，地中海膳食中最新鲜与最天然的鱼、谷物、蔬菜、水果、坚果和橄榄油等结构模式，不但符合“高纤维、高钙、抗氧化”的健康养生原则，而且可有效降低心脏病、脑卒中、阿尔茨海默病等的风险，也可降低癌症、肝肾病、糖尿病、代谢综合征等疾病的发生概率。

4. 星球健康饮食模式

2019年1月，《柳叶刀》特别委员会组织16个国家的多学科领域的科学家发布报告，从健康膳食和可持续粮食生产、保护地球环境的角度，推荐了星球健康饮食模式。其主要特点是植物类食材比例很高，而动物性食材比例较低，精制谷物、超加工食品、添加糖的比例也很低。虽然现行的其他健康膳食指南或模式也都考虑了保护环境和可持续发展的问题，但星球健康饮食模式是目前最重视环境保护和可持续发展的。该模式与大多数人实际的健康饮食模式相差较大，但其仍可满足人们的身体营养需求及健康需要。

五、空勤人员膳食要求

（一）飞行环境对生理代谢的影响

飞行环境中的缺氧、低压、噪声、加速度、振动等因素都会对空勤人员生理代谢和营养物质代谢产生影响，其中缺氧的影响最大。

1. 缺氧影响

缺氧会直接影响空勤人员对食物的消化、吸收。

（1）对消化腺分泌的影响。

缺氧对消化腺分泌具有抑制作用，影响程度与飞行高度、停留时间、机体的功能状态和刺激物的性质等有关。因此，空勤人员在飞行前或飞行中应进食低脂且含有适量能刺激胃液分泌的食物，以利于消化、吸收。

（2）对胃肠运动功能的影响。

缺氧可引起胃排空时间延长，影响程度与缺氧程度、个体耐力、饮食习惯等有关。高空缺氧会使胃的周期性饥饿收缩功能衰退，从而引发食欲不振、恶心、厌食，甚至会因胃的逆蠕动现象而导致剧烈呕吐。鉴于此，飞行前不应暴饮暴食。

（3）对味觉的影响。

缺氧会降低人的食欲，引起味觉异常，表现为口中无味，喜欢吃酸甜等食物。因此，飞行时可适当进食一些酸甜饮料和水果等。

2. 低压影响

当飞机快速上升或增压座舱发生破坏时，气压急剧降低，易引起高空胃肠胀气。

3. 振动和噪声影响

振动和噪声都能够反射性地抑制胃肠道的运动和消化腺的分泌，引发食欲不振、腹胀、腹痛等症状。

（二）飞行环境对营养物质代谢的影响

飞行工作要求空勤人员反应灵敏，精神长期处于紧张状态，加之振动、低温及加速度等因素影响，会使氧气消耗量和能量代谢增加，也会使维生素的代谢增加。虽然对无机盐的代谢无重大影响，但若长期处于高空环境，血液和尿液中的某些矿物质如血钾、血钠和尿钠含量均会减少。此外，部分空勤人员由于高脂饮食、缺乏运动等，血脂异常较多。因此，空勤人员除应及时补充能量、蛋白质、脂肪、维生素和矿物质外，还应通过调节膳食营养物质及其结构来平衡血液中血脂的含量。

（三）空勤人员合理膳食结构

1. 三大营养素的比例

由于飞行负荷会影响人体的消化功能和代谢活动，因此，飞行时有必要对膳食结构进行适当的调整，从而减轻或消除这些不良因素的影响。飞行前和飞行中膳食配置原则为高糖、低脂和适量蛋白质。

（1）高糖。糖类的代谢受飞行活动的影响，其消耗量明显增加。

（2）低脂和适量蛋白质。飞行活动可影响脂肪的正常代谢，氧化不全的代谢产物在体内聚集，会影响正常的生理功能，加之胆汁分泌减少，脂肪的消化也会受到影响，所以高脂肪膳食对飞行也是不利的。此外，飞行环境中的一些因素可导致某些氨基酸代谢障碍，产生一些中间产物，从而降低飞行耐力。因此，飞行膳食中蛋白质的含量也不宜过高。而且，高脂食物和高蛋白食物不如糖类食物容易消化。

具体比例：糖类占总能量的60%～65%，脂肪占20%～25%，蛋白质占12%～24%。研究发现，空勤人员在飞行日和非飞行日所需的营养有所不同，非飞行日，蛋白质、脂肪和糖类需求分别是14%、30%和56%，而飞行日分别为15%、25%和60%。

2. 增加维生素

飞行负荷会引起体内维生素代谢的改变，酶的活性也将随之受到影响。通过补充一定量的维生素，可提高缺氧时细胞内酶的活力，增加组织细胞呼吸功能和对氧的利用率，从而使飞行耐力得以提高。目前研究表明，空勤人员维生素的需求量增加与飞行中缺氧、加速度、振动、噪声等因素，以及精神紧张时胆固醇代谢的改变有关；飞行中血胆固醇若增高，维生素在血液中的浓度及在尿液中的排出量均会下降，其中尤以维生素B1、维生素B2和维生素C最为明显。当补充维生素后，飞行中胆固醇不再增高，物质代谢的指标也趋于正常。维生素B6的代谢和前庭器官的敏感性有密切关系。飞行负荷可引起蛋白质代谢的增加，蛋白质分解产物中某些胺类物质能使前庭功能发生紊乱，而维生素B6则有调节这些胺类物质代谢的作用。

（四）空勤人员膳食一般要求

1. 基本要求

高空飞行时，空勤人员合理膳食的基本要求主要是保证营养平衡和膳食平衡。营养平衡包括供给热量和能量，满足人体生理活动和高空飞行的需要。膳食平衡则包括热量营养素构成平衡、氨基酸平衡、酸碱平衡、动物性食物与植物性食物平衡等。具体要求如下：

（1）营养平衡，营养素要合理搭配。

营养要平衡，膳食中要含有人体所需的营养素，且数量充足、比例适当，最少应包括粮食、动物类、豆类、蔬菜类和油脂类等食物。各种营养素在数量上要在满足生长需求的同时，保持合理的搭配，这也是合理营养和平衡膳食的核心所在。

（2）膳食平衡，食物要多样化。

食物要多样化；蛋白质、脂肪和糖类三大产热营养素的重量比以1：0.9：4.5左右为宜；优质蛋白质如动物性蛋白质和大豆蛋白质所占比例要为总的蛋白质的20%以上；多食植物油，少食动物油；糖类以淀粉为主，控制蔗糖的摄入；维生素要达标；钙磷比例一般维持在1：1.5左右；饮食应清淡少盐。

（3）食物易消化和吸收，规律进餐。

采用合理的烹调加工技术提高食物的消化吸收率；制定合理的膳食制度，每天定时定量。

2. 配置原则

飞行间歇，空勤人员的膳食应多样化，保持营养和膳食平衡。在飞行期间，为了减轻飞行环境因素对机体消化、吸收功能的影响，膳食配置应注意以下原则：

（1）高糖、低脂、适量蛋白质、丰富维生素原则。

（2）飞行前的食物应少而精，避免体积过大；进餐速度不宜过快，要细嚼慢咽，避免产生过多气体，导致饮食性高空胃肠胀气。

（3）选择一些能刺激胃液分泌的食物，如肉汤、带酸味的食品等，并注意烹调方法，使之易于消化。

3. 膳食制度

足够数量和一定比例的营养素是保证空勤人员营养的前提，但合理的膳食制度也是必不可少的。空勤人员合理的膳食制度包括以下内容。

（1）同餐不同时，同时不同餐。《大型飞机公共航空运输承运人运行合格审定规则》规定：为执行飞行任务的机长和副驾驶员提供不同餐食；如只能提供同种餐食，则规定机长和副驾驶员间隔1小时进餐。

（2）进餐时间：早餐在飞行前1.0～1.5小时进食；午餐由于较为丰盛，建议在飞行前2小时进食；飞行时间在4～5小时以上时应进（加）餐。

（3）禁止空腹及饭后立即飞行。因大脑中的能量储备很少，其能量的消耗主要靠血糖来补给，所以大脑对低血糖特别敏感。因此，空腹常常是导致低血糖的原因。饭后立即飞行会导致疲劳、嗜睡与智力下降，进而影响飞行效率和飞行耐力。

（4）禁止飞行日饮酒。对于机组成员而言，饮酒不仅关乎个人的身体健康，更关乎飞行安全，因此在执行飞行任务前都会进行酒精浓度检测，机组成员呼出气体中所含酒精浓度达到或超过0.04g/210L，或者在酒精状态下，均不得担任或者继续担任飞行或者安全工作。

六、空勤人员治疗性膳食

治疗性膳食是指根据空勤人员的病情，按照消化和代谢的生理病理学知识，调整饮食中的营养素，改变食物的烹调加工方法，安排适合疾病情况的饮食制度，从而使患病机体获得合理的营养，增强对疾病的抵抗力，迅速恢复健康的目的。

（一）基本原则

（1）需和其他保健措施及药物治疗相结合。

（2）根据病情需要和空勤人员膳食特点加以调配。

（3）不仅应注意减轻患病器官的负担，使其逐步恢复，尽快适应正常膳食，还应注意其对整个机体所起的作用，力求在最短时间内改善全身状态。

（4）进行治疗时，首先必须对空勤人员解释治疗性膳食的目的，使其相信其合理性与遵守饮食制度的重要性，以期患者主动配合，并在保证营养的同时兼顾个人口味。

（二）治疗性膳食实例

调查研究发现，肥胖者容易发生高空减压病。在肥胖的初期（轻度肥胖）影响较小，但随着肥胖程度的加重及并发症的出现，便可能引起心血管功能和肺功能下降，降低飞行耐力，缩短飞行年限。目前，除加强体育锻炼，主要是通过控制膳食进行矫治，建议采用“高蛋白、低脂肪、低糖”的原则进行膳食配比。

高血压、血脂异常、高尿酸血症及痛风、糖尿病的健康饮食要求详见第五章相关部分。

思考题

1.食物中营养物质（素）包括哪几大类？

2.《中国居民膳食指南（2022）》包含哪些准则？健康膳食模式一般包含哪些？

3.空勤人员膳食基本要求有哪些？

（刘滔）

第二节 适当运动

运动是在人类发展过程中逐步进行的有意识地增强身体素质的各种活动。国内外大量研究证实，缺乏身体活动已经成为继高血压、吸烟、高血糖之后全球范围内造成死亡的第4位主要危险因素。缺乏身体活动不仅影响生长发育、心理状况、认知功能和睡眠质量，还与不合理饮食、吸烟和大量喝酒一起成为很多慢性病共同的危险因素。因此，养成终身运动习惯，对身心健康，乃至事业都大有益处。

人类运用运动的方法防治疾病的历史非常悠久。我国是运用运动疗法最早的国家之一，东汉末年华佗就将“导引”（保健体操）发展为五禽戏用于健身治病。而古印度、希腊和罗马等也很早就采用体操和按摩等方法来治疗疾病和养生。运动疗法现已成为现代康复医学的重要组成部分。

一、相关定义

身体活动是指骨骼肌收缩引起的以任何形式消耗能量的活动。身体活动这个概念不限于具特殊性质的某种活动，而是包括所有类型的、各种强度的、各种范畴的活动。人们在一天中出于不同目的进行的各种各样的活动都叫作身体活动。

运动是身体活动的一种形式，是指为了改善或维持体适能、运动技能或健康而进行的有规律、计划、组织的身体活动。

体适能是指个体拥有或获得与完成体力活动能力相关的一组要素或特征，分为健康相关（包括心肺耐力、肌肉力量、柔韧性等）体适能和技能相关（包括灵活性、协调性、平衡性、做功能力、反应时间、速度等）体适能。

按照WHO的分类，身体活动分为四大类：职业性身体活动、交通往来身体活动、家务性身体活动、运动锻炼身体活动。身体活动和普通人所说的体育活动、运动、锻炼这些名词并不完全等同，也不能把身体活动视为体力活动。

二、运动对健康的影响

运动作为“良医”和“良药”，可以提高心肺功能、减少心血管事件的发生、增强机体免疫力、减少慢性病的发生、降低全因死亡率、增强肌肉力量及关节稳定性、提高骨密度、控制体重、提高生活质量等。运动可使人短期内有明显的健康获益，如减轻焦虑、改善睡眠等；长期运动可以降低高血压、糖尿病和心血管等疾病发病风险。有研究表明，与不运动的人相比，规律运动的人的预期寿命可延长1.0～2.5年。2020年《美国医学会杂志》发表的一项研究表明，40岁以上成人，全因死亡率随每天行走步数增加而降低，与每天行走4000步相比，每天行走8000步全因死亡率降低51%，若每天行走12000步及以上，则降低65%。

（一）对神经系统的作用

运动可以提高中枢神经系统兴奋与抑制的调节作用，从而改善神经系统对各人体组织器官活动的调节功能，增强人体对外界环境的适应性和免疫力，防止神经系统的早衰，提高工效。

（二）对心血管系统的作用

长期坚持耐力运动，可提高心脏每搏输出量，使肺活量增加，提高血中含氧量和组织对氧的利用率，从而提高心脏功能。

（三）对呼吸系统的作用

运动能降低呼吸中枢对乳酸和二氧化碳的兴奋性，从而增强人体对缺氧的耐力。经常运动的人，在平静时呼吸比一般人深而慢，通气功能潜力更大。经常运动可有效改善呼吸功能，维持肺组织弹性，防止肺组织衰老。

（四）对代谢的作用

运动可消耗掉体内过剩的脂肪，降低血脂，有利于预防动脉硬化、冠心病；加强胰岛素对糖代谢的调节作用；调节内分泌腺的功能，促进人体新陈代谢和正常的生长发育，当剧烈运动时，内分泌腺能产生适应性反应协调肌肉活力和提高人体机能。

（五）对运动系统的作用

规律运动可促进骨骼的生长发育，使肌纤维增粗、肌力增强，还能促进骨代谢，使钙盐沉积，骨皮质增厚，从而使身体结实健壮，肌肉丰满有力，预防骨质疏松。

（六）对心理的作用

运动可改善和提高中枢神经系统的均衡性与灵活性；提高大脑皮层的分析与综合能力，从而增强人体的适应力；还可以振奋精神，锤炼意志，完善人的个性，增强纪律性、积极性、责任感和荣誉感等。

三、运动类型及特点

按强度不同，运动分为低强度运动、中强度运动和高强度运动。

按照活动时肌肉收缩的能量来源，运动分为有氧运动、无氧运动和抗阻运动。

（一）有氧运动

有氧运动是指人体在氧气充分供应的条件下进行的身体活动，即在身体活动过程中，人体吸入氧气与需求相当，达到生理上的平衡状态，如慢跑、骑车、快步走、做家务（扫地、割草）、竞走、游泳、跳绳、做有氧操、打网球、玩轮滑、跳舞、踢足球、打篮球、练空手道等。有氧运动是提高人体耐力的运动，具有持续性。

在运动过程中，身体的代谢是加速进行的，而加速的代谢需要消耗更多的能量。有氧运动是以糖类的有氧代谢为主的运动。

（二）无氧运动

无氧运动是相对有氧运动而言的，是指肌肉在“缺氧”的状态下高速剧烈的运动，如短跑、举重、投掷、跳高、跳远、拔河、俯卧撑、潜水、长时间肌肉收缩训练等。无氧运动大多为负荷强度高且瞬间性的运动，所以很难持续较长时间，并且疲劳消除的时间也长。无氧运动能够锻炼肌肉的力量。

当我们从事非常剧烈的运动，或者是急速爆发运动，如举重、百米冲刺、摔跤等时，机体在瞬间需要消耗大量的能量，而在正常状况下，有氧代谢是不能满足身体此时能量需求的，于是糖类就进行无氧代谢，生成乳酸以获得能量。这种状况下的运动就是无氧运动。有氧运动与无氧运动的区别见表4–2。

表 4–2 有氧运动与无氧运动的区别

区别点	有氧运动	无氧运动
运动强度	低	高
能量来源	以糖类与脂肪为主，少量蛋白质	糖类
代谢废物	少，被血液快速带走	多，乳酸易累积，导致疲劳
运动特点	持续时间长，节奏感强	爆发性，氧气摄入量低
作用	提高耐力	锻炼肌肉力量
典型运动	快步走、慢跑、游泳	短跑、举重

（三）抗阻运动

抗阻运动是指肌肉的收缩运动，或在其基础上的特定体位运动，后生动物几乎所有的运动都属于抗阻运动。抗阻运动可分为以下三种主要形式：肌肉实体的组织运动、管状肌运动和骨骼肌运动。其包括重量训练、仰卧起坐、俯卧撑等。日常生活中肌肉力量训练最容易被忽视。有氧运动对肌肉的影响很小，所以每周需抽出时间进行专门的肌肉力量训练。适合日常训练的有仰卧起坐、起卧撑，还可以用哑铃进行一些上肢的负重练习。

四、空勤人员适当运动

（一）运动原则与身体活动要求

1. 运动原则

普通人群及空勤人员均应按照循序渐进、逐步提高、持之以恒、养成习惯、突出重点、全面发展的规律进行运动，并遵循如下原则：

（1）全面训练，循序渐进。根据每位空勤人员的健康状态（如肥胖）、功能状态（如平衡功能、加速度、耐力等）及年龄等，制订合理的训练计划。

（2）项目少而精，求成效。按照航空训练计划的安排及不同机型对空勤人员身体素质的要求，选择少而精的项目，但训练效果要能满足航空飞行任务需求。

（3）持之以恒，坚持训练。合理安排全年的体能训练时间，并制订训练达标计划，包括日计划、周计划及季度计划。计划不应过于复杂或内容过多，一旦制订需严格执行。

（4）超负荷要适量。负荷超过原有水平越多，运动后的超量恢复的幅度也越大，当然，训练效果也会越显著。但是不能无限超负荷，过大的负荷可导致过度疲劳，甚至影响健康。一般有效负荷量以加大到疲劳而次日能够恢复为宜。

（5）个别对待，保证多样性和重点性。每个人根据年龄、个人健康状况和飞行任务等制订训练计划，选择相应的必练项目、自选项目及专项项目。

（6）保证实施环节的严格性。训练前要检查场地和器材，提出要求，做好训练准备运动；训练中严守规则，适当运动，注意安全防护等。

2. 身体活动要求

健康中国战略提出以来，全民健身上升为国家战略，越来越多的人认识到运动对健康的重要性。《中国人群身体活动指南（2021）》是我国首次发布的覆盖全生命周期各个年龄段人群的身体活动指南。

（1）活动总则。动则有益，多动更好，适度量力，贵在坚持；减少静态行为，每天保持身体活跃状态；身体活动达到推荐量；安全地进行身体活动。

（2）成人身体活动要求。每周进行150～300分钟中强度或75～150分钟高强度有氧运动，或等量的中强度与高强度有氧运动的组合运动；每周至少进行2天肌肉力量训练；保持日常身体活动，并增加活动量。

（二）运动项目选择

参照《中国人群身体活动指南（2021）》和《美国人身体活动指南（第2版）》（2018），可知身体活动健康获益情况、运动类型推荐及风险情况。其中，每周有氧运动负荷量四级划分状况见表4-3。成人运动类别、类型推荐及其风险级别见表4-4。

表 4-3　每周有氧运动负荷量四级划分状况一览表

运动级别	每周中强度运动时间范围	健康获益情况	评价
无运动	活动很少	无获益	无益于健康
低等	不足 150 分钟	一些获益	明显好过无运动状态
中等	150 ～ 300 分钟	实质性获益	相较于上一级，更利于健康
高等	超过 300 分钟	额外获益	目前无研究数据提供额外获益的运动上限

表 4-4　成人运动类别、类型推荐及其风险级别一览表

运动类别	运动类型	风险级别
中强度有氧运动	快步走（速度在 4.8km/h 及以上，但不是竞走）；水中有氧运动；骑车（速度不超过 16km/h）；网球（双打）；交际舞；一般园艺工作	低风险
高强度有氧运动	竞走、慢跑、快跑；游泳；网球（单打）；有氧操；骑车（速度高于 16km/h）；跳绳；繁重的园艺工作（挖掘、锄草）；负重远足	↓
强健肌肉运动	抗阻力量训练，弹力带；对自身体重的抗阻训练；俯卧撑、引体向上、仰卧起坐；搬运重物；重体力园艺工作（挖掘、锄草）	↓
强健骨骼运动	未提及	高风险

有研究发现，挥拍类的球类运动、游泳和有氧操是使精神和身体获益最高的三种运动。其中，挥拍类的球类运动（包含网球、羽毛球）能降低47%的全因死亡率，游泳能降低28%的全因死亡率，有氧运动能降低27%的全因死亡率。

而从提升身体各方面素质出发，具体可进行如下运动项目选择。

（1）提升耐力。较好的训练项目有长跑、登山、游泳、划船、骑车、滑冰等。其中，长跑因其所需时间长且强度较大，是目前增进耐力的好方法。

（2）增强力量。力量的增强主要是靠锻炼中不断增加负荷来达到的，因此，较好的训练方法包括举重、练哑铃、投掷及其他一些负重训练。

（3）锻炼动作协调性及反应灵敏性。较好的项目有球类运动、体操、滑冰、划船等。其中，球类运动要求反应迅速、准确，非常利于速度、协调性、力量和耐力等的全面发展。体操为技巧性运动，可增进机体的动作协调性及反应灵敏性，还能提升力量，对心血管和呼吸功能也具有一定的积极作用。

（4）提升抗精神负荷能力。提升抗精神负荷能力较好的项目有太极拳、剑术等传统健身项目。

（5）其他方面。全身运动六项包括杠铃30次、20kg挺举30次、仰卧举腿30次、深蹲起立30次、直膝纵跳30次、25m蛇形往返跑4次，运动时间累计1小时，可全面提高上下肢与心肺功能，从而有效增强飞行耐力；体操、登山等可锻炼手眼协调性与空间定向能力；单杠等对感知能力提升有益；球类利于注意力的培养；长跑和游泳能锻炼意志力；田径、球类、滑冰、登山、短跑等有利于适应能力与抗负荷能力的提高。

五、空勤人员运动训练

空勤人员运动训练是指采用各种身体训练方式，全面改善空勤人员身体形态、促进身体机能、发展运动和健康素质的体能训练。运动训练对空勤人员而言既是健康的需求，也是职业的需要。运动训练的目的是增强空勤人员身体素质，防治疾病，提高其在航空环境下的作业能力（反应灵活、迅速，加速度、平衡能力等），提高飞行耐力，延长飞行年限。

（一）常规运动项目

空勤人员可根据工作特点，以提高灵敏性、协调性与迅速反应能力、空间定向能力、飞行耐力、航空环境适应能力等为目的，制订相应的有效训练计划。可通过常规运动项目训练使空勤人员的力量、速度、灵敏性、耐力、柔韧性等多项素质得到全面锻炼，以满足航空训练、飞行任务和航空飞行环境的需求。

（二）民用航空特色项目

旋梯、固滚、活滚和搬大轮胎等项目一直是民用航空系统传承下来的空勤人员特色训练项目。中国民用航空飞行学院是国内民用航空最先采用特色项目进行训练的单位。

通过民用航空特色项目训练可以提升空勤人员的前庭耐力、空间定向能力等。其中，固滚能够提高空勤人员的前庭耐力；活滚具有技巧性较强且复杂、变化多样等特点，可重点提高空勤人员的灵敏性、协调性及平衡能力等；旋梯具有转动速度快、离心力大等特点，可有效提高神经系统对心血管系统的调节功能。

（三）特殊（医疗性）运动项目

1. 空晕病（平衡功能不良）相关运动项目

对于空晕病的治疗，除了药物、生物反馈，运动训练也是公认的比较有效的方法。训练的基本原则是在进行全面身体素质训练的基础上，着重开展提高前庭功能稳定性的训练，将主动性训练与被动性训练有机结合、交替实施。

主动性训练旨在使身体得到全面锻炼和发展，项目主要包含100m冲刺跑、1500m匀速跑或快速跑和跳远、跳高、单双杠、旋梯、铁饼、篮球，以及停止间和行进间的旋转性、起伏性的专门徒手体操等；被动性训练旨在提高前庭功能稳定性，项目主要有转椅和四柱秋千等。

训练项目及运动量应在航空医师和体育教师的指导下选择，要定期检查训练效果，不断调整训练进度，并经常巩固训练。实践证明，经过上述特殊训练和飞行实践，初期有空晕病的空勤人员可逐步适应飞行。

2. 直立性晕厥或体位性休克相关运动项目

直立性晕厥或体位性休克是由于下肢肌肉松软、静脉紧张度差，直立时容易发生血液向下肢转移，使血压下降。运动训练的目的是使腹部和下肢肌肉发达和增强，帮助血液回流，提高抗过载能力。因此，在训练中，应遵循在全面训练的基础上，重点加强心血管系统、肌肉系统、呼吸系统及神经系统的功能训练，着重于体位变换及腹部和下肢肌肉紧张度的训练，具体可选择旋梯、旋转秋千、单双杠、仰卧起坐、45° 斜板上仰卧举腿、重复短跑、跳跃及负重下蹲等项目进行运动训练。

3. 肥胖相关运动项目

有研究表明，空勤人员的肥胖与运动不足有关，因而在控制能量摄入量的同时，加强锻炼，更易达到矫治效果。运动训练应以每个对象所能接受的最大运动量为度，以消耗过多的脂肪为目的，运动项目主要包含中长跑、登山、游泳、仰卧起坐等，同时，辅以各类体操、滚轮、旋梯及球类运动等项目，效果更佳。

六、运动训练注意事项

（1）加强安全意识，饭后或饥饿、疲劳时暂缓运动。

（2）提高自我保护意识，加强自我保护技能与避免伤害的训练。

（3）运动前充分做好热身运动，并注意身体活动后的恢复运动。

（4）全面加强身体素质，各类活动交替进行，使力量、耐力、灵敏性、柔韧性等均得到发展。

（5）严格遵守运动训练的卫生学原则，科学训练，并合理安排体能训练负荷。

（6）加强卫生指导，特别是身体活动伤害的预防与医务监督工作。

思考题

1.运动大致分为哪几类？运动对健康的影响包含哪些？

2.适当运动原则与身体活动要求分别有哪些?

3.空勤人员运动训练中的特色项目主要有哪些?

(刘滔)

第三节 拒绝物质滥用

一、民用航空安全用药管理

由于药品的可得、易得，加之民众对药品的理解较为浅显，民用航空的安全用药管理工作繁重而复杂，近年来空勤人员私自使用非法药品、毒品的事件频发，使得这项工作刻不容缓。根据美国国家运输安全委员会（National Transportation Safety Board，NTSB）发布的航空安全事件调查报告，自1990年至2017年，航空安全事故中飞行员体内药物阳性率呈现持续增加的态势，其中心血管类药物、抗组胺类药物、抗抑郁类药物、降胆固醇类药物占比增长明显；在2013—2017年，美国发生的航空安全事故中将近一半的失事飞行员体内检测到至少含有一种药物成分，至少含两种药物成分的失事飞行员达到三成，15%左右的飞行员体内含有三种以上的药物成分。

（一）相关定义

根据《中华人民共和国药品管理法》第二条，药品是指用于预防、治疗、诊断人的疾病，有目的地调节人的生理机能并规定有适应证或者功能主治、用法和用量的物质，包括中药、化学药和生物制品等。

（二）药品不良反应

药品不良反应是指合格药品在正常用法用量下使机体出现的与用药目的无关的或意外的有害反应，包括副反应、变态反应、毒性反应、停药反应、后遗效应、特异质反应、继发反应、依赖性。一般认为，药品经药品监督管理部门批准后，其有效性、安全性已经经过临床前、临床试验的充分论证，可在市场上销售使用。但是，“FDA≠FAA”，经FDA批准过的药物不一定适用于民用航空，其原因有二：一是药品的不良反应中可能存在引起空中失能的副反应。二是在航空等特殊环境下，药物的体内过程（吸收、分布、代谢、排泄）发生改变，药代动力学参数发生调整，影响药物的使用剂量、不良反应等，造成药物体内蓄积或使用无效。

1. 药品副反应引起空中失能

副反应，也称副作用，是由于药物选择性低，药理效应涉及多个器官，当某一效应用作治疗目的时，其他效应就成了副反应，是在治疗剂量下发生的药物本身固有的作用，多数较轻微并可以预料。如抗组胺类药物马来酸氯苯那敏（扑尔敏）在治疗过敏性鼻炎的同时，能够抑制中枢神经系统，引起嗜睡。抗组胺类药物也是航空安全事故调查中飞行员私自使用最多的药物种类。

在民用航空界，凡是使用能够引起嗜睡、癫痫、神经系统抑制、运动功能障碍、缺氧耐力降低、直立性低血压、变态反应、视力受损等药物的空勤人员都应受到停飞处理。FAA建议，必须经过5个药物半衰期后才可以复飞。所以，空勤人员禁止私自用药，用药之前要咨询航空医师，养成认真研究药品说明书的习惯。

2. 航空等特殊环境影响药物的体内过程

由于高原地区特殊的自然地理环境，如低温、低氧、干燥等，导致其常见疾病、用药与平原地区大为不同，如从低海拔地区快速到高海拔地区的腹泻患者使用抗生素（如诺氟沙星）的频次和疗程缩短、使用抗高血压药物（如硝苯地平）的剂量明显增大。其原因在于高原低氧环境会使机体产生一系列的生理性及病理性变化，如血气、各项生化指标、血流动力学、体液及主要脏器功能的改变，影响药物代谢酶活性，尤其是细胞色素P450酶系统，导致药物的体内过程发生改变。研究发现，约80%的药物在高原低氧环境下会发生此种变化，直接影响高原地区临床用药剂量的调整和不良反应的发生。

执行飞行任务的空勤人员及在高原机场工作的空管人员、机务人员、地勤人员等都面临低氧问题，但目前临床医师大多是经验用药或者按照说明书的用法用量执行，没有考虑到航空或高原低氧的特殊环境，如果药物浓度低于最低有效浓度，就达不到治疗目的，如果药物浓度高于最低中毒剂量，就会导致严重不良反应，这将直接威胁空勤人员用药安全，严重制约高高原机场航空卫生保障工作的发展。

（三）行业要求

目前，各个国家和地区的民用航空管理部门在从业人员用药方面都做了大量的工作，但均未列出空勤人员可用的药物清单，在我国《空勤人员和空中交通管制员体检鉴定医学标准》（AC-67FS）中也仅仅指出了以下3类药物的使用要求。

（1）精麻毒类药物。不能使用或依赖鸦片、海洛因、甲基苯丙胺（冰毒）、吗啡、大麻、可卡因及国家规定管制的其他能够使人形成瘾癖的麻醉药品和精神药品。

（2）降血压类药物。所使用的降血压药物应为噻嗪类利尿剂、血管紧张素转换酶抑制剂、血管紧张素II受体阻滞剂、钙通道阻滞剂或β受体阻滞剂。

（3）降糖类药物。所服降糖药物应为：①双胍类，如二甲双胍；②α-糖苷酶抑制剂，如阿卡波糖；③噻唑烷二酮类，如罗格列酮；④二肽基肽酶4抑制剂，如西格列汀。

二、毒品

随着部分国家大麻合法化，世界毒品形势更加复杂危险，合成毒品滥用呈蔓延之势，复吸、交叉滥用等现象突出。中国民用航空局会同公安部严厉打击毒品违法犯罪行为，每年开展禁毒宣传教育工作，使毒品预防知识在从业人员中入耳、入脑、入心。

（一）定义

“毒品”一词并非自古就有，而是现代社会学和法律学创造出来的概念。根据《中华人民共和国刑法》第三百五十七条、《中华人民共和国禁毒法》第二条规定，毒品是指鸦片、海洛因、甲基苯丙胺（冰毒）、吗啡、大麻、可卡因，以及国家规定管制的其他能够使人形成瘾癖的麻醉药品和精神药品。毒品具有三要素，即成瘾性、危害性和非法性，属于国家法定管制药品。

（二）分类

毒品的种类多、范围广，因此分类方法也不尽相同。毒品根据流行的时间顺序，可分为传统毒品和新型毒品；根据自然属性，可分为麻醉药品和精神药品；根据来源，可分为天然毒品、半合成毒品及合成毒品；根据对人体中枢神经系统的作用，可分为抑制剂、兴奋剂和致幻剂等。

（三）常见毒品

1. 甲基苯丙胺（冰毒）

（1）定义：甲基苯丙胺是在麻黄素化学结构的基础上改造而来的，因其外观为纯白结晶，故又称“冰”（Ice），俗称“大力丸”。因苯丙胺的英文译音为安非他明，故其又被称为甲基安非他明。

（2）危害：甲基苯丙胺对人体中枢神经系统具有极强的刺激作用，且毒性强烈。吸食后人体会产生强烈的生理兴奋，大量消耗体力，降低免疫力，严重损害心脏、大脑组织，甚至导致死亡。甲基苯丙胺成瘾性极强，同时还可造成吸食者精神障碍，主要表现为妄想、好斗、错觉，从而引发暴力行为。

2. 氯胺酮

（1）定义：氯胺酮呈白色粉末，同时，因其首字母为“K”，故俗称为“K粉”。医学上，氯胺酮是一种具有镇痛作用的静脉麻醉剂。

（2）危害：长期使用氯胺酮，可导致神志不清、中枢神经系统麻痹，过量使用甚至可导致死亡。氯胺酮可导致依赖性，通常在停药后人体会出现烦躁不安、焦虑、抑郁、皮肤蚁走感、失眠等戒断症状。

3. 吗啡

（1）定义：吗啡是从鸦片中分离出来的一种阿片类生物碱，呈无色或白色结晶粉末状。医学上，吗啡是WHO推荐癌症晚期患者缓解病痛的止痛药之一，具有镇痛、催眠、止咳、止泻等作用。

（2）危害：吗啡对中枢神经系统有较强的抑制作用，引起的呼吸中枢麻痹是主要的致死原因。吗啡还具有较强的成瘾性，一般连续使用1～2周即可引起药物耐受。长期滥用可导致精神不振、消沉、记忆力衰退，并可引起精神失常、肝炎等，严重的会导致呼吸衰竭而死亡。

（四）新型毒品

（1）定义：新型毒品主要是化学合成的致幻剂、兴奋剂类毒品，具有伪装性、隐蔽性、迷惑性等特点，危害性极大。如甲基苯丙胺、医学上使用的麻醉镇痛药芬太尼、合成大麻烟/糖果、笑气（一氧化二氮）、“迷幻蘑菇”[含有裸盖菇素（赛洛西宾）和脱磷酸裸盖菇素（赛洛新）等]。截至2022年，我国已列管449种麻醉品、精神物质，整类列管芬太尼物质、合成大麻素类物质，是世界上列管毒品最多、管制最严的国家。

（2）危害：新型毒品滥用的危害与其主要成分的化学性质相关，可使中枢神经系统兴奋或抑制，或产生致幻作用。如长期吸食“上头电子烟”会诱发精神错乱和自杀倾向；使用“神仙水”后会产生类似吸食氯胺酮的致幻作用，过量可导致急性中毒；“邮票”的致幻性极强，还可引发心动过速、身体麻痹等不良反应。

（五）社会危害

吸毒会损害个体的身心健康，如免疫力下降、器官功能障碍、易患传染病和急慢性精神障碍等，还会威胁社会安全。在毒品的作用下，吸毒者可产生精神障碍，发生妄想、幻听、幻视等，同时伴随严重的暴力行为，吸毒后伤人、吸毒后驾车肇事等情况屡见不鲜。吸毒者为获取毒资，还可能走上盗窃、抢劫、制毒贩毒等违法犯罪的道路，严重影响社会秩序。不仅如此，国家为帮助吸毒者戒毒，专门建设戒毒机构、培养专业人员、购买专业设备及药品，也会消耗大量的人力和财力，耗费社会财富。

（六）行业要求

《中华人民共和国民用航空法》第七十七条规定：民用航空器机组成员受到酒类饮料、麻醉剂或者其他药物的影响，损及工作能力的，不得执行飞行任务。第二百零八条规定，对违反第七十七条规定执行飞行任务的民用航空器的机长或者机组其他人员，可以给予吊销执照的处罚。

《大型飞机公共航空运输承运人运行合格审定规则》（CCAR-121）第121.577条规定：担任安全敏感工作的人员，包括机组成员、飞行签派员等，不得使用或者携带鸦片、海洛因、甲基苯丙胺（冰毒）、吗啡、大麻、可卡因以及国家规定管制的其他能够使人形成瘾癖的麻醉药品和精神药品。合格证持有人不得安排明知其使用或者携带了上述禁用毒品和药品的人员担任安全敏感工作，该人员也不得为合格证持有人担负此种工作。

民用航空建立了体检鉴定机构、司法鉴定实验室，分层级开展尿液、血液、毛发等生物样本中毒品检测工作。在招飞、入职、年度体检，举报/质疑、专项随机检查、安全事故/事件调查时开展毒品检测工作，严格落实民用航空禁毒管理工作要求。

三、酒精

酒在我国文化中流传已久，随着社会生产力的发展，酒进入了寻常百姓家，成为常见、易接触的物品之一。虽然有“何以解忧唯有杜康”的美好，但饮酒也给个人、社会带来了不同程度的不良影响。WHO定义有害使用酒精为“对饮酒者、饮酒者身边的人以及整个社会造成有害健康和不良社会风气的饮酒行为，危及个人与社会的发展，可能毁掉个人生活、破坏家庭并损害社区结构。”有害使用酒精不仅可造成200多种疾病，如心血管疾病、肝硬化等，还可引发暴力行为和交通事故。有研究显示，有害使用酒精是健康不良的第三大危险因素。

（一）酒精中毒

酒精进入机体后，可迅速被胃肠道吸收，在肝脏代谢为乙醛、二氧化碳和水。但代谢是有限值的，若短时间内大量饮酒，超过人体的代谢限值，无法代谢的酒精就会在人体内积蓄，尤其是在肝和大脑，积蓄过多就会导致一系列酒精中毒症状。

1. 急性酒精中毒

急性酒精中毒，俗称醉酒，是指在短时间内饮用大量酒精后发生的机体机能异常状态。酒精的中毒剂量和致死剂量因人而异，且差别较大。一般情况下，酒精中毒剂量为70～80g，致死剂量为250～500g。

酒精中毒的影响因素有很多，如：①胃内是否含有食物。空腹条件下酒精吸收较快，容易使人中毒，而脂肪性食物可以延缓酒精在体内的吸收。②胃肠功能的好坏。胃肠功能良好的人，对食物的吸收较快，对酒精的吸收也较快，容易发生酒精中毒。③人体对酒精的代谢能力。肝能迅速将乙醇转化为乙酸的人不易发生酒精中毒。

急性酒精中毒给患者的身体健康带来较大伤害，情况危急者可直接死亡。其中，急性酒精中毒对神经系统和肝的损害最大，主要表现为：①兴奋期。身心愉快，神情外露，言语增多。②共济失调期。语无伦次、行动蹒跚、动作不协调、容易摔倒。③昏睡期。感觉迟钝、对外界刺激不敏感、嗜睡、昏迷、大小便失禁，严重者可因呼吸中枢受抑制出现呼吸肌麻痹。④恢复期。随着乙醇在肝内不断被代谢清除，其在血液中含量下降，使神经系统中堆积的乙醇浓度也随之下降，神经系统功能开始逐渐恢复，各种醉酒症状减轻。

2. 慢性酒精中毒

慢性酒精中毒是长期（通常10年以上）酗酒所导致的多种精神和躯体障碍。

（1）中枢神经系统：酒精对中枢神经系统具有抑制作用。长期饮酒可造成弥漫性脑萎缩、中枢神经系统功能下降，使得感知觉、认知等发生障碍。

（2）心血管系统：酒精的长期刺激可导致血管内粥样斑块的形成，增加冠心病和脑卒中的发生风险。同时，饮酒也是心律失常、高血压的危险因素。

（3）消化系统：酒精对消化系统的影响较为常见。酒精对胃肠道黏膜具有刺激作用，长期、反复饮酒可造成黏膜糜烂，引起消化道疾病，如消化性溃疡、酒精性肝炎、肝硬化等。这不仅影响食物在体内的消化、吸收和转运，也会加剧营养的缺失。在飞行员中，如发生消化性溃疡，需治愈后才可继续执行飞行任务。

（4）心理状态：长期、反复、大量饮酒可造成饮酒者对酒精产生心理上的依赖，主要表现为强迫性饮酒，饮酒模式以及饮酒时间固定，否则会产生戒断症状，甚者还会发生兴趣爱好的改变。

（二）行业要求

酒精的主要成分是乙醇，对中枢神经系统具有抑制作用，可对机体的感知觉甚至心理状态产生影响，如使触觉、判断能力、操作能力下降等。《车辆驾驶人员血液、呼气酒精含量阈值与检验》规定，车辆驾驶人员血液中酒精含量大于或者等于20mg/100mL且小于80mg/100mL属于饮酒后驾车，大于或者等于80mg/100mL属于醉酒后驾车，不同情节面临的处罚不同，甚至可追究刑事责任。在民用航空，同样对执飞期间的饮酒有着严格的限制，要求机组成员受到酒类饮料影响，损及工作能力的，不得执行飞行任务；机组成员、飞行签派员等担任安全敏感工作的人员，如果其呼出气体中所含酒精浓度达到或者超过0.04g/210L以上，或者在酒精作用状态下，不得上岗或者继续留在岗位上担任安全敏感工作。有关人员在饮用含酒精饮料后8小时之内，不得上岗值勤。

四、烟草

烟草危害是当今世界最严重的公共卫生问题之一，2021年全国控制吸烟学术研讨会发布的数据显示，全球15岁及以上吸烟人数高达11亿人，烟草每年在全球导致800万人死亡，其中超过100万人死于二手烟的暴露。烟草致病致贫，已对全球造成了严重健康问题和经济损失。

（一）烟草及烟雾中的有害物质

烟草点燃后形成的烟雾中含有4000多种化学物质，主要的有害物质可分为以下四类。

（1）尼古丁：又名烟碱，是烟草的主要成瘾源。尼古丁作用于大脑中的烟碱感受器，可使多巴胺、肾上腺素浓度升高，机体可获得短暂的幸福感和放松感。长期刺激，烟碱感受器数量将明显增加，从而产生尼古丁依赖，即“烟瘾”。当尼古丁在血液中的浓度降低到某一限值时，人体会出现戒断症状，如轻度烦躁、乏力、注意力涣散等。不仅如此，尼古丁产生的炎症因子，也可对口腔、骨骼、肺、心血管及生殖遗传等造成损害。

（2）一氧化碳：心血管系统对一氧化碳敏感性高。较高浓度的一氧化碳可诱发心血管疾病，降低机体对缺氧的耐受性。民用航空飞行的巡航高度，即使有增压座舱，相较于海平面高度而言，依旧是一个相对缺氧的环境。缺氧耐受性的下降，可对飞行生涯造成影响。

（3）焦油：成分多为多环芳烃类物质、放射性物质、亚硝胺、甲醛等。吸烟者的咽部和支气管表面常黏附焦油，且数年无法代谢，从而造成蓄积，诱发癌变，导致肺癌。

（4）其他：烟雾中还含有微量的氰化物、邻甲酚、苯酚等，长期吸入这些物质，会促进肺气肿、支气管炎、心脏病和肿瘤的产生。

（二）烟草对健康的危害

1. 主动吸烟对健康的危害

（1）对呼吸系统的影响。在烟雾的长期刺激和毒害下，呼吸道黏膜细胞发生炎症改变及吞噬能力下降，纤毛运动减弱，免疫力下降，为病原体侵入和炎症发生创造条件，从而导致弥漫性炎症的反复发生，引起肺泡组织纤维化、弹性减小，最后引起肺气肿。阻塞性肺疾病又使小气道阻力增加、肺泡缺氧而引起微血管收缩反应，形成肺动脉高压，加重心脏负担，导致肺源性心脏病的发生。

（2）对心血管系统的影响。烟雾中的一氧化碳与血红蛋白结合能力远高于氧气与血红蛋白的结合能力，造成心肌细胞缺氧。同时，烟草中的尼古丁造成心脏负荷增加、耗氧量增加，加重心肌细胞缺氧程度，加速粥样硬化与血栓的形成，故吸烟可增加冠状动脉硬化与心肌梗死的发病率。据统计，吸烟者因冠心病死亡的风险是不吸烟者的6～10倍，吸烟者患脑梗的风险是正常人群的1.15倍。

（3）对其他系统的影响。吸烟的危害几乎是全身系统的，如可引发皮肤过早老化、脱发；使免疫力低下，诱发各种癌症；影响男性精子质量，甚至造成不育；使激素水平失衡、内分泌紊乱等。

2. 被动吸烟对健康的危害

吸烟对吸烟者的危害早已得到科学数据的论证，被动吸烟者受到的损害也有其科学依据。被动吸烟是指不吸烟者每周至少有1日吸入烟草烟雾15分钟以上，并且被动吸烟不存在安全暴露水平，即短时间暴露便会对人体产生危害。

被动吸烟不仅会造成多种肿瘤、呼吸系统疾病、心脑血管疾病等，还可造成孕妇流产、早产概率增加，甚至导致新生儿畸形、新生儿免疫力低下等。因此，在公共场所和办公室开展无烟行动，对减少被动吸烟、降低被动吸烟相关疾病发病率具有重大的公共卫生意义。

（三）电子烟

相较于传统的卷烟，电子烟具有更强的接受性、新颖性和伪装性，使用人群在不断扩大。《2021年中国中学生和大学生烟草流行监测结果》显示，我国电子烟使用人群数量大约是1035万人，年龄大多集中在15～24岁；电子烟在大学里面盛行，使用过电子烟的大学生占10.1%，现在使用电子烟的比例为2.5%。

电子烟即电子尼古丁传输系统（Electronic Nicotine Delivery System），因此电子烟也可造成尼古丁依赖。其主要构成是电子烟油，在抽吸后可产生同卷烟一样的有害物质，如焦油中的甲醛、亚硝胺等。烟油中的各种香精添加剂，也存在未知的风险。

思考题

药品不良反应会影响航空安全的两大原因是什么？

（王琦　陈帆）

第四节　健康心理

当前，由于飞机的可靠性和自动化程度不断提高，空勤人员工作时需要做的体力活越来越少，但面临的心理压力却不断增大，历史上发生过多起心理问题导致的飞行事故。安全是民用航空业的生命线，在我国民用航空事业飞速发展的前提下，空勤人员的责任越来越大，影响着空勤人员的心理状态，加上机舱空间密闭狭小、压抑的工作环境、持续的高应急状态、昼夜节律的扰乱等，都极易引发空勤人员的心理健康问题。现代社会较之前发生了天翻地覆的变化，人们的价值观、思维方式、生活态度等也发生了巨大变化，使婚姻、家庭和人际关系等日益复杂化，也可能导致空勤人员的价值观、职业观等缺失和错位。同时，空勤人员面临转机型、晋升竞争、技术停飞等职业生涯发展问题，也容易产生焦虑、困扰、情绪懈怠等心理问题。上述压力交织在一起，可能使空勤人员处于认知、情感、情绪、思维等方面更加复杂而自己无解的状态，即常说的心理亚健康状态。长此以往，可能导致空勤人员出现异常的应激状态，威胁飞行安全，故开展空勤人员心理健康促进教育是现代航空卫生保障工作的重中之重。

一、心理健康定义

心理健康一方面是个人整体健康的重要组成部分，另一方面也是个人良好心理素质的具体表现。截至目前，学界对“心理健康”的定义还没有统一的说法。1946年，第三届国际心理卫生大会上提出，心理健康是指在身体、智力、情感上，与人心理健康没有矛盾的范畴内，把个人心境发展至最好状态。

心理健康的内容十分广泛，不同年龄、不同工种者，有不同的思维方式，当他们遇到一些应激事件时，心理变化也不同，从而会出现不同的心理问题。其心理健康的内容也不尽相同。空勤人员应关注自己的心理健康状况，遇到矛盾和挫折时，及时运用理智控制自我，主动寻求帮助，避免不良情绪，保持积极乐观的心态。

二、心理健康标准

心理健康的标准存在争议，目前尚没有统一的标准，但无论怎样衡量心理健康，其效果都是相对而言的。目前在实践中被广泛使用的标准包括以下三个方面。

（1）自身评价：自身感觉不到痛苦。个人没有痛苦的感觉，或日常感受到的快乐多于痛苦。

（2）他人评价：他人感觉不到异常。即他人认为某人的行为表现与周围环境相协调，未有与周围环境格格不入的言行。

（3）社会功能状况评价：社会功能良好，对在家庭和社会上承担的责任游刃有余，能够通过努力实现社会认可的价值。

三、影响空勤人员心理健康的因素

人的心理极为复杂，影响心理健康的因素有很多，不能以某种单一因素解释。影响空勤人员心理健康的因素大体上可以分为以下几个方面。

（一）飞行环境

空勤人员执行飞行任务时所处的飞行环境不同于地面环境，如驾驶舱空间狭小、高空低压、缺氧、噪声、振动、气流冲击、辐射变化等均会影响空勤人员的心理和行为。

（二）飞行压力

空勤人员的工作具有作业难度较高、工作时间较长、工作量大、操作复杂且对脑力要求较高等特点。随着飞机性能的不断提高，空勤人员所需要付出的体力越来越小，但他们在心理上承受的压力却越来越重，严重影响其心理健康状况，影响飞行安全。

（三）其他

空勤人员面临的各种生活事件会对其心理产生很大的影响，如家庭矛盾、经济困难、受到处分、工作变动、同事纠纷等，其中家庭矛盾是影响空勤人员心理健康状态的最主要因素，直接影响其工效，是造成飞行应激障碍的重要一环。

此外，疾病也是导致空勤人员心理障碍的一个重要原因。生理上的不健康会增加心理上的负担，诱发负面情绪，尤其是一些慢性病与传染病。

四、常见心理问题及疾病

（一）神经衰弱

神经衰弱是一种因为长时间情绪紧张和精神压力过大，由轻度大脑功能障碍造成的精神活动能力降低的神经症。16～40岁年龄段的人群占很大比例，多为脑力劳动者；疾病持续时间较长，表现出的症状时而严重，时而无碍，病情的变化常与心理、社会因素有关。

1. 临床症状

（1）兴奋症状：喜欢回忆过往，多为杂乱思路，精神容易亢奋，不受自己控制，在睡前表现最为明显，即入睡困难；非常敏感，不喜欢吵闹的环境，有时候甚至无法忍受普通轻微的刺激。

（2）衰弱症状：和普通人群比较，患者常出现反应迟钝、精力不足、精神萎靡、嗜睡、无法集中注意力、工作学习效率低下等症状。

（3）情绪症状：患者的情绪总是不好，时常感到烦恼，容易被激怒，心情紧张，缺乏自信，做事急躁，有时不自觉地伤感流泪。

（4）躯体症状：睡眠障碍、紧张性头痛、内脏功能障碍等。

2. 原因

（1）环境因素：空勤人员面临较大飞行压力，导致长期处于过度紧张状态，无法放松，当超过个体耐力时就会引发神经衰弱。

（2）性格因素：空勤人员本身的性格是神经衰弱发生的基础。敏感多疑、自卑自责、易激动型性格的人容易患神经衰弱，他们容易因生活中不好的事情产生不良情绪，喜欢逃避，不敢直面问题。

（二）适应不良

适应不良又称适应障碍，为在可辨认的日常生活中应激事件的影响下，由于个体敏感的性格和对周围环境适应能力较差导致的对该应激事件异常的反应性情绪或适应不良行为，往往使人的工作与人际交往受到损害。

1. 临床症状

典型的症状是情绪障碍，可能会伴随部分适应不良行为与心理功能障碍。以抑郁心理为主的患者可表现为情绪低落、对日常生活提不起兴致、看不到希望、自责又无助，有些患者还会出现失眠、食欲减退、体重减轻等症状。

2. 原因

空勤人员长期处于低压、缺氧、噪声等复杂的不良环境中，所在的飞行环境千变万化、无法预测，什么都有可能发生。这些不良的环境因素及对面临情况的无助感可能会使空勤人员长期处于潜在的恐惧和不安的情绪中，导致对环境适应不良或适应障碍。

（三）抑郁症

抑郁症又称抑郁性神经症，是一种持久的以情绪或心境低落为主要特征的心理障碍，患者常对一切没有兴趣或失去兴趣，且伴随焦虑、躯体不适及睡眠障碍等。患者常常表现为自怨自艾，容易被激怒，不爱与人交流等，对工作和生活造成很大影响，患者内心极其痛苦，艰难度日。

1. 临床症状

绝大多数抑郁症患者表现出的症状是疲惫、兴趣减退、悲观、焦虑、诸多抱怨、睡眠不佳、食欲减退和自感能力不足等，不加调节，症状可持续多年，严重者会产生轻生的想法。

2. 原因

（1）环境因素：抑郁症患者内心世界常常是冲突矛盾的，一些不愉快的事件可诱导其发病。在个体发病前半年内可以查到明显的环境诱因，他们往往对这类诱因给予负面评价，从而诱发心理上的“失落感”。

（2）性格因素：抑郁症患者往往缺乏自信、喜欢独处、性格内向、看问题悲观负面、很容易自我责备、情感脆弱、对一个环境长期不适应，最终导致抑郁症。

3. 抑郁症与抑郁状态的区别

随着现代社会竞争程度的加大，人们承受的工作压力也越来越大，容易出现抑郁状态。但是抑郁状态不等于抑郁症，两者的区别主要在于持续的时间和程度。抑郁症是以显著而持久的情绪或心境低落为主要特征的一类心境障碍综合征，以兴趣下降或缺乏为核心外在表现。抑郁状态是一种不良的情绪体验或心理症状，是指患者短时期内的心境低落、精神颓废，若不及时采取缓解措施，就可能发展为抑郁症。

（四）焦虑症

焦虑症又称焦虑性神经症，患者表现为持续紧张或发作性惊恐，找不到明确的发病原因，多数伴有头晕、胸闷、口干、尿频、出汗等症状。现代社会人人都经历过或多或少的焦虑，但只有当焦虑过度时才会转变成焦虑症。焦虑症患者时不时就预感到即将发生某些不好的情况，并自感无法应对而产生的不良情绪，常伴随自主神经功能紊乱和运动性紧张。他们内心的焦虑往往是来自对未来的妄想而非基于现实，其紧张和焦虑的程度也常令正常人感到不可思议。

1. 分类与症状

焦虑症通常有三大症状，即紧张不安、恐惧；自主神经功能紊乱；生化指数异常，血糖升高，肾上腺素水平增高。

（1）惊恐障碍：又称惊恐发作，主要特征是严重焦虑并且反复发作，伴随突然心悸、胸闷、窒息感与眩晕感等严重自主神经功能紊乱症状。

（2）广泛性焦虑障碍：主要特点是广泛与持续地焦虑，临床表现较多，包含一系列身心症状，如心率过速、胸闷、口干。患者整天神经过敏，容易紧张，常呈现面容焦虑、眉头紧锁、姿势紧张、皮肤苍白、手足多汗等症状。

2. 原因

主要是心理冲突。当遭遇某种困境或遇到某种威胁场景时，人们在主观上需要做出相当程度的努力去适应，此时体验到的就是焦虑。空勤人员的生理和心理长期处在高度紧张状态，导致其脑力、体力和心理方面的负荷增加，也就更容易诱发焦虑症。

（五）恐惧症

恐惧症又称恐惧性神经症，是指当接触到某种特定的事件或特定的物品、情境时，出现的持续的、强烈的恐惧情绪，患者常采用逃避的方式，常伴随焦虑症状与自主神经功能紊乱症状。

1. 临床症状

（1）某个客观的事件、物品或情境均可导致剧烈的恐惧。

（2）恐惧时常伴有明显的自主神经功能紊乱症状，如头晕、昏倒、心悸、出汗等。

（3）想尽一切办法逃避恐惧的事件、物品或情境。

（4）患者清楚自己惊恐过度，但是无法自我控制。

（5）在感觉到将会遇到恐惧的事件、物品或情境时，常常坐立难安。

2. 原因

（1）环境因素：恐惧症往往是由于人们的错误认知，促使其对某个事件、物品或情境进行消极评价。飞行中面临的未知风险，使空勤人员长期处于潜在的恐惧和不安情绪中，严重影响空勤人员的心理健康状况。

（2）性格因素：容易感到恐惧的人往往比较内向，而且胆小、爱好少，日常就时有焦虑或抑郁。

（六）创伤后应激障碍

创伤后应激障碍是指具突发性、威胁性或灾难性生活事件造成受害者延迟出现和长期持续存在的某种精神障碍，表现为重复体验创伤事件，伴随容易被激怒和逃避的行为。

创伤后应激障碍是一种遭到创伤后心理上的不平衡状态，按持续时间分为两类：急性创伤后应激障碍与慢性创伤后应激障碍。急性创伤后应激障碍在创伤事件发生1个月后才可以被诊断，如果持续时间过3个月就是慢性创伤后应激障碍。慢性创伤后应激障碍大多伴随明显回避行为，以及其他一些症状，如社交恐惧、神经衰弱等。创伤后应激障碍通常在创伤事件发生3个月内出现，但也可能在创伤事件发生后数月到数年延迟出现。

引发创伤的事件可以是战争、暴力犯罪、严重交通意外、自然灾害、技术性灾难等，发生创伤后应激障碍的患者基本上是直接接触创伤事件的幸存者、目击者与救援者。

1. 临床症状

（1）不断重复体验该创伤事件。如总是反复突然地、痛苦地回忆创伤事件，包括印象、思想或知觉，或不断而恐惧地梦到创伤事件。

（2）逃避可能导致想到创伤事件的一些行为，对其他事物反应麻木。如刻意回避有关该创伤事件的交流、感受、思考；刻意回避能够使其联想起该创伤事件的活动、地点或人物；不能回忆该创伤事件的悲惨画面；对以前感兴趣的活动不再感兴趣；不喜欢他人靠近，会觉得陌生；情感受限等。

（3）警觉性增高，表现为不容易入睡，或睡眠较浅，容易被刺激或激怒，很难集中精力。

2. 心理变化

（1）发生创伤事件后最开始表现出的是不同程度的焦虑、多疑、情绪低沉、思想顾虑较多等。

（2）在短期回忆起当时的创伤事件时常发生心悸、头痛和失眠等功能性障碍，不熟悉的环境、疾病的痛苦及角色的冲突会令患者感到烦躁、恐惧不安。

（3）创伤后应激障碍患者经过相当长一段时间后，回忆起创伤事件发生的过程，普遍都会存在“后怕”心理。有部分患者可以正确理性看待创伤事件对自己的影响，但也有少数患者会出现工作积极性变差、事业心动摇的症状，并伴有心情压抑、抑郁、寡言、失眠、食欲减退等。

五、空勤人员心理健康管理

心理健康管理是一系列旨在提升心理健康水平与幸福感的积极活动或方案，包括加强日常的心理卫生工作及开展特殊情况下必要的心理辅助干预工作等多方面措施。

（一）日常心理卫生工作

为使空勤人员保持旺盛的精力和优秀的飞行技术，避免出现心理异常等情况，在日常的航卫工作中应做到以下几点。

1. 开展心理卫生宣传教育，普及心理卫生知识

通过心理卫生宣传教育，使空勤人员掌握基本心理学知识，正确认识常见心理问题的发生、发展过程，清楚心理、社会、环境及管理因素在心理障碍发生中的作用，以及心理健康对保障身体健康、提高工效、提高培训质量的重要意义，让空勤人员了解心理障碍的主要临床表现，掌握重要的心理健康促进方法，提高心理卫生意识，在日常生活中做到自觉维护心理健康。

2. 合理安排作息计划

飞行疲劳问题是空勤人员面临的一个突出问题，往往与工作负荷较大、作息安排不合理有关，而疲劳又与心理健康有着密切的关系。合理安排作息计划，保证充足的睡眠，有助于空勤人员避免疲劳，保持良好的体魄、舒适的心情，对维持心理健康、提高飞行效率具有重大意义。

3. 培养健康人格

健康人格不是天生的，而是后天努力培养与引导的结果。健康人格的典型特征是积极阳光、开朗热情、乐于助人，有很强的逆商，内心顽强，情绪稳定。

4. 正确处理生活事件

人们面临的各种不良情绪中相当大一部分来自家庭矛盾，在家庭矛盾的负面影响下，空勤人员往往工效低下，容易发生飞行应激障碍，要学会正确处理生活事件。

5. 拓宽心理相容性

心理相容性可通过严格、完善的团队配合作业来养成。教育和引导空勤人员形成开阔的心胸，对少数性格怪异、破坏团队协作精神的人，要进行针对性的不良情绪疏导和

教育工作。

6. 建立良好的人际关系

人际关系不仅会直接影响团队工效，对个人身心健康发展也会产生巨大的影响。因此，建立团结互助、温馨融洽、互相包容的氛围很有必要，在这样的环境中工作生活，所有人都会感到愉快放松，能够感受到团队的温暖，矛盾冲突会大大减少，团队会更加团结。

（二）必要的心理辅助干预工作

在做好日常心理卫生工作的基础上，面对一些特殊情况需要对空勤人员进行心理辅助干预工作。

1. 定期的心理评估

定期开展心理评估，动态把握空勤人员心理变化趋势及波动状态，为实施有针对性的心理咨询与训练提供参照。如此，在某个空勤人员出现心理问题时可以迅速纠正与帮助。

2. 有针对性的心理训练

飞行活动中出现的许多问题，不能单单依靠招飞时的心理测试来避免，需要后期不断地进行心理训练来强化，包括认知、自信心、团队协作和模拟器等方面的训练。有针对性的心理训练对提高空勤人员心理素质、减少过度应激反应具有十分积极的意义。

3. 心理咨询与治疗

开展有针对性的心理咨询与治疗工作，帮助空勤人员正确认识自身存在的问题，纠正不良认知方式，缓解思想波动和情绪不稳定，树立正确人生观，养成开朗的性格，提高抗打击能力，增强各种环境的适应能力，延长空勤人员的飞行年限。

思考题

影响空勤人员心理健康的因素有哪些？

（王琦）

第五节　疲劳管理

有关统计分析表明，15%～20%涉及人为因素的航空安全事故是由飞行员疲劳引起的。飞行疲劳导致工作能力下降是造成事故的重要原因。欧洲飞机驾驶员协会在2010—2012年间，共访问了6000名飞行员，调查结果显示1/3的飞行员有在执行飞行任务中睡着的经历，4/5的飞行员承认曾因过度疲劳而操作失误，92%的飞行员曾在极度疲劳的状态下接下飞行任务，而在我国也曾发生过因疲劳导致飞行机组在空中睡觉而中断通讯20多分钟的严重安全事件。可见，飞行疲劳现象非常普遍，有效预防飞行疲劳、对飞行疲劳进行提前监测预警，对降低航空安全事故率具有十分迫切的现实意义。

一、定义

疲劳是一个非常复杂的生理、心理问题，目前没有关于疲劳公认的定义。疲劳是一个渐进和累积的过程，被认为与不愿继续付出努力、抑制感和精神障碍、效率和警觉性降低有关。国际民用航空组织2016年在《疲劳管理做法监督手册（第二版）》中给出的有关飞行疲劳的定义：由于睡眠不足、长时间清醒、所处的昼夜节律阶段或者工作负荷（脑力和（或）体力活动）过重而导致开展脑力或体力活动的能力降低的生理状态。这种状态会损害机组成员的警觉度及其安全地操作航空器或者履行相关安全职责的能力。

二、原因

飞行疲劳的发生是多方面因素共同作用的结果，主要原因可归纳为以下几点。

（一）睡眠不足

如果飞行员在飞行前一天没有得到良好的休息，疲劳感会在执行飞行任务时迅速累积，经常性睡眠不足会导致严重的“睡眠债”。研究表明，每天仅1小时的睡眠不足，持续1周，人的反应能力将大大下降，需要连续数天恢复到正常睡眠后，由此产生的疲劳感才能消失。

（二）飞行工作负荷大

飞行工作负荷大是引发飞行疲劳的根本原因。飞行员在飞行过程中需要注意力高度集中，在短时间内完成大量技术动作，极大地消耗了自身的体能与精力。一般飞行员执行飞行任务超过3小时会出现疲劳感，当达到9小时，飞行员疲劳状态发展至峰值。而短程飞行的航班任务往往代表着起飞和降落次数的增多，也会增加飞行工作负荷，导致飞行疲劳。

（三）节律紊乱

跨时区飞行，尤其跨昼夜飞行时，由于外界时间与飞行员体内生物钟并不同步，人体自身的内源性节律周期遭到破坏，导致机体功能紊乱，使身体乏力、精神疲惫、食欲减退等，即产生一系列时差效应。

（四）飞行环境复杂

飞行员所处的飞行环境是复杂多样的，其中最主要的影响因素是光照、噪声和温度。

1. 光照

飞机在飞行过程中，多数情况下处于云层之上，飞行员需要直接承受强烈的阳光，可能会面临眩光，导致视觉疲劳的加剧，短时间内可能出现眼睛酸痛，时间一长，可能会产生焦虑、注意力下降，甚至短暂失明等。

2. 噪声

当人经常处于高噪声的环境中，噪声的音频不断刺激大脑，人的听觉阈值会越来越高，可引起人的注意力下降、思维不清晰、动作缓慢，甚至会直接导致困乏。噪声包括发动机本身的声响、飞机在高速飞行时与空气摩擦的振动声响，以及与地面无线电联系夹杂的噪声等。

3. 温度

温度过高或过低都会使身体储备的能量消耗加速，使人容易进入疲劳状态。

（五）精神高度紧张

当空勤人员在精神高度紧张时，心理负荷增加，会更容易出现疲劳。通过对转场飞行员的疲劳状况进行统计发现，其疲劳程度与心理健康水平呈正相关。

（六）执飞高高原航线

执飞高高原航线的空勤人员更容易出现疲劳状态，一方面，高高原机场的缺氧环境使飞行员身体负荷增加，机械操纵性能降低，大脑皮层受到抑制，导致飞行疲劳。另一方面，高原低氧会导致睡眠结构紊乱，引起睡眠障碍。调研发现，进驻海拔3700m高原当天，飞行员入睡困难、睡眠短浅等睡眠障碍的发生率高达80%。睡眠质量受到影响也会导致飞行疲劳。

三、临床表现

（一）视觉疲劳

视觉疲劳是飞行员常见的症状之一，表现为自觉用眼后眼部不适，高应激状态下视物模糊、眼干燥及局部发热，严重时出现眼痛、头痛，甚至胸闷、恶心、眩晕或呕吐等。疲劳会使视力调节能力下降，导致在进近着陆时视线不能在远近物体之间及时切换，使人出现空间定位障碍，增加不稳定进近等着陆风险；同时，还会导致飞行员误读仪表信息，在夜航或仪表飞行时尤其突出。

（二）脑力疲劳

脑力疲劳是一个渐进的积累过程，表现为反应迟钝、思路单一、记忆丧失、判断失误、条理性差、视力下降、个性改变、注意力不集中等。飞行员若发生上述情况，就极可能发生判断或操作失误，造成生命财产损失。

（1）感受性下降：视敏度减小，夜间视力、听觉、味觉、嗅觉和肌肉的感受性变差，容易出现错觉、幻觉。

（2）情景意识丧失：忽略重要仪表和信息的监控，对外界刺激的反应时间增加，导致飞行过程中情景意识能力下降或丧失，不能有效感知飞机姿态和位置。

（3）思维迟钝：操作动作不再协调，行为僵硬变形，甚至反向操作，会发生短时记忆丧失，忘记刚刚做过什么或记不住刚刚显示的数据或方位。

（4）动作节律性变差：对飞机的操纵能力降低，操纵准确性和协调性都将下降。无意识的错误操作增加，如频繁点错按钮或设置。

（5）语言减少：和机组成员交流重要信息发生障碍，导致判断能力下降，严重时可能会做出致命的判断与决策。

（三）情绪改变

疲劳常会使人积极的情绪减少，消极的情绪增加，对人际关系较为冷漠，不爱说话，暴躁，没有耐心，工作积极性受到打击，嗜睡，对平日熟练的常规工作缺乏胜任力，以及机组驾驶舱资源管理能力下降等。

四、预防方法

（一）睡眠充足

睡眠充足是维持饱满的体力与精神所必需的。睡眠不足不但会引起认知功能下降，对情绪变化也会造成消极的影响，使人容易产生飞行疲劳。所以，空勤人员每天应尽量保持8小时睡眠，避免带有睡眠负债参加飞行。当遇到失眠情况时，一定要在航空医师指导下谨慎使用褪黑激素和安眠药物，切勿自行使用相关药物。执行高负荷任务时，飞行员可在执勤前、飞行中或值夜后小睡以对抗疲劳，30分钟的小睡对恢复工作能力、改善觉醒水平大有益处。

（二）控制工作时间

大部分情景下，飞行疲劳都是因为飞行员长期处在紧张的工作状态中，较长时间的工作负荷压缩了飞行员的休整时间。对此，航空管理部门应该严格执行CCAR关于飞行员执勤时间和休息要求的规章，加强对飞行员工作时间的控制，根据飞行员驾驶飞机时的一般时间–疲劳曲线对飞行时间进行适当调整，如安排或轮换航班机组，通过现代化的计算机排班管理系统确定符合公司内有关执勤期、飞行时间和休息的要求。

（三）改善工作环境

阳光、噪声、温度等飞行环境因素可导致疲劳，故可对飞行员座舱内的空调系统进行完善，调节座舱内的温度和湿度在一定范围内，令飞行员在愉快的工作环境中去除劳累。另有研究显示，灯光可以对情绪、工作能力产生即刻的急性警觉效果，这种警示效果可能来源于其对褪黑激素的抑制，因此，提高灯光强度可有效缓解在夜间执勤时产生的疲劳。

（四）合理膳食

营养学研究表明，含糖丰富的食物容易使人困倦，含蛋白质丰富的食物可以使人清醒。如果饮食搭配合理，并在开饭时间、配餐安排上与生理节律要求相适应，就有助于调整节律到某一状态。要保证每餐有足够的热量和营养，禁止空腹飞行。执勤期长的飞行，应配点心。在夜间执勤前提供高蛋白饮食，并配咖啡等饮料，将有利于飞行员保持清醒，提高其脑力工作能力。多食用一些富含维生素的新鲜水果和蔬菜，可以缓解疲劳、促进新陈代谢。

（五）加强体育锻炼

日常进行有规律的体育锻炼，可增强体能储备，缓解精神疲劳。在夜间飞行中，适度的活动可以提高觉醒程度，但是在执行飞行任务前需要避免剧烈运动。跨时区飞行时，如果停留时间较长，白天可进行适中的体育锻炼，有利于适应当地时间，提高夜间睡眠质量。

（六）中医中药

飞行疲劳属于一种亚健康状态，可采用中医中药手段对空勤人员身体素质进行调节。实践表明，推拿、按摩、针灸、中药等干预，能够增强飞行耐力、缓解疲劳、提高胃肠功能和睡眠质量。中频电疗辅以耳穴疗法，可以调节人体功能、促进睡眠，对减轻疲劳引起的肌肉疼痛和情绪紧张等问题也都有较好疗效。

（七）咖啡因

喝咖啡、茶等是空勤人员缓解疲劳的一种常用方法。咖啡因在摄入后15～30分钟进入血液，其效果可持续5小时。但应注意咖啡因的长期过量摄入会导致一些不良反应，如咖啡因耐受、胃肠道不适、血压升高等。

（八）高高原航班

选择执行高高原飞行任务前，要对飞行员进行必要的体检和严格的筛选，必要时进行缺氧体验等航空医学方面的检查。同时，改善在高高原机场过夜飞行员的睡眠环境（供氧、加湿等），保证充足的睡眠。

五、监测／评定方法

对于日益繁重的航班任务，仅仅依靠限制飞行时间来控制飞行疲劳还远远不够。近年来，随着临床医学和计算机技术的发展，一系列非接触式、实时的飞行疲劳监测方法得到充分发展。目前，国内外对飞行疲劳的监测方法大致可以分为两类，即主观量表评定和客观监测。

（一）主观量表评定

飞行员通过自我记录表对任务、习惯、时间等进行自我测评，从而自我约束疲劳行为，如Samn–Perelli疲劳量表、主观负荷评价量表、Cooper–Harper评定问卷、斯坦福嗜睡感量表等。主观量表评定虽然简单、实用，但由于个体差异较大，故很难成为评判疲劳的标准，而且飞行员往往根据自己的主观感受来填写，客观性较差，且非实时监测。

（二）客观监测

客观监测是主要基于飞行员生理特征、行为特征的监测。

（1）生理特征：脑电图（EEG）、心电图（ECG）、肌电图（EMG）、眼电图（EOG）、呼吸气流等，其中脑电图测量被认为是最直观和最准确的方法。此外，还有生理测试法和生物化学法。基于生理学的方法是一种精确有效、客观的疲劳监测方法，在实验中取得了重要研究成果。但由于大部分监测用传感器、电线或电极接触身体，会使飞行员感觉不适或影响操作，很难在飞行中实施。

（2）行为特征：通过眼皮运动、瞳孔变化、凝视方向、头部运动、嘴部运动、面部表情等监测飞行疲劳程度。其优点在于检测特征直观明显，可以非干扰的方式实现非接触性测量；缺点是由于光照、检测角度等条件的变化，目标定位和跟踪可能失败，受环境因素影响较大。

目前，虽然对于飞行疲劳监测技术的研究取得了一定的进展，但依然存在着一些问题：①疲劳的产生因素复杂，疲劳的建模和检测面临很多困难。②疲劳不能够直接观测，只能通过具体的特征来推断，并且缺乏公认的疲劳评定标准，对某时刻飞行员是否真正疲劳没有统一的评定标准。③疲劳的产生是一个复杂的过程，是一系列因素相互作用的结果，并且存在个体差异。④当前的研究大多针对某一具体特征，缺乏多种特征信息的融合，具有一定的局限性，通常不足以准确判定疲劳程度。例如，在一些特殊情况下，无法准确提取特征，便无法判断飞行员是否处于疲劳状态。仅依靠单一特征进行疲劳评定准确率不高。⑤现有监测设备或监测结果不理想或成本太高，不利于推广应用。

六、行业要求

（一）疲劳风险管理体系（Fatigue Risk Management System，FRMS）

随着系统安全理论在民用航空安全管理中的运用和对组织因素的重视，国际民用航空界开始对飞行疲劳实施系统管理。如国际民用航空组织发布的Doc9966文件，将FRMS置于安全管理体系（Safety Management System，SMS）之下，处理与疲劳相关的特定风险；加拿大航空业率先研究FRMS，以员工工作负荷为切入点，对疲劳进行评估和监测，制定并实施了一系列疲劳缓解措施；新西兰已将FRMS纳入SMS中，通过收集与疲劳相关的事故征候报告、自愿报告、内部审计报告来监测员工的疲劳状态。

FRMS定义：一种对与疲劳相关的安全风险进行持续监测和管理、以数据为驱动的方法。它以科学原理、知识及操作经验为基础，旨在确保相关人员以充分的警觉水平履职。

（二）我国疲劳管理规章

20世纪90年代末，为满足国内公共航空运输发展对飞行运行管理的要求，贯彻实施符合国际民用航空组织要求的标准，中国民用航空局制定并出台了相关的运行管理规章，逐步完善我国的飞行标准运行规章体系。其中，针对大型飞机公共航空运输承运人，我国在《大型飞机公共航空运输承运人运行合格审定规则》的P章中具体规定了机组成员执勤期限制、飞行时间限制和休息要求，并进行了第七次修订，涉及飞行时间限制的内容，如：飞行机组在任一日历月不得超过100小时的飞行时间，在任意日历年不得超过900小时的飞行时间，在任何连续7个日历日不得超过60小时的飞行值勤期；任一机组成员在实施按本规则运行的飞行任务或者主备份前的144小时内，合格证持有人应为其安排一个至少连续48小时的休息期；非扩编飞行机组运行最大飞行时间限制见表4–5。

表 4–5　非扩编飞行机组运行最大飞行时间限制

报到时间	最大飞行时间（小时）
00:00—04:59	8
05:00—19:59	9
20:00—23:59	8

七、管制员疲劳管理

航空器安全运行的重要方面还有对管制员的疲劳管理。年年增长的航班量让管制员工作压力增加，执勤期间必须高度集中注意力，不得出现一点违规操作，否则一条错误指令可能造成严重的航空安全事故。由于部分机场排班制度不合理，存在严重超时现象，很多管制员都是多岗位连续执勤，得不到充分的休息，遇到特殊情况，很容易令管制员疲惫不堪。

（一）定义

管制员协会国际联合会对管制员疲劳的定义：由于睡眠损失、长时间保持觉醒状态，或由于工作量和倒班时差等影响，使得管制员精神或身体表现能力下降，执行安全相关职责的能力和警觉性降低的一种生理状态。

（二）临床表现

管制员疲劳具体表现为对航班信息反应时间延长、记忆力下降、认知功能受损、注意力涣散、警觉性降低等。而管制员疲劳所引发的直接现象是“睡岗”或“暂时性失能”，如未对航空器实施持续有效监控、未正确监听机组复诵、误发管制指令、情境意识缺失等“错、忘、漏”问题。同时管制员会出现轻微的烦躁或身体不适感，在座位上难以保持相对稳定的坐姿，多次揉搓面部皮肤或者眼睛、打哈欠或频繁饮用提神饮料等。

管制员由于长时间坐姿指挥，对颈椎和腰椎造成损伤，容易出现腰椎间盘突出、肌肉萎缩等症状。

（三）疲劳管理

目前，我国在管制员疲劳管理的研究与应用方面仍处在初级水平，在参考国际民用航空组织相关疲劳管理的标准和建议的基础上，《中国民用航空空中交通管理规则》对管制员的执勤时间、雷达管制时间及人员资格等进行了明确的规定。未来，管制单位仍有很多工作需要做，如严格遵守局方关于管制员工作时长的规定，结合单位情况，合理安排排班表；为管制员提供良好的工作环境，包括合适的室内湿度、温度、空气质量、灯光强度等；进一步提升后勤保障质量，调整管制员膳食营养，改善管制员休息室设施设备，帮助他们缓解压力；建立疲劳自愿报告制度，普及疲劳风险知识。

思考题

如何预防、缓解飞行疲劳？

（王琦）

第三部分

重点疾病管理

了解、掌握空勤人员常见病、重点疾病，重视疾病的危害，主动发现和防治疾病的早期症状，杜绝不良生活方式，才能够真正“防患于未然”，从根本上杜绝身体原因造成的航空安全事故，保障飞行的生命线长度。

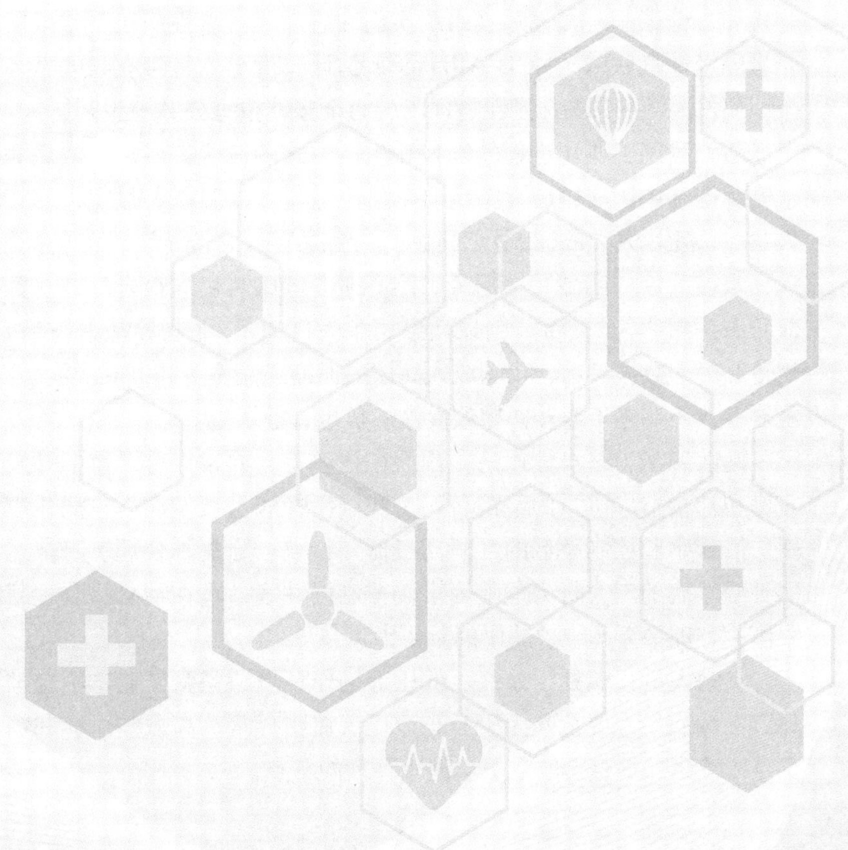

第五章 内科疾病

本章要点

1. 掌握正常血压标准及高血压的定义。
2. 掌握血脂异常的临床分类及血脂检测。
3. 掌握高尿酸血症的定义。
4. 掌握高血压、血脂异常、高尿酸血症及糖尿病相关履职要求。
5. 了解高血压的病因及血压测量。
6. 了解血脂异常的定义及病因。
7. 了解高尿酸血症的发病机制及病因。
8. 了解糖尿病的病因、临床症状及常见并发症。
9. 了解高血压、血脂异常、高尿酸血症、糖尿病的非药物治疗措施。

慢性病是指发病缓慢且病程较长，不会在人群中传染和传播的一类疾病，包括心血管疾病、糖尿病、慢性呼吸系统疾病和癌症等。慢性病正严重威胁着人类健康。据2018年世界慢性病联盟（NCD Alliance）估计，世界上每年有4100万人死于慢性病，占全球全因死亡人数的70%，慢性病现已成为全球性重大公共卫生问题。

随着我国工业化进程的加快和生活方式的改变，慢性病的患病率和死亡率也在持续上升。据《中国居民膳食指南科学研究报告（2021）》显示，2019年我国因慢性病死亡人数占总死亡人数的88.5%。高血压、糖尿病、血脂异常、高尿酸血症是内科常见的慢性病，常被称为“四高”。据《中国心血管健康与疾病报告2022》数据显示，我国成人高血压患病粗率为27.9%、糖尿病患病率为11.2%、血脂异常患病率为40.4%，《痛风诊疗规范2023》数据显示，我国成人高尿酸血症患病率为14.0%，更为严峻的是“四高”患病绝对人数还在逐年攀升，导致慢性病负担日益沉重。

慢性病多为终身性疾病，预后往往较差，并常伴有严重的并发症及残疾，给个人、家庭和社会造成沉重的经济负担。我国慢性病呈现发病率、病死率和致残率高，而知晓率、治疗率和控制率低的“三高三低”特点。膳食不合理、身体运动不足及吸烟是造成多种慢性病的三大行为危险因素。控制慢性病，重在预防。合理膳食、适当运动、戒烟限酒、心理平衡是维护健康的重要因素。

空勤人员长期处于缺氧、低压等工作环境，紧张作业、不合理膳食、缺乏运动等是导致慢性病的主要危险因素。高血压、血脂异常、高尿酸血症和糖尿病严重影响空勤人员身体健康，一直是航空医学健康管理的重点。

本章主要介绍“四高”的定义、发病机制及病因、健康管理及相关行业要求，旨在帮助空勤人员了解和掌握有关疾病早期发现、早期预防和早期干预等维护健康的知识与技能；增强主动健康意识，提高健康管理能力，最大限度地降低空勤人员相关疾病的发病风险，减少并发症及对飞行履职能力的负面影响。

第一节 高血压

高血压（Hypertension）是一种古老的疾病，也是一种常见病和多发病，严重威胁人类健康。它是一种独立的心血管疾病，同时，又是冠心病、脑卒中等心脑血管疾病的重要危险因素。在发达国家，高血压所致脑卒中是致死的第二位病因，在我国和其他发展中国家，高血压所致脑卒中是致死、致残的首位病因。2019年全球高血压患者超过12.8亿人，我国约2.45亿人。2019全球疾病负担研究报告显示，归因于全球死亡的最高危险因素是高收缩压，占总死亡人数的19.2%（1080万）。因此，管理好高血压是降低疾病负担的核心策略之一。

据《中国心血管健康与疾病报告2022》数据显示，1958—2002年间进行的4次全国范围内的高血压抽样调查发现，≥15岁居民高血压的患病粗率总体呈上升趋势。据2012－2015年数据，成人高血压患病粗率高达27.9%，知晓率、治疗率和控制率却处于较低水平，分别为51.6%、45.8%和16.8%，反映出我国高血压防控形势的严峻性。为引导全社会重视和参与高血压防控工作，1998年，我国将每年的10月8日定为“全国高血压日”（National Hypertension Day，NHD）。

血压超标是招飞体检常见的淘汰原因，国内西南某民用航空体检鉴定机构针对其2019－2021年间招飞体检血压超标淘汰情况的调查发现，血压超标检出率为1.51%～3.09%，居内科体检淘汰首位。虽然空勤人员经过严格体格选拔，但仍不乏高血压患者。2017年一项针对我国民用航空飞行员疾病患病率的Meta分析显示，民用航空飞行员高血压检出率为9.2%。因此，积极控制高血压既是减少心脑血管疾病等严重并发症的关键，也是提高空勤人员履职能力、延长飞行年限的重要措施。

一、相关定义

血压（Blood Pressure，BP）是指血液在血管内流动时作用于血管壁的侧压力，通常指从大动脉（如肱动脉）上测得的动脉血压，是重要的生命体征（图5–1）。

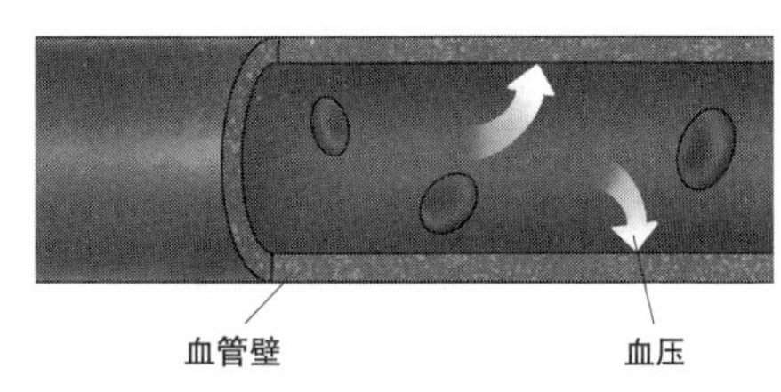

图 5–1 血压示意图

当心脏收缩时，左心室将血液泵入主动脉，再输送到全身，流入的血液使血管充盈扩张，动脉内压力上升，于心室收缩中期达到最高，此时的压力就是收缩压。当心脏舒张时，血液通过大静脉返回右心房，之后进入肺循环，此时，充盈的动脉血管回缩，血管里的压

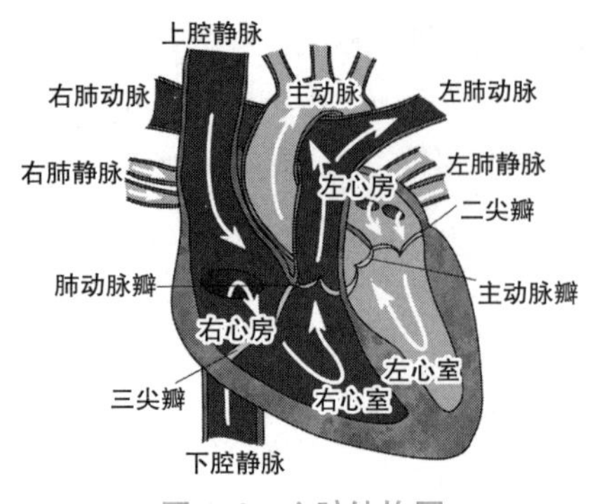

图 5-2　心脏结构图

力随之降低，于心室舒张末期达到最低值，此时的压力就是舒张压（图5-2）。收缩压与舒张压之间的差值为脉压，正常人的脉压在30～40mmHg。随着年龄增长，血管弹性下降，导致需要增加压力才能使血管充盈，同时，硬化的血管回缩能力也会降低，使收缩压升高而舒张压降低，从而使脉压增大。

定义高血压的标准是根据大规模流行病学资料分析获得，不同国家或地区对高血压的定义有所区别。目前，我国采用的高血压定义为：未使用降压药物的情况下，非同日3次测量诊室血压，收缩压≥140mmHg和（或）舒张压≥90mmHg。既往有高血压史，目前正在使用降压药物，即使血压＜140/90mmHg，仍诊断为高血压。

二、发病机制及病因

高血压分为继发性高血压与原发性高血压，临床上以原发性高血压较为常见，继发性高血压仅占5%左右。

（一）发病机制

动脉血压的形成有赖于心输出量和体循环周围血管阻力两种因素的相互作用，平均动脉血压（MBP）=心输出量（CO）×总外周血管阻力（PR）。心输出量与心脏舒张功能、心率、血容量和回心血量等因素相关，总外周血管阻力的大小则主要与血管内径和血液黏稠度有关。

高血压的发病机制尚未完全阐明，目前有三个明确的因素：肾素-血管紧张素-醛固酮系统（RAAS）、血容量和交感神经系统（SNS）通过交互作用对血压产生影响。近年来关于高血压的发病机制提出了多种学说，如SNS活性亢进学说、肾性水钠潴留学说、RAAS激活学说、血管紧张素内皮功能异常学说、胰岛素抵抗学说等。

（二）病因

1. 继发性高血压

继发性高血压是由某些确定的疾病或病因引起，高血压只是这些疾病或病因的一种表象。常见的有以下几种。

（1）肾病：包括肾实质性高血压和肾血管性高血压。

（2）内分泌系统疾病：包括原发性醛固酮增多症、嗜铬细胞瘤、皮质醇增多症、甲状腺疾病等。

（3）主动脉狭窄：作为一种先天性畸形，虽然是出生时就埋下的“炸弹”，但血压变化却往往到了成年才逐渐显现。

（4）药物：糖皮质激素、拟交感神经药、甘草等药物都可能引起高血压。

2. 原发性高血压

多数高血压患者原因不明，但某些危险因素与原发性高血压发病有关。

（1）遗传因素。高血压具有明显的家族聚集性，约60%的患者有高血压家族史。若父母均患高血压，子女患病概率将显著增加，高达46%。

（2）高钠低钾饮食。高钠低钾饮食是高血压的催化剂。高盐（钠）摄入能够增加高血压的发病风险，而降低盐（钠）摄入能够降低血压水平。据《中国居民膳食指南科学研究报告（2021）》显示，与钠摄入＜3.2g/d比，钠摄入≥7.6g/d，高血压的风险将增加84%；如果将钠摄入从9.4g/d降低到4.4g/d，收缩压将降低4.18mmHg，舒张压将降低2.06mmHg。钠摄入过多所致的血压升高主要见于对钠敏感的人群。我国北方人群钠摄入量高于南方人群，高血压患病率也高于南方人群。除了钠摄入过多，我国人群还存在钾摄入不足，而钾可以对抗钠升高血压的作用。

（3）超重和肥胖。超重和肥胖是高血压的加速器。我国成人超重、肥胖与高血压发病关系的随访研究结果显示，超重和肥胖组发生高血压的风险是体重正常组的1.16～1.28倍。高血压患病率与肥胖类型的关系较为密切，腹型肥胖者更容易发生高血压。

（4）吸烟、饮酒。吸烟让高血压者雪上加霜。烟草中的尼古丁可刺激交感神经末梢释放的去甲肾上腺素增加而使血压升高，同时，还会直接作用于血管，使血管收缩，血压升高。被动吸烟，心血管疾病风险也会显著增加。饮酒和高血压的关系目前尚有争议，但过量饮酒会增加高血压的发病率。

（5）精神压力。精神压力对高血压起推波助澜作用。精神紧张、不良精神刺激、噪声等均可激活交感神经，从而使血压升高。空勤人员执行飞行任务时，需要精力高度集中，以保证反应敏捷、操作及时准确，所以他们必须长期处于高度紧张状态。这可能是空勤人员患高血压的主要危险因素之一。

（6）其他因素。继发性高血压与年龄无关，很多年轻人也会患，而原发性高血压与年龄存在一定的关系。缺乏运动、睡眠呼吸暂停低通气综合征、糖尿病等与高血压也具有相关性。

三、健康管理

（一）疾病诊断

高血压的诊断性评估包括三方面：①确立诊断，进行血压水平分级；②判断病因，鉴别是继发性高血压或原发性高血压；③评估预后，寻找其他心脑血管疾病危险因素，确定是否存在靶器官损害或临床合并症，指导诊断与治疗。

1. 确立诊断

（1）临床症状。大多数高血压发病缓慢，缺乏特异性临床表现，导致诊断延迟，仅在体检或出现并发症时才被发现，因此，高血压又被称为人类健康的“无形杀手”。

常见的临床症状有头晕、头痛、疲劳、心悸等，严重时可出现视物模糊，当有靶器官受损时还会出现相应的症状，如胸闷、心前区疼痛、蛋白尿等。这些症状没有特异性，劳累、感冒等时都可能出现类似症状，因此，仅依靠症状来判断高血压是件难事，但也不是无据可循，一般来说，上述症状与血压呈正相关，也就是说，血压升高时症状明显，血压下降后症状缓解或消失。

（2）诊断标准与分级。目前，我国采用的血压水平分级见表5-1。

表 5-1　血压水平分级

分级	收缩压（mmHg）		舒张压（mmHg）
正常血压	＜120	和	＜80
正常高值	120 ～ 139	和（或）	80 ～ 89
1 级高血压（轻度）	140 ～ 159	和（或）	90 ～ 99
2 级高血压（中度）	160 ～ 179	和（或）	100 ～ 109
3 级高血压（重度）	≥ 180	和（或）	≥ 110
单纯收缩期高血压（ISH）	≥ 140	和	＜90
单纯舒张期高血压（IDH）	＜140	和	≥ 90

注：若收缩压与舒张压分属不同的级别，以较高的级别为准。
参照《中国高血压防治指南（2024 年修订版）》。

随着高血压研究的不断深入，2017年美国心脏协会/美国心脏病学学会（AHA/ACC）高血压指南对高血压的诊断标准进行了“颠覆”性的更改，由原来的140/90mmHg下调为130/80mmHg，体现了对“早期干预”的重视，目的是更好地管控血压、更早地保护靶器官，预防心脑血管并发症。该指南在各国引起了广泛争议。尽管我国在高血压的定义上与美国不一致，但在高血压的防控“前移”这点上，观念是一致的。

白大衣高血压（White Coat Hypertension，WCH）是指患者反复出现诊室血压升高，而诊室外动态血压监测或家庭自测血压正常。它的机制目前尚不明确，可能与神经心理和代谢因素有关。白大衣高血压在民用航空空勤人员及飞行学员体检鉴定中并不乏见，2019－2021年对西南某通航（训练机构）飞行学员的一项调查发现，白大衣高血压检出率为1.1%，其原因可能是由于担心血压超标影响体检合格证的取得，从而出现导致高血压的精神和心理因素。

2. 判断病因

对于中、重度血压升高的年轻患者（尤其是发病年龄小于30岁）、血压不易控制的高血压患者等需要进一步排除继发性高血压。空勤人员首次发现高血压后通常需要到医院专科进一步检查以排除继发性高血压。

3. 评估预后

虽然脑卒中、心肌梗死等严重心血管疾病是否发生、何时发生难以预测，但心脑血管疾病的风险水平是可以预测的。

（1）影响预后的因素：包括血压水平、其他心脑血管危险因素、靶器官损害及并发症，见表5-2。

表 5-2 影响高血压患者心脑血管疾病预后的重要因素

心血管疾病的危险因素	靶器官损害	临床合并症
高血压（1～3 级）	左心室肥厚	脑血管疾病（脑出血、缺血性卒中、短暂性脑缺血发作等）
男性＞55 岁、女性＞65 岁	颈动脉壁增厚或动脉粥样硬化	心脏疾病（心肌梗死、充血性心力衰竭等）
吸烟或被动吸烟	估算的肾小球滤过率降低或血清肌酐浓度轻度升高	肾病（糖尿病肾病、肾功能受损）
糖耐量受损和（或）空腹血糖受损	微量白蛋白尿	外周血管疾病
血脂异常		视网膜病变（出血或渗出、视乳头水肿）
早发心血管疾病家族史（一级亲属发病年龄＜50 岁）		糖尿病
腹型肥胖（腰围，男性≥90cm，女性≥85cm）或肥胖（BMI≥28kg/m^2）		
高同型半胱氨酸（≥15μmol/L）		
高尿酸血症		
心率增快（静息心率 >80 次 / 分）		

注：参照《中国高血压防治指南（2024 年修订版）》。

（2）心脑血管疾病风险水平分层。高血压根据心脑血管疾病风险进行分层，见表 5-3。根据分层确定启动降压治疗的时机、理想的血压控制目标及需干预的危险因素。体检医师可根据分层评估是否适合履行飞行职责。

表 5-3 血压升高患者心脑血管疾病风险水平分层

其他心血管疾病危险因素和疾病史	血压			
	收缩压 130~139mmHg 和（或）舒张压 85~89mmHg	1 级高血压	2 级高血压	3 级高血压
无	低危	低危	中危	高危
1～2 个其他危险因素	低危	中危	中 / 高危	很高危
≥3 个其他危险因素，或靶器官损害，或 CKD 3 期，无并发症的糖尿病	中 / 高危	高危	高危	很高危
临床并发症，或 CKD≥4 期，有并发症的糖尿病	高 / 很高危	很高危	很高危	很高危

注：CKD，慢性肾病。参照《中国高血压防治指南（2024 年修订版）》。

对于不同风险水平的患者，随访10年内发生心脑血管疾病的概率存在差异，一旦确定为高危及以上，应立即开始对高血压及并存危险因素进行药物治疗，见表5-4。

表 5-4　血压升高患者心脑血管疾病风险水平分层的意义

风险水平分层	10 年内发生心脑血管疾病的危险性	意义
低危	＜ 15%	生活方式干预 + 药物治疗（监测血压和其他心脑血管疾病危险因素 3 个月，如果血压不达标）
中危	15% ～ 20%	生活方式干预 + 药物治疗（监测血压和其他心脑血管疾病危险因素 1 个月，如果血压不达标）
高危	20% ～ 30%	生活方式干预 + 药物治疗（立即开始）
很高危	≥ 30%	

（二）相关检查

1. 血压测量

常用的有诊室血压测量和诊室外血压测量。

（1）诊室血压测量：是我国目前诊断高血压、进行血压水平分级及观察降压疗效最常用的测量方法（图5-3）。测量注意事项如下。

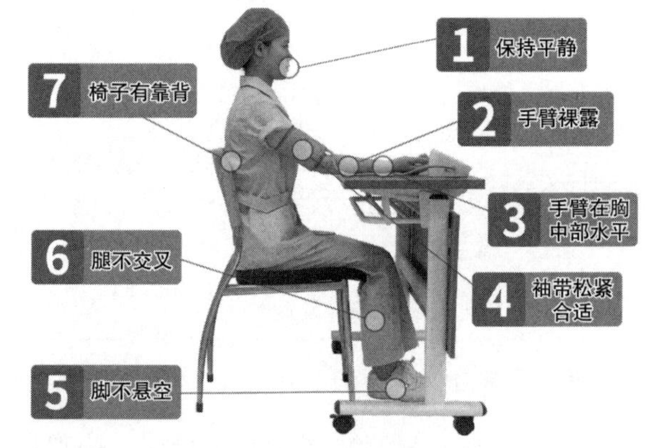

图 5-3　诊室血压测量方法

①设备精准。

A.选择血压计：大动脉部位的血压更能反映真实的血压情况，因此，推荐使用经过国际标准方案认证（ESH、BHS和AAMI）的上臂式医用电子血压计，不建议使用腕式血压计。

B.选择袖带：合适的袖带是准确测量很关键的一步。通常袖带长22～26cm、宽12cm，袖带应松紧适度，袖带内的气囊应至少环臂80%。如果手臂过粗，袖带过小，测量值可能偏高；如果手臂过细，袖带过大，测量值可能偏低。

②安静放松：血压受紧张、运动等多种因素影响，应去除可能的影响因素，如测量前半小时避免吸烟、饮咖啡等，应在安静环境下休息至少5分钟再测量。

③规范测量：选择坐位，上臂置于心脏水平，袖带下缘位于肘弯上2～3cm，以能塞进2个指头为松紧适度。一次测量后，如发现血压有异常，至少休息2分钟再测量，取两次测量平均数值。

（2）诊室外血压测量：与诊室血压测量相比，诊室外血压测量更具可重复性，对靶器官损害的评价更优，可以帮助鉴别白大衣高血压和发现隐蔽性高血压。

①动态血压监测（Ambulatory Blood Pressure Monitoring，ABPM）：使用仪器自动定时测量血压，每隔15～30分钟自动测量一次，连续测量24小时，能提供日常活动和睡眠时的血压情况，还可评估血压昼夜节律。ABPM测量值常低于诊室血压，目前我国

ABPM的高血压诊断标准为24小时平均血压≥130/80mmHg，白天≥135/85mmHg，夜间≥120/70mmHg。值得注意的是，有研究发现，ABPM过程中普遍存在第1小时高血压现象，且年轻白大衣高血压患者的第1小时白大衣高血压现象最明显，删除动态血压中第1小时血压记录数据，可以得到更加可靠的患者血压水平。空勤人员首次发现高血压时通常会进行ABPM以排除白大衣高血压。

②家庭血压监测（Home Blood Pressure Monitoring，HBPM）：由被测量者自我测量或由家庭成员协助测量，适合患者长期血压监测。初诊高血压或血压控制不稳定的患者，每天早晨和晚上测量血压，连续测量7天，取平均值；血压控制平稳且达标者，可每周测1～2天。我国HBPM的高血压诊断标准：血压≥135/85mmHg，与诊室血压140/90mmHg相对应。

随着血压遥测技术和设备的发展，基于互联网的家庭血压远程监测和管理有望成为未来血压管理新模式。

2. 其他检查

对怀疑继发性高血压的患者，可根据需要选择做肾和肾上腺超声、血和尿醛固酮等检查。对有并发症的高血压患者，可进行相应的心功能、肾功能等检查。

（三）治疗与预防

高血压治疗的获益主要来自降低血压本身。治疗涵盖了三方面的内容：针对血压升高本身的降压治疗；针对高血压病因的纠正和治疗；针对高血压危险因素及并发症的治疗。治疗目的是将血压控制到正常或理想水平，从而最大限度地降低或防止心脑血管疾病风险，降低病死率和病残率。

控制目标：《强化血压控制中国专家建议（2022）》建议对高血压患者采取更为积极、更为严格的管理策略，无论年龄和是否合并心血管疾病，在不需要太多种药物、太大剂量和太复杂治疗方案的前提下，应将血压＜130/80mmHg作为大多数高血压患者的控制目标，在耐受的情况下，如果将血压降至120/70mmHg，可能带来更多获益。研究显示，收缩压每降低10mmHg或舒张压每降低5mmHg，死亡风险降低10%～15%，脑卒中风险降低35%，冠心病风险降低20%，心力衰竭风险降低40%。

原发性高血压尚无法根治，治疗方法包括非药物治疗和药物治疗。飞行员的治疗方法同普通人一样，但由于职业的特殊性，需要考虑药物对于执行飞行任务的可能影响，必须在医师的指导下进行治疗。高血压患者一般应根据病情在4～12周内将血压逐渐降至目标水平。

1. 非药物治疗

保持健康的生活方式是预防高血压的重要措施，同时也是治疗高血压的基础。采取生活方式干预可获得明显的降压效果，见表5-5。生活方式干预需要贯穿治疗全过程，为提高可行性，可根据情况，每次有针对性地选择1～2项需改善的生活方式坚持。

表 5-5 生活方式干预目标及降压效果

内容	目标	可获得的收缩压下降效果
减少钠摄入	每人每天食盐摄入量不超过 5g（1 啤酒瓶盖 *） 注意隐性钠的摄入（咸菜、鸡精、酱油等）	2 ～ 8mmHg
减轻体重	BMI ＜ 24kg/m^2；腰围＜ 90cm（男），＜ 85cm（女）	5 ～ 20mmHg/ 减重 10kg
规律运动	中强度运动，每次 30 分钟，每周 5 ～ 7 次	4 ～ 9mmHg
戒烟	建议戒烟，避免被动吸烟	–
戒酒	推荐不饮酒；目前在饮酒的高血压患者，建议戒酒	–
心理平衡	减轻精神压力，保持心情愉悦	–

注：引自《国家基层高血压防治管理指南（2020 版）》。*，普通啤酒瓶盖去掉胶皮垫后水平装满可盛约 5g 食盐；“–”为无数据。

（1）减少钠摄入，增加钾摄入。

建议每人每天食盐摄入量不超过5g；多吃蔬菜、水果及其他含钾丰富的食物，但不建议服用钾补充剂（包括药物）来降低血压。

（2）合理膳食。

饮食中饱和脂肪酸过多与血压变化密切相关，推荐采用得舒饮食模式、中国心脏健康饮食模式（Chinese Heart-healthy Diet，CHH）和辣膳食模式。研究显示，连续2周采用得舒饮食模式即可达到降血压的效果；我国队列研究显示，常吃辣者（6~7天/周）较不常吃辣者（＜1天/周）的全因死亡风险和缺血性心脏病风险分别降低14%和22%。

（3）控制体重。

所有超重和肥胖患者都应减重，首先应通过生活方式干预控制体重，将减重5%及以上作为体重管理的目标。减重计划应长期坚持，速度因人而异。

（4）不吸烟，限制饮酒。

戒烟能降低心血管疾病风险，高血压吸烟者应戒烟，同时，要尽量避免使用电子烟替代疗法。少量饮酒对心血管健康有利的证据尚不足，但限制饮酒与血压下降显著相关，酒精摄入量平均减少67%，收缩压下降3.31mmHg，舒张压下降2.04mmHg。若饮酒，成人每天酒精摄入量不应超过15g。

（5）增加运动。

运动除了可以增强体质，对促进血压下降也很有帮助。推荐中强度的有氧运动，如快步走、慢跑、骑车、游泳、打太极拳等。建议根据年龄、身体状况选择适合的运动项目，循序渐进、规律进行，每周5～7次，每次持续30～60分钟，最好辅以每周2～3次抗阻运动。运动强度因人而异，运动过程中一旦出现不适，应及时调整运动强度。运动强度可以通过心率来判断。

中强度运动最大心率＝（220-年龄）×（60%～70%）。

（6）保持心理平衡。

减轻精神压力，保持心态平和，避免不良精神刺激，同时，注意劳逸结合，保证充分的睡眠，对促进血压下降有帮助。

（7）管理睡眠。

增加有效睡眠时间和（或）改善睡眠质量可显著降低高血压的发病率和病死率。管理睡眠主要包括睡眠评估、睡眠认知行为疗法和必要时进行药物治疗。

2. 降压药物治疗

非药物治疗只是辅助手段，一旦确诊为需要服药的高血压，患者就一定要坚持药物治疗。药物治疗应坚持以下几个原则：

（1）降压达标。不论选用哪种降压药物，将血压控制在目标值以下才是根本。

（2）平稳降压。坚持生活方式干预和药物治疗，以保持血压长期平稳。长效制剂有利于平稳地控制血压，对减少心血管并发症有益，推荐优先使用。

（3）联合用药。初始治疗应采用较小的有效治疗剂量，低剂量单药效果不佳时，可以联合使用两种或两种以上降压药物，以增加降压效果，减少不良反应。

（4）个性管理。应综合考虑高血压伴随合并症情况，根据具体情况和耐受性个体化用药，教育高血压患者，宁可少吃一顿饭，不可少吃一次药。

降压药物种类繁多，常用的有六类：血管紧张素转换酶抑制剂（ACEI）、血管紧张素II受体阻滞剂（ARB）、β受体阻滞剂、钙通道阻滞剂（CCB）、利尿剂和血管紧张素受体脑啡肽酶抑制剂（ARNI）。

3. 中医治疗

中医根据风阳上亢证、肝肾阴虚证等证型进行辨治，强调整体调节。一些传统方剂，如天麻钩藤饮、杞菊地黄丸等被用于改善患者的临床症状。针灸、穴位贴敷等也已在高血压防治中被广泛使用。太极拳、八段锦等被用于调节患者情绪，缓解压力。

继发性高血压除控制血压以外，还应积极治疗原发病。某些原发病，如原发性醛固酮增多症、嗜铬细胞瘤、肾血管性高血压等，可通过手术根治或改善，一旦原发病治愈，多数患者血压也能恢复正常。

四、行业要求

（一）高血压的职业危害

1. 对身体的危害

心脏和血管是高血压病理生理作用的主要靶器官。长期高血压引起的心脏改变主要是左心室肥厚和扩大；引起的血管改变主要是动脉管腔变窄和管壁增厚，进而导致重要靶器官缺血。高血压诱发的疾病遍布全身，其中，危及生命的是心脑血管疾病，研究显示，人群基线血压自115/75mmHg起，血压水平与脑卒中、冠状动脉事件及心脑血管疾病死亡风险呈连续正相关，收缩压每升高20mmHg或舒张压每升高10mmHg，心脑血管疾病发生的风险倍增。

（1）对心脏的危害。长期的压力负荷增高，可导致左心室逐渐代偿性肥厚和扩张，形成高血压性心脏病；可损害冠状动脉引起冠心病，最终导致心力衰竭或严重的心律失常，甚至猝死。一项针对亚洲人的研究显示，收缩压每升高10mmHg，致死性心肌梗死发生风险增加31%。

（2）对脑血管的危害。高血压是引起脑出血或慢性脑缺血的主要原因，其中脑出血是晚期高血压患者最常见、急性脑血管疾病患者最严重的一种并发症。脑卒中是目前我国高血压人群最主要的并发症。收缩压每升高10mmHg，脑卒中风险会增加53%。我国脑卒中患者中有75%不同程度地丧失了劳动力，40%为重度残疾。

（3）对肾脏的危害。长期高血压可导致肾小动脉硬化，进而引起肾衰竭，合并糖尿病时更易发生。中晚期高血压患者肾衰竭的发生率明显增加。

（4）对视网膜的危害。高血压使视网膜小动脉早期发生痉挛，血管管径狭窄，进而出现硬化改变。随着病情的发展，可出现出血、渗出、水肿等，严重时出现视乳头水肿。

2. 对航空安全的危害

高血压对于航空安全的危害在于异常的血压并发严重心脑血管疾病时，可造成飞行员空中突然失能，对飞行安全有较大威胁。

民用航空客机在9144m（30000ft）飞行时，通常会维持座舱内压力接近海拔1829～2438m（6000～8000ft）左右，此时心脏会通过升高血压、增加血流量来适应缺氧，同样的变化，普通人不会有太多的不适感，但高血压患者异常的血压升高，导致的后果可能是突如其来的脑卒中，高血压所致的脑卒中对运动神经元和语言中枢的影响较大，肢体运动障碍、失语等都会严重影响飞行操作，进而影响航空安全。

（二）履职要求

空勤人员高血压往往是在体检中发现，常见为1级高血压或白大衣高血压，多无自觉症状。高血压病程进展可缓可急，进展缓慢者，可通过积极治疗保持良好的工作能力，反之，如不采取积极的治疗措施，可随着血压升高出现并发症而影响安全地履职。

1. 血压管理

（1）确定诊断，明确病因。

①确定诊断。发现诊室血压超过正常值时，一般应在1～4周内复查2～3次，如果非同日连续3次诊室血压均超过正常值，可诊断，也可做24小时动态血压监测协助诊断。

②明确病因。首次发现高血压时，如果年龄低于30岁或达到3级高血压，应到医院进一步检查以排除继发性高血压。

（2）积极治疗，规范用药。

一旦确诊高血压应立即进行心血管疾病风险评估，如为高危及以上，应立即启动降压药物治疗，低危和中危者可先改善生活方式4～12周，如血压仍不达标，应尽早启动降压药物治疗。有些药物如中枢神经性阻滞剂或抗交感神经药物等可降低飞行员的工作能力，使飞行员注意力不集中和反应速度下降，因此，飞行员必须在航空医师指导下用药，严禁私自用药。

白大衣高血压不需要常规降压治疗，但应充分重视改善生活方式，预防和延缓持续性高血压的发生。血压容易受到情绪影响，越紧张、越关注，血压越容易升高，因此，要避免“血压焦虑”，不宜过于频繁地进行自我测量。

（3）密切观察，自我管理。

①观察要求。无论使用何种药物来控制血压，首次使用或更换降压药物时，至少应地面观察3～4周，使血压持续控制在≤155/95mmHg，并且没有使用药物的不良反应。

②观察项目。询问飞行后有无症状，如有症状应检查血压，并与既往的血压进行比较，若明显升高应待血压稳定后再恢复飞行；定期测量血压、记录心电图等，观察病情是否有变化；督促改善生活方式。

2. 航空医学鉴定

（1）国际民用航空组织。

《国际民用航空公约》附件1规定，I级、II级和III级合格证申请人收缩压与舒张压必须在正常范围内。用药物控制高血压者不合格，但使用适合于安全行使申请人执照所授予权利的那些药物除外。

（2）中国民用航空局。

①原发性高血压。I级、II级、III级和IV级体检合格证申请人收缩压持续＞155mmHg或舒张压持续＞95mmHg，应当评定为不合格。

对该规定飞行员应正确理解，血压155/95mmHg属于1级高血压，在没有其他危险因素的情况下属于低危，心血管失能的风险可控，从飞行安全角度及人力资源的角度考虑是可接受的。但血压长期高于正常水平尤其是合并有其他危险因素时，心血管疾病风险会明显增加，将血压控制在理想或正常水平可以延缓靶器官损害，降低心脑血管并发症发生率和死亡率。因此，空勤人员应按照《强化血压控制中国专家建议（2022）》建议，将血压＜130/80mmHg作为控制目标。

②继发性高血压。体检鉴定为暂不合格，去除病因后，收缩压/舒张压持续≤155/95mmHg可鉴定为合格。

思考题

1.血压测量常用的方法有哪几类？白大衣高血压通常用哪类测量方式？

2.如何正确理解各级体检合格证申请人收缩压持续超过155mmHg，或舒张压持续超过95mmHg应当评定为不合格？

3.高血压非药物治疗包括哪些措施？

（蒋纪文）

第二节 血脂异常

血脂异常（Dyslipidemia）是临床常见和多发的代谢性疾病。血脂异常是心血管疾病的重要危险因素，WHO公布资料显示，全球超过50%冠心病的发生与胆固醇升高有关。近年来，我国冠心病死亡率不断增加，胆固醇水平升高是首位原因，约占77%。因此，积极控制血脂水平，对于应对日益严峻的心血管疾病的挑战是极其必要的。

1980年，我国成人总胆固醇和非高密度脂蛋白胆固醇的平均水平处于全球较低的分级之列，明显低于多数西方国家。但随着社会经济的发展，生活水平的提高和生活方式的改变，我国血脂异常患病率呈上升趋势。2018年全国调查结果显示，≥18岁人群血脂异常患病率达到35.6%，血脂水平已达到或超过了一些西方国家的平均水平，而且儿童和青少年血脂水平也呈升高趋势。而知晓率、治疗率和控制率却很低，血脂异常的防治工作亟待加强。

血脂异常在飞行员中并不少见。2016年一项中国飞行员血脂异常Meta分析显示，中国飞行员血脂异常总体患病率为37.6%，其中民用航空飞行员患病率为44.7%，高于军用航空飞行员，也高于普通人群。国内西南某通航（训练机构）针对其2019－2021年间飞行学员血脂异常患病情况的一项调查发现，民用航空飞行学员血脂异常检出率为10.34%，虽然低于普通人群，但就职业健康维护而言仍不容忽视。

一、相关定义

血脂是血清中的中性脂肪和类脂的总称。其中，中性脂肪包括胆固醇和甘油三酯，类脂包括磷脂、糖脂、固醇和类固醇。与临床疾病密切相关的是胆固醇和甘油三酯。

人体内血脂的来源主要有两种：一是外源性，来自食物吸收；二是内源性，由肝脏、小肠黏膜等组织合成释放。血脂不溶于水，必须与载脂蛋白（Apoprotein，Apo）结合形成脂蛋白，才能在血液中运输，因此，血脂异常实际上表现为脂蛋白异常血症。Apo位于脂蛋白表面，是转运脂类的载体，就像载运血脂的“船舶”，各种脂蛋白因所含Apo的种类不同，而具有不同的功能和代谢途径。脂蛋白按照颗粒大小和密度不同分为乳糜微粒（CM）、极低密度脂蛋白（VLDL）、中间密度脂蛋白（IDL）、低密度脂蛋白（LDL）和高密度脂蛋白（HDL）。此外，还有一类特殊脂蛋白称为脂蛋白（a）[Lp（a）]。CM和VLDL分别运送外源性和内源性甘油三酯到肝外组织，LDL主要是将内源性胆固醇转运到肝外组织，而HDL则是逆向将外周组织包括动脉壁在内的胆固醇转运到肝脏进行代谢。

血脂的生理功能具有双面性：一方面，血脂是人体必需的基本物质。甘油三酯是机体重要的能量来源。胆固醇是构成细胞膜的重要组成成分，同时，还是合成类固醇激素（如皮质醇、性激素等）、维生素D、胆酸等的原料，对于调节机体脂溶性物质的吸收，尤其是维生素A、维生素D的吸收及钙代谢起着重要的作用。另一方面，血脂升高又是冠心病、脑卒中的重要危险因素。因此，血脂只有维持在理想水平，才能既保持人体正常的代谢，又不危及身体健康。

血脂中胆固醇在血液中主要以低密度脂蛋白胆固醇（LDL–C）和高密度脂蛋白胆固醇（HDL–C）两种形式存在。LDL可以通过血管内皮进入血管壁内，在内皮下层滞留的LDL被修饰成氧化低密度脂蛋白（ox–LDL），巨噬细胞吞噬ox–LDL后形成泡沫细胞，后者不断增加、融合，构成动脉粥样硬化斑块的脂质核，LDL–C升高是动脉粥样硬化发生、发展的主要危险因素，因此，又被称为“坏胆固醇”；而HDL能够将外周组织如血管壁的胆固醇逆转运回肝脏进行代谢，可以降低胆固醇在血管壁上的沉积，起到抗动脉粥样硬化的作用，因此，又被称为“好胆固醇”。

血脂异常是由于脂肪代谢或运转异常使人体血液中血脂含量超过正常范围，表现为血清中胆固醇和（或）甘油三酯水平升高。实际上血脂异常还包括低高密度脂蛋白胆固醇血症在内的各种血脂异常。

二、发病机制及病因

血脂异常的发病机制极其复杂，不论何种原因，若引起脂质来源、脂蛋白合成、代谢过程关键酶异常或降解过程受体通路障碍等，均可导致血脂异常。目前发病机制研究多聚焦在内质网应激、基因多态性、炎症反应、肠道菌群失衡等。

血脂异常按病因分为原发性血脂异常和继发性血脂异常两大类。原发性血脂异常占绝大多数，原发性血脂异常和继发性血脂异常可同时存在。

（一）继发性血脂异常

继发性血脂异常通常是由导致血脂和脂蛋白代谢改变的潜在的系统性疾病、代谢状态改变及某些药物等所致。继发性血脂异常与原发性血脂异常可能产生相似的后果。

（1）相关疾病：主要有超重/肥胖、糖尿病、甲状腺功能减退症等，其他如肾病综合征、肝病、系统性红斑狼疮和骨髓瘤等亦可引起血脂异常。

（2）药物：噻嗪类利尿剂、β受体阻滞剂、肾上腺皮质激素、口服避孕药等可促进脂肪分解，导致血脂水平升高。

（二）原发性血脂异常

原发性血脂异常的病因尚未完全清楚，多数是因遗传基因突变，或与环境因素相互作用所致。原发性血脂异常和继发性血脂异常可同时存在。

1. 基因缺陷或基因突变

原发性血脂异常可以由单一基因或多个基因突变所致，基因缺陷所致的血脂异常往往有明显的遗传倾向，多具有家族聚集性，临床上通常称为“遗传性或家族性高脂血症”，如LDL受体基因缺陷可引起家族性高胆固醇血症等。

2. 饮食因素

饮食对血脂的影响包括两个方面：饮食量和饮食成分。饮食量对甘油三酯的影响较大，而饮食成分对胆固醇有明确的影响，相比而言，甘油三酯与食物的相关性更强。糖类或碳水化合物可影响胰岛素分泌，加速肝脏VLDL的合成，过多摄入易引起高甘油三酯血症，而胆固醇和动物脂肪摄入过多与高胆固醇血症相关。

3. 吸烟、过度饮酒

吸烟会影响血脂代谢，导致总胆固醇水平升高，HDL–C降低；一氧化碳能增加LDL对氧化作用的敏感性，直接影响动脉粥样硬化的形成和发展；研究发现，吸烟者甘油三酯含量比不吸烟者高10%～15%，如果吸烟者同时伴有高脂血症和高血压，冠心病的发病率将增加9～12倍。

饮酒与血脂的关系目前还有争议，虽然有研究显示，酒类，特别是红葡萄酒有升高HDL–C的作用，对冠状动脉有保护作用。但饮酒同时也会刺激脂肪组织释放脂肪酸，肝脏合成甘油三酯和极低密度脂蛋白胆固醇增加，引起甘油三酯水平升高，因此，并不鼓励用饮酒来预防冠心病。

4. 超重和肥胖

血脂高低与人的胖瘦并无必然的联系，由于遗传、代谢和环境因素的共同作用，较瘦的人同样可能出现血脂异常。虽然血脂异常不是肥胖者的专利，但肥胖者血脂异常的概率比正常人高1倍以上，减轻体重能使血脂异常好转甚至消失。

5. 其他因素

体力活动、精神状态、年龄、性别、职业等也对血脂有一定程度的影响。季节对血脂的影响也越来越受到关注。

三、健康管理

（一）疾病诊断

血脂异常的诊断评估包括三个方面：①确立诊断，血脂水平是否超过正常范围；②分类诊断，鉴别原发性血脂异常和继发性血脂异常；③评估心血管疾病的发病风险，进行血脂异常危险分层。

1. 确立诊断

（1）临床表现。血脂异常患者本身没有明显的症状，大多数都是在体检或因其他疾病就诊时才被发现，也有部分患者直到出现并发症才被确诊，所以血脂异常在医学界被称为“沉默的杀手”。飞行员血脂异常基本都是在体检中被发现。

典型的临床表现：黄色瘤、早发性角膜环、眼底改变等。其中以黄色瘤较为常见，尤其是眼睑周围，一旦出现多提示血脂异常比较严重。

（2）诊断标准。血脂异常的主要危害是增加动脉粥样硬化性心血管疾病（Atherosclerotic Cardiovascular Disease，ASCVD）的发病风险。因此，血脂水平分层标准也主要适用于ASCVD一级预防目标人群，见表5–6。

表 5-6 ASCVD 一级预防目标人群主要血脂指标的参考标准（单位：mmol/L）

分层	TC	LDL-C	HDL-C	非 HDL-C	TG
理想水平	—	＜ 2.6	—	＜ 3.4	—
合适水平	＜ 5.2	＜ 3.4	—	＜ 4.1	＜ 1.7
边缘升高	≥5.2 且＜ 6.2	≥3.4 且＜ 4.1	—	≥4.1 且＜ 4.9	≥1.7 且＜ 2.3
升高	≥6.2	≥4.1	—	≥4.9	≥2.3
降低	—	—	＜ 1.0	—	—

注：ASCVD，动脉粥样硬化性心血管疾病；“—”，无；TC，总胆固醇；LDL-C，低密度脂蛋白胆固醇；HDL-C，高密度脂蛋白胆固醇；非 HDL-C，非高密度脂蛋白胆固醇；TG，甘油三酯。表中所列是干预前空腹 12 小时测定的血脂水平。引自《中国血脂管理指南（2023 年）》。

2. 分类诊断

血脂异常分类较复杂，最简单的有病因分类法和临床分类法两种。使用较多的是临床分类法：高胆固醇血症、高甘油三酯血症、混合型高脂血症和低高密度脂蛋白胆固醇血症。空勤人员体检鉴定也是使用临床分类法诊断。

发现血脂异常需要鉴别原发性血脂异常和继发性血脂异常。对原发性家族性脂蛋白异常血症可进行基因诊断。

3. 评估预后

与ASCVD密切相关的是胆固醇，特别是LDL-C。《中国血脂管理指南（2023年）》推荐采用ASCVD总体发病风险评估流程图，见图5-4：①按照是否患有ASCVD划分为二级预防和一级预防。②已患有ASCVD的二级预防人群中进一步划分出超（极）高危分层。③未患ASCVD，除外三种情况（LDL-C≥4.9mmol/L或TC≥7.2mmol/L、年龄≥40岁糖尿病患者、CKD 3～4期），应进行ASCVD 10年发病风险评估。如果是低危患者，10年内发生缺血性心血管疾病的可能性＜5%；如果是高危患者，则10年内发生冠心病的可能性为10%及以上，会明显增加。

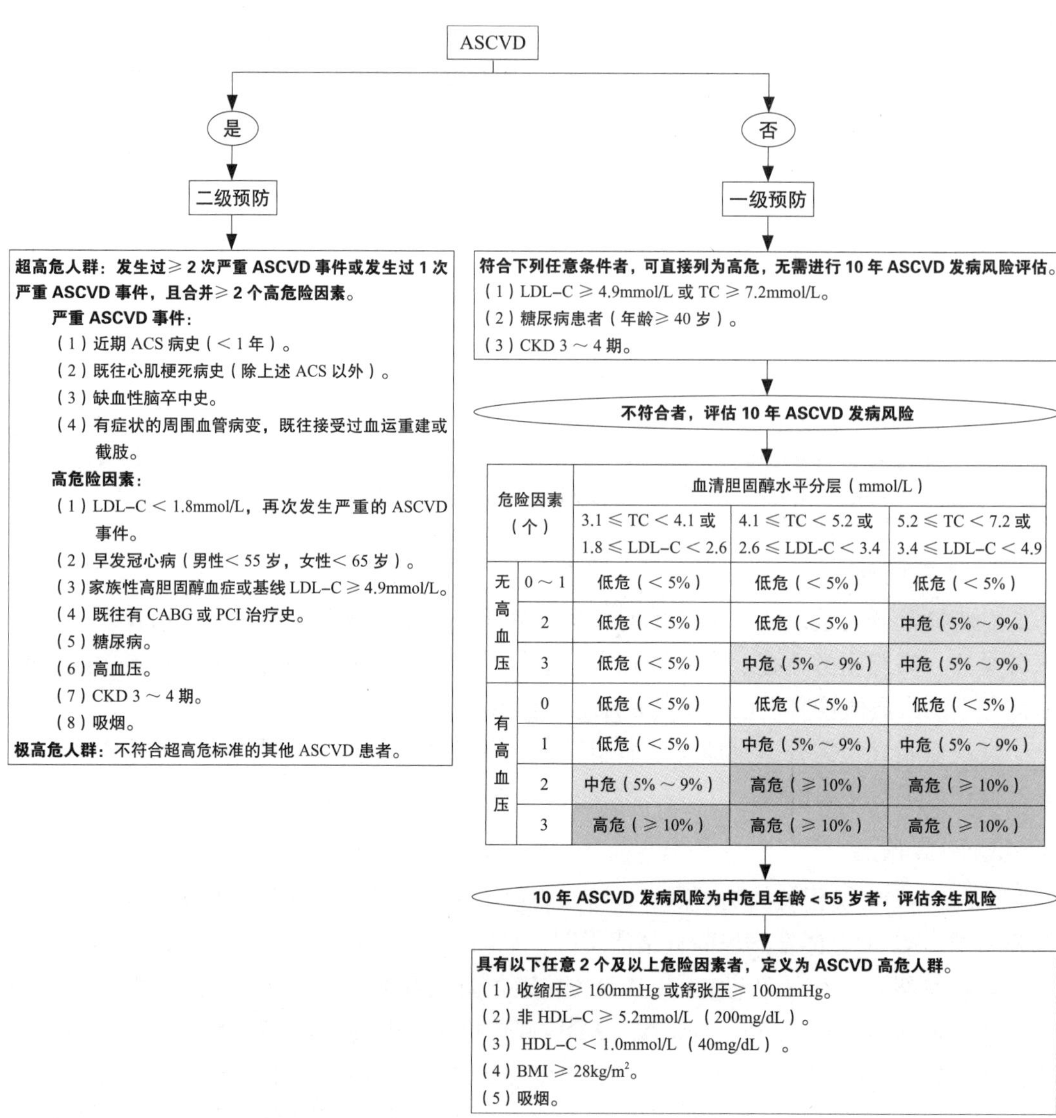

危险因素（个）		血清胆固醇水平分层（mmol/L）		
		3.1≤TC＜4.1或1.8≤LDL-C＜2.6	4.1≤TC＜5.2或2.6≤LDL-C＜3.4	5.2≤TC＜7.2或3.4≤LDL-C＜4.9
无高血压	0～1	低危（＜5%）	低危（＜5%）	低危（＜5%）
	2	低危（＜5%）	低危（＜5%）	中危（5%～9%）
	3	低危（＜5%）	中危（5%～9%）	中危（5%～9%）
有高血压	0	低危（＜5%）	低危（＜5%）	低危（＜5%）
	1	低危（＜5%）	中危（5%～9%）	中危（5%～9%）
	2	中危（5%～9%）	高危（≥10%）	高危（≥10%）
	3	高危（≥10%）	高危（≥10%）	高危（≥10%）

图5-4　中国成人ASCVD总体发病风险评估流程图

注：ASCVD，动脉粥样硬化性心血管疾病；ACS，急性冠状动脉综合征；CABG，冠状动脉旁路移植术；PCI，经皮冠状动脉介入治疗；TC，总胆固醇；LDL-C，低密度脂蛋白胆固醇；HDL-C，高密度脂蛋白胆固醇；CKD，慢性肾病；BMI，体重指数；危险因素水平均为干预前水平。危险因素包括：吸烟、年龄（男性＞45岁、女性＞55岁），HDL-C＜1.0mmol/L，BMI≥28kg/m^2，＜40岁的糖尿病患者。引自《中国血脂管理指南（2023年）》。

（二）相关检查

血脂检测是发现血脂异常的主要途径，也是评估ASCVD风险和确定干预策略的基础。

1. 检测项目

临床上血脂检测的基本项目为TC、TG、LDL-C和HDL-C，这也是飞行员常规体检项目。其他如ApoA1、ApoB、Lp（a）等的临床应用价值也日渐受到关注，但鉴于干预手段尚不明确，因此，目前不作为常规检测项目。

2. 检测重点人群

有ASCVD病史者；存在多项ASCVD危险因素者，如高血压、糖尿病、肥胖、过量饮酒、吸烟等；有早发ASCVD家族史者（一级直系亲属男性＜55岁或女性＜65岁患ASCVD）或有家族性高脂血症患者；皮肤或肌腱黄色瘤及跟腱增厚者。空勤人员定期体检中常规进行血脂检测。

3. 检测频率

从预防角度出发，建议20～40岁成人每2～5年筛查一次，40岁以上成人每年筛查一次，血脂异常者和ASCVD患者及其高危人群每3～6个月筛查一次。飞行员一般每年至少进行一次血脂检测。

4. 检测注意事项

影响血脂的因素很多，进行血脂检测时应注意以下几点：

（1）建议空腹。空腹或非空腹时总胆固醇检测差异不大，但甘油三酯水平受饮食和不同时间等因素的影响，因此，通常建议检测前禁食8～10小时。

（2）注意饮食。检查前2周保持平时的饮食习惯，检查前3天避免高脂和高胆固醇饮食，检查前24小时不饮酒。

（3）避免药物干扰。如维生素A和维生素D可使胆固醇升高，抽血前2天应尽量不要服用这些药物。

（4）适度运动。运动量过大，会使脂肪中的脂酶活性增加，血脂也会相应降低，对检查结果造成一定影响，因此，检查前24小时应避免剧烈运动。

（5）避免实验室误差。发现血脂异常应在同一家医院复查，避免实验室误差造成的假象，复查至少间隔1周。

（三）治疗与预防

血脂异常治疗包括非药物治疗和药物治疗。降低血脂，尤其是LDL-C，能够延缓动脉粥样硬化病变的进展，显著减少心脑血管疾病的发生率、致残率和死亡率。

1. 非药物治疗

非药物治疗包括饮食治疗和改善生活方式等，是治疗血脂异常的基础措施，无论是否进行药物调脂治疗，都必须坚持非药物治疗。

（1）饮食治疗。

防胜于治。《中国居民营养与慢性病状况报告（2020年）》显示：饱和脂肪酸和胆固醇摄入量过多，是导致中国人血脂异常患病率上升的原因之一。因此，在选择食物时应遵循“一个平衡”和“五个原则”。“一个平衡”指食物种类要多样化，比例要适当，2周内的食物品种最好超过20种。“五个原则”即四低一高：低胆固醇、低脂肪、低热量、低糖和高纤维，但绝对素食的做法并不可取。虽然，中国人的主要粮食是大米和面粉。但更推荐玉米和燕麦。水果富含果糖，易在体内转化为甘油三酯蓄积，因此，不宜进食过多。蔬菜和茶叶可降低胆固醇，而橄榄油等植物油类和鳕鱼等深海鱼类富含不饱和脂肪酸，可以降低甘油三酯和LDL-C水平。另外，晚餐时间不宜过晚，进食不宜超量。高脂血症膳食控制方案见表5-7。

表 5–7 高脂血症膳食控制方案

食物类别	限制量	选择品种	减少或避免品种
肉类	75g/d	瘦猪、牛、羊肉，去皮禽肉，鱼	肥肉、禽肉皮、加工肉制品（肉肠类）、鱼籽、鲍鱼、动物内脏（肝、脑、肾、肺、胃、肠）
蛋类	3～4 个 / 周	鸡蛋、鸭蛋、蛋清	蛋黄
奶类	250g/d	牛奶、酸奶	全脂奶粉、乳酪等奶制品
食用油	20g（2 平勺）/d	花生油、菜籽油、豆油、葵花籽油、色拉油、调和油、香油	棕榈油、猪油、牛羊油、奶油、鸡鸭油、黄油
糕点、甜食	–	最好不吃	油饼、油条、炸糕、奶油蛋糕、巧克力、冰激淋、雪糕
糖类	10g（1 平勺）/d	白糖、红糖	–
新鲜蔬菜	400～500g/d	深绿叶菜、红黄色蔬菜	–
新鲜水果	50g/d	各种水果	加工果汁、加糖果味饮料
盐	5g（半勺）/d	–	黄酱、豆瓣酱、咸菜
谷物	·500g/d（男性） ·400g/d（女性）	米、面、杂粮	–
干豆	30g/d（或豆腐 150g/d，豆制品、豆腐干等 45g/d）	黄豆、豆腐、豆制品	油豆腐、豆腐泡、素什锦

注：引自《高脂血症（第三版）》。

（2）改善生活方式。

生活方式干预是预防血脂异常的主要措施，也是治疗血脂异常的基础和首要措施。良好的生活方式包括坚持规律运动、戒烟、限酒和保持理想体重等。

运动可以降低TG和TC的含量，并可提高HDL–C的水平。运动时应遵循“量力而行、循序渐进、持之以恒”的基本原则，对高脂血症者有效的是步行、慢跑、骑车、游泳、体操、太极拳、爬山等有氧运动方式，以中强度为适宜运动量，每周3～4次为宜，每次45～60分钟。

（3）中医治疗。

高脂血症从中医理论上来说是脏腑失调的表现，针灸、耳穴疗法、按摩疗法及呼吸操对降低血脂都有一定的效果。

（4）基因治疗法。

目前基因治疗还处于探索阶段，虽然大多数高脂血症患者还必须采用饮食控制和药物治疗方法，但基因治疗无疑为心血管疾病的治疗提供了新思路、新方法。

2. 药物治疗

药物治疗的主要目标是降低LDL–C。临床上常用的调脂药物有许多，归纳起来有六类：他汀类、贝特类、烟酸类、胆酸螯合剂、胆固醇吸收抑制剂、前蛋白转化酶枯草溶菌素9（PCSK9）抑制剂。其中，他汀类药物是最常用的降低胆固醇的药物，对于ASCVD防治具有重要意义，中强度的他汀类药物是中国人群降脂治疗的首选。研究表明，在心血管危险因素不同的人群中，经他汀类药物治疗后，LDL–C每降低1mmol/L，主要心血管事件可减少20%，全因死亡率可降低10%。

与高血压的药物治疗一样，血脂异常的药物治疗也应当长期，甚至终生坚持。多数血脂异常为体内代谢系统异常所致，在停药后血脂会再次升高甚至反跳，而且停药还会使心血管事件增加。治疗时需要观察药物不良反应，少数患者服用他汀类药物后可能出现肝功能异常，极少数患者可能出现肌病，包括肌痛、肌炎和横纹肌溶解等。因此，在治疗时，要定期检测肝功能和肌酸激酶，同时，观察有无肌痛、肌无力、乏力和发热等症状。

四、行业要求

（一）职业危害

1. 对身体的危害

血脂异常最大的危害是脂质在血管内皮下沉积导致动脉粥样硬化形成，进而在血管内壁形成斑块。如果病变发生在冠状动脉会导致冠心病，甚至心肌梗死；如果发生在脑血管，则可导致脑卒中。血脂异常，尤其是LDL–C或总胆固醇升高是ASCVD的重要危险因素，降低LDL–C水平，可显著减少ASCVD发病及死亡风险，而甘油三酯升高与ASCVD发病风险的升高也存在一定的关联。

血脂异常还可导致脂肪肝、周围血管病等。严重的高甘油三酯血症还可引起急性胰腺炎等。

2. 对航空安全的危害

血脂对于飞行员而言主要用于预测和评价心脑血管疾病风险，是体检鉴定时心血管疾病排查的重要指标之一。血脂异常，尤其是LDL–C升高是诱发ASCVD，导致冠心病、脑卒中的重要危险因素，冠心病、脑卒中等心脑血管疾病是民用航空飞行员医学停飞的主要原因。ASCVD发展过程虽然隐匿，但首次发病就可能有致死、致残的高风险，同时，也具有空中失能的风险，会对航空安全造成极大的威胁。但从血脂异常发展到ASCVD是个漫长的过程，因此不少空勤人员对血脂重视不够，觉得血脂高不痛不痒，只是检查单上几个高于正常的数值而已，忽略了血脂对健康的远期效应，于是不知不觉中血管壁已经产生了不可逆的损伤。

（二）履职要求

部分空勤人员由于长时间飞行工作压力大、体力活动少、餐食中能量高、作息不规律、吸烟、饮酒等因素，患高脂血症的概率增加。

1. 血脂管理

（1）定期检测，早期发现。

空勤人员定期体检中血脂项目包括总胆固醇、甘油三酯、LDL-C和HDL-C四种，其中以LDL-C最为重要。LDL-C水平越高，动脉粥样硬化的风险越大，因而，在空勤人员体检鉴定尤其是冠心病特许体检鉴定中，更关注LDL-C是否控制达标。

发现血脂异常应在2个月内再次或多次进行复查，尽快明确诊断。确定血脂异常后，应进一步明确是否存在其他疾病所致的继发性血脂异常，同时，还要明确是否存在血脂异常所致的并发症。

（2）积极治疗，加强管理。

空勤人员血脂异常多为轻度增高，主要应采取生活方式干预，包括控制饮食、规律运动等。

①观察要求。进行生活方式干预6～8周后，应再次监测血脂水平，如已达标或改善，应继续进行生活方式干预；如改善不明显，应强化饮食治疗6～8周后，再监测血脂水平，如仍无改善则应考虑药物治疗。

②监测药物不良反应。用药4～8周后应检查肌酶、肝功能、肾功能和血常规，若已达标又无不良反应继续治疗，6～12个月复查；若未达标，调整治疗，6～12个月复查。

2. 航空医学鉴定

血脂异常为冠心病鉴定时参考的主要危险因素之一，空勤人员应尽量使血脂达到正常标准。

思考题

1.血脂检测时应注意哪些影响因素？

2.血脂异常时饮食治疗应遵循的“一个平衡”和“五个原则”分别指什么？

（蒋纪文）

第三节　高尿酸血症与痛风

高尿酸血症（Hyperuricemia）是一种常见的慢性代谢性疾病，痛风（Gout）和高尿酸血症是同一疾病的不同状态。据弗若斯特沙利文（Frost & Sullivan）数据，2020年全球高尿酸血症及痛风患者数达9.3亿人，已成为继高血压、高血脂、高血糖之后的“第四高”。根据《2021中国高尿酸及痛风趋势白皮书》数据，我国高尿酸血症人数约1.77亿，痛风人数约1466万。高尿酸血症不仅与痛风的发展密切相关，还与慢性肾病、终末期肾病、心血管事件等的发病和进展风险增加相关，已逐渐成为重要的全球公共卫生问题。

高尿酸血症和痛风的流行程度在不同民族和不同地区存在较大差异。在我国，20世纪50年代以前，高尿酸血症和痛风还较为罕见，随着社会的发展、生活水平的提高和生活方式的改变，高尿酸血症和痛风的发病率呈现明显上升趋势，2022年*Frontiers in Immunology*发表的一项中国研究显示，我国成人高尿酸血症总体患病率已由2015—2016年的11.4%升高至2018—2019年的14.0%，患病率逐渐与发达国家持平，且呈年轻化趋势，尤其是18～29岁男性的患病率最高。约1/3的高尿酸血症人群会发展为痛风。

民用航空飞行员高尿酸血症患病率高于空中乘务员和空中交通管制员。2017年的一项研究显示，民用航空飞行员高尿酸血症检出率为25.10%，腹型肥胖、高脂血症、饮酒是主要危险因素。令人担忧的是，民用航空飞行学员高尿酸血症的患病率也高于普通人群，国内西南某通航（训练机构）针对其2019—2021年间民用航空飞行学员高尿酸血症患病情况的调查发现，高尿酸血症在民用航空飞行学员中的检出率为20.19%。因此，应高度重视飞行员高尿酸血症的防治工作。

一、相关定义

尿酸是人体必不可少的物质，对人类的生存繁衍具有积极的作用。它作为一种抗氧化剂，具有清除氧自由基的作用，能防止细胞溶解、凋亡，延长细胞的生存期；对神经保护起重要作用，可减缓阿尔兹海默症和帕金森病的进展；还具有维持直立位血压的作用；另外，它的结构与某些脑兴奋剂有相似性，可刺激大脑皮层，提高智力。但尿酸过高又会导致代谢性疾病。因此，应保持尿酸在体内的平衡，过多或过少都不利于健康。

高尿酸血症是嘌呤代谢障碍引起的代谢性疾病。不分性别，正常饮食状态下，非同日2次空腹血尿酸水平高于420μmol/L（约7mg/dL）时，为高尿酸血症。

痛风是指尿酸盐（Monosodiumurate，MSU）结晶沉积于骨关节、肾脏和皮下等部位，引发急性、慢性炎症和组织损伤，导致关节炎（痛风性关节炎）、尿酸性肾病、肾结石等。痛风与高尿酸血症直接相关。

二、发病机制及病因

高尿酸血症分为原发性高尿酸血症和继发性高尿酸血症。继发性高尿酸血症只占5%左右。

（一）发病机制

尿酸是嘌呤分解代谢的终产物，在肝脏生成，80%由内源性细胞代谢分解的核酸和其他嘌呤类化合物代谢产生，20%来源于外源性食物中的嘌呤经酶作用的分解。嘌呤腺苷酸在酶的催化下，依次经过腺嘌呤/鸟嘌呤、黄嘌呤等中间产物，最终氧化代谢产生尿酸，存于尿酸池。产生的尿酸约2/3通过肾脏排泄，其余经胃肠道排泄。正常情况下，人体内血尿酸水平保持动态平衡，凡导致尿酸生成过多和（或）尿酸排泄减少的因素均可诱发高尿酸血症，其中，仅10%由尿酸生成过多引起，大部分则是尿酸排泄不足所致，见图5–5。

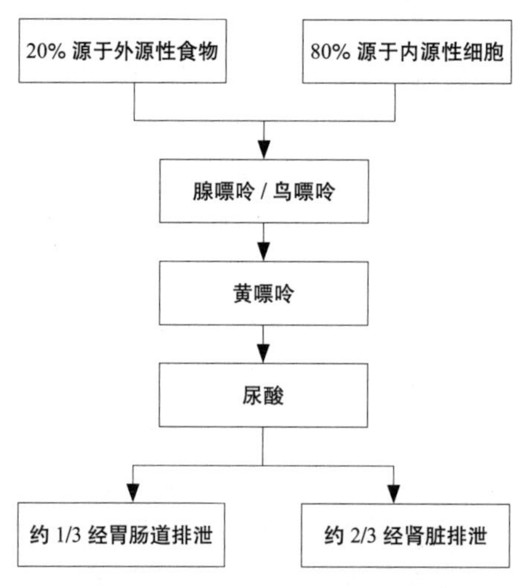

图 5-5　尿酸生成与排泄关系图

尿酸生成增多主要与嘌呤代谢相关酶的缺陷有关，包括磷酸核糖焦磷酸合成酶活性增高、黄嘌呤氧化酶活性增加、次黄嘌呤-鸟嘌呤磷酸核糖转移酶缺乏和活性降低、葡萄糖-6-磷酸酶缺失等，导致嘌呤产生过多，引起高尿酸血症。

尿酸的排泄受转运体的控制。目前发现血尿酸主要受肾脏的尿酸盐转运体1（Urate Transporter 1，URAT1）、ATP结合匣式转运子G2（ATP-binding Cassette Family Transporter G2，ABCG2）、钠离子依赖磷酸盐转运体1（Na^+ dependent Phosphate Transporter 1，NPT1）、葡萄糖转运蛋白9（Glucose Transporter 9，GLUT9）4种尿酸转运体及肠道的ABCG2转运体的调控。编码肾脏和肠道跨膜转运蛋白的基因对血尿酸浓度有影响，其中*SLC2A9*基因、*ABCG2*基因和*SLC22A12*基因的突变、错译、失活与血尿酸浓度和痛风有极强的相关性。当血尿酸超过其在血液或组织液中的饱和度时，即可析出尿酸盐结晶，尿酸盐结晶沉积在关节、软组织和肾脏，诱发局部炎症反应和组织破坏，即为痛风。尿酸盐结晶激活NLRP3炎症小体，释放白细胞介素（IL-1β），在痛风发作中起着重要作用，见图5-6。

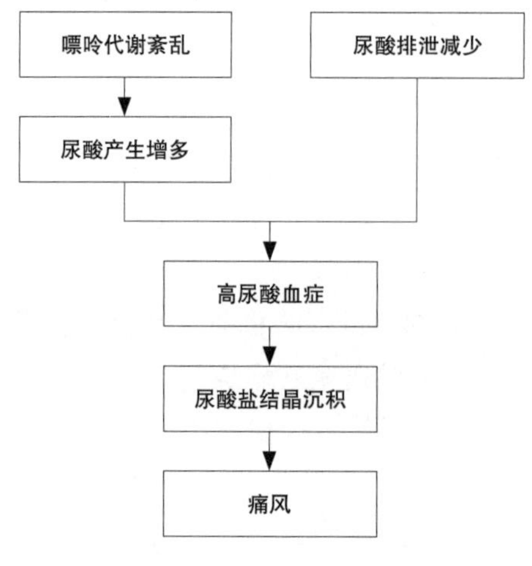

图 5-6　痛风发病机制

（二）病因

1. 继发性高尿酸血症

继发性高尿酸血症有明确的病因，常见的有：

（1）使尿酸排泄减少的疾病，比如慢性肾功能不全，肾小球滤过率降低，肾脏尿酸排泄减少，导致血尿酸水平升高。

（2）使尿酸产生过多的疾病，比如恶性肿瘤，癌细胞增殖和凋亡会产生大量的嘌呤，导致尿酸升高。另外，在放化疗过程中，大量的细胞遭到破坏，核酸代谢增加，也会导致尿酸升高。

（3）药物影响，比如阿司匹林、利尿剂、乙胺丁醇等可干扰肾小管对尿酸的重吸收，导致血尿酸水平的升高。

2. 原发性高尿酸血症

原发性高尿酸血症的病因和发病机制尚未完全阐明，可能与以下因素有关。

（1）遗传因素。

高尿酸血症的遗传方式一般是常染色体显性遗传或常染色体隐性遗传，部分为性连锁遗传，即X连锁隐性遗传。高尿酸血症患者中单基因遗传仅占少部分，大部分为多基因相关疾病，具有一定的家族聚集性。人群队列的基因关联研究发现，血尿酸水平遗传可能性为27%～41%，痛风遗传可能性为30%，痛风患者约20%存在家族史。目前，已发现的高尿酸血症和痛风的易感基因位点有数十个，包括与尿酸排泄和重吸收相关的基因*ABCG2*、*SLC2A9*等。

（2）环境因素。

不良生活习惯会增加高尿酸血症风险。饮食因素一直是痛风领域的探讨热点，但饮食对尿酸水平的影响程度仍存在争议。2021年美国学者Danve等的一项研究发现，肥胖和遗传因素对高尿酸血症/痛风发病的影响大于饮食，饮食与血尿酸水平相关，但影响作用相对较小。

①高嘌呤和高果糖饮食：长期食用富含嘌呤的饮食如动物内脏、海产品（尤其是带甲壳类）等是高尿酸血症及痛风发作的诱因之一。高果糖饮食，比如可乐、奶茶等虽然本身不含嘌呤，但会增加嘌呤核苷酸的降解，导致血尿酸水平升高。高果糖饮食对痛风发作的影响尚待进一步的研究。

②肥胖：肥胖就像潘多拉魔盒，代谢性疾病都能往里装，高尿酸血症也不例外。脂肪在体内具有抑制尿酸排泄的作用，可增加高尿酸血症的发生率。

③饮酒：酒精的代谢增加了三磷酸腺苷的消耗，会导致尿酸的产生增加；还会造成乳酸堆积，不利于尿酸的排泄；酒精中含有嘌呤，也会导致尿酸增加。不同酒类的影响不一，啤酒和烈性酒会增加高尿酸血症发病风险，葡萄酒目前对尿酸的影响尚有争议。所有酒类，包括啤酒、烈酒和葡萄酒，都与痛风发作风险增加有关。

（3）其他。

高尿酸血症和痛风与性别相关，雄激素可促进尿酸重吸收和减少排泄，而雌激素则可增加肾脏排泄尿酸，因此，痛风更偏爱男性，女性绝经后高尿酸血症的患病率接近男性。另外，压力过大、过于疲劳或精神紧张等，会使交感神经兴奋，过度消耗热量，尿酸产生增多。同时，压力的积聚会导致机体功能紊乱，尿酸排泄不能很好地完成。维生素C可能有降低血尿酸水平的作用，但尚无足够的证据表明这一有益的影响。

空勤人员尿酸增高的可能原因：不合理的膳食习惯，缺乏体力活动，工作紧张、压力大，飞行过程中饮水量少导致体内尿酸代谢失衡等。

三、健康管理

（一）疾病诊断

血尿酸值是诊断高尿酸血症的重要依据，当出现特征性关节炎表现、尿路结石，同时伴有高尿酸血症时应考虑痛风。

1. 确立诊断

（1）临床表现。

高尿酸血症通常无症状。痛风根据病程分为四期：无症状高尿酸血症期、痛风性关节炎急性发作期、痛风性关节炎发作间歇期、慢性痛风性关节炎期。痛风发作典型表现为深夜突然出现的四肢末端关节剧烈的撕裂样或咬噬样疼痛，严重时影响走路，单侧第一跖趾关节最常见。同时，还伴不同程度的肿胀、发热和红斑。痛风石是痛风特征性临床表现，典型部位有耳廓、关节、鹰嘴、肌腱等。痛风是公认的“天下第一痛”，我国古代称之为“白虎历节风.....如虎咬之状”。英国漫画家詹姆斯·吉尔瑞曾发表一幅描述痛风之痛的漫画，仿佛一个黑色的恶魔在拼命地啃噬人的足趾，足趾又红又肿、扭曲变形。

（2）高尿酸血症的诊断。

《中国高尿酸血症与痛风诊疗指南（2019）》指出高尿酸血症的诊断与性别、年龄无关，只要非同日2次血尿酸水平超过420μmol/L即可诊断。

（3）痛风的诊断。

高尿酸血症是痛风的基础，但并非高尿酸血症患者都会出现痛风。国内外有多个痛风分类标准，目前我国普遍认可的是1977年美国风湿病学会（ACR）制定的痛风分类标准、2015年美国风湿病学会和欧洲抗风湿病联盟（EULAR）共同制定的痛风分类标准（表5–8）。这两个标准均将关节穿刺镜检发现尿酸盐结晶作为诊断“金标准”。

1997年美国风湿病学会痛风分类标准如下：

（1）关节液中有特异性尿酸盐结晶。

（2）化学方法或偏振光显微镜证实痛风石中含尿酸盐结晶。

（3）符合下述标准中的6条或6条以上。

①急性关节炎发作＞1次。

②炎症反应在1天内达高峰。

③单关节炎发作。

④可见关节发红。

⑤第一跖趾关节疼痛或肿胀。

⑥单侧第一跖趾关节受累。

⑦单侧跗骨关节受累。

⑧可疑痛风石。

⑨高尿酸血症。

⑩不对称关节内肿胀（X线片证实）。

⑪无骨侵蚀的骨皮质下囊肿（X线片证实）。

⑫关节炎发作时关节液微生物培养阴性。

满足上述（1）（2）或（3）中任何一个条件即可诊断痛风，其中（3）适于患者参考自测。

表 5-8　2015 年美国风湿病学会和欧洲抗风湿病联盟痛风分类标准

项目	内容	评分（分）
临床特点	受累关节分布：曾有急性症状发作的关节 / 滑囊部位（单或寡关节炎）	
	• 踝关节或足部（非第一跖趾关节）关节受累	1
	• 第一跖趾关节受累	2
	受累关节急性发作时症状：（1）皮肤发红；（2）触痛或压痛；（3）活动障碍	
	• 符合上述 1 个特点	1
	• 符合上述 2 个特点	2
	• 符合上述 3 个特点	3
	典型的急性发作：（1）疼痛达峰＜24 小时；（2）症状缓解＜14 天；（3）发作间期完全缓解。符合上述≥ 2 项（无论是否抗炎治疗）	
	• 首次发作	1
	• 反复发作	2
	痛风石证据：皮下灰白结节，表面皮肤薄，血供丰富；典型部位：关节、耳廓、鹰嘴、滑囊、手指、肌腱（如跟腱）	
	• 没有痛风石	0
	• 存在痛风石	4
实验室检查	血尿酸（尿酸酶法检测）：未进行降尿酸治疗时和复发 4 周后检测；若条件允许，在这些条件下复测，取最高值记分	
	＜ 4mg/dL/ ＜ 240μmol/L	–4
	［4 ～ 6）mg/dL/［240 ～ 360）μmol/L	0
	［6 ～ 8）mg/dL/［360 ～ 480）μmol/L	2
	［8 ～ 10）mg/dL/［480 ～ 600）μmol/L	3
	≥ 10mg/dL/ ≥ 600μmol/L	4
关节液分析	（曾）有症状的关节或滑囊进行滑液分析　未检查	0
	尿酸盐结晶阴性	–2
影像学特征	（曾）有症状的关节或滑囊处尿酸盐结晶的影像学证据：超声“双轨征”，或双源 CT 的尿酸盐结晶沉积　有	4
	无	0
	痛风相关关节破坏的影像学证据：手 / 足 X 线片示存在至少 1 处骨侵蚀（皮质破坏、边缘硬化或边缘突出）　有	4
	无	0

注：痛风自测，第 1 步纳入标准（只在符合本条件情况下方采用下列评分体系）：至少 1 次外周关节或滑囊发作性肿胀、疼痛或压痛；第 2 步充分标准（如具备，可直接分类为痛风而无需其他“要素”）：有症状关节或滑囊（即在滑液中）或痛风石中存在尿酸盐结晶；第 3 步标准（不符合充分标准的情况下使用，≥ 8 分可诊断为痛风）。

2. 分型

高尿酸血症根据24小时尿尿酸排泄量（UUE）和肾脏尿酸排泄分数（FEUA）可分为以下几种类型：肾脏排泄不良型、肾脏负荷过多型（产生过多型、肾外排泄不良型）、混合型（肾脏负荷过多合并肾脏排泄不良）和其他型。90%的原发性高尿酸血症属于肾脏排泄不良型。

（二）相关检查

1. 血尿酸检查

高尿酸血症的高危人群包括高龄、男性、肥胖、有痛风家族史和不健康的生活方式等人群，高危人群应定期进行血尿酸筛查，以便及早发现和预防。一旦出现痛风则应增加检查频度。一般来说，在急性期应随时检查血尿酸下降情况，进入缓解期可以每3个月复查一次血尿酸，如果连续3次都正常就可以延长至每半年复查一次。飞行员每年至少进行一次血尿酸检查。

血尿酸水平受多种因素影响，为避免检测结果不准确，应注意以下几点：

（1）保证空腹。检查当天早晨禁食禁饮，避免饮食影响血尿酸结果。

（2）注意饮食。检查前3天保持正常饮食，不饮酒，但也不要刻意清淡饮食，以免无法反映真实的病情。

（3）避免剧烈运动。剧烈运动后三磷酸腺苷分解，会产生嘌呤导致血尿酸水平升高，因此，检查当天应暂停晨练，检查前注意不要跑步、快速爬楼梯等。

（4）避免药物干扰。检查前5～7天最好停用对尿酸排泄有影响的药物，如阿司匹林、含有利尿药成分的降压药物等。停药应在医师指导下进行，尤其是对控制某些疾病必不可少的药物停用更要慎重。如果不能停，应向医师说明。

（5）重视复查。影响尿酸的因素较多，发现血尿酸偏高时应在不同日再次复查，如果两次结果都升高则可诊断。

2. 其他检查

对怀疑痛风者可通过关节液穿刺或痛风石活检来证实，X线检查、CT检查或MRI检查对明确诊断有一定的帮助。

（三）治疗与预防

治疗包括非药物治疗和药物治疗。无论是否采取药物治疗，生活方式调整都不可或缺。治疗目的是通过降低血尿酸水平预防尿酸盐结晶的沉积，减少痛风的发作、合并症的发生和改善患者的生活质量。对于飞行员而言，治疗目的是减少失能风险、延长飞行年限、保证飞行安全。

痛风治疗需要极大的恒心。痛风发作时会出现剧烈疼痛，而疼痛消失后患者会产生已经痊愈的错觉，但实际上并未被治愈，还必须继续控制尿酸值。持续做好自我管理是预防痛风复发的关键。

1. 非药物治疗

长期规范地进行生活方式管理是非常重要的基础治疗。

（1）健康饮食。

《中国高尿酸血症与痛风诊疗指南（2019）》建议：高尿酸血症患者应限制酒精和高嘌呤、高果糖饮食的摄入，鼓励奶制品和新鲜蔬菜的摄入及适量饮水。研究显示，饮食治疗大约可以降低10%～18%的血尿酸或使血尿酸降低70～90μmol/L。高尿酸血症饮食建议见表5-9。

表 5-9 高尿酸血症饮食建议

饮食建议	食品种类
鼓励食用	蔬菜、鸡蛋，低脂奶、脱脂奶及其制品
限制食用	牛肉、羊肉、猪肉、富含嘌呤的海鲜，调味糖、甜点、调味盐（酱油和调味汁），葡萄酒、果酒
避免食用	含果糖饮料，动物内脏，白酒、啤酒、黄酒

注：摘自《中国高尿酸血症相关疾病诊疗多学科专家共识（2023 年版）》。

①限制酒精。酒精不仅可以促进尿酸生成，而且会影响尿酸排泄。风险性由高到低依次是啤酒、白酒、红酒。

②限制高嘌呤食物，少吃高果糖食物。传统的低嘌呤饮食观念需要更新，过于严格的低嘌呤饮食中碳水化合物供能比例过高，易导致胰岛素抵抗，减少尿酸排泄，引起血尿酸升高。食物对高尿酸血症和痛风患者的危害不能单纯以嘌呤含量来界定，目前强调每天摄取的嘌呤应该控制在200mg以下，避免进食动物内脏、带甲壳的海鲜等高嘌呤类食物。嘌呤易溶于水，因此，要少喝嘌呤含量较高的肉汤和鱼汤，尤其是火锅，一次火锅比一顿正常饮食摄入的嘌呤高10倍以上。饮食治疗时容易被忽略的是富含果糖的饮料和水果，这类食物会明显增加血尿酸水平，与痛风发病率呈正相关，要严格控制摄入量。常见高嘌呤食物见表5-10。

表 5-10 常见高嘌呤食物（以 100g 可食部分计算）

食物名称	嘌呤含量（mg）	食物名称	嘌呤含量（mg）	食物名称	嘌呤含量（mg）
小鱼干	1639	蛤蜊	316	牡蛎	239
豆苗	500	鸭肝	301	鲳鱼	238
豆芽	500	沙丁鱼	295	猪肝	233
鸡精	500	鸡肝	293	香菇	214
芦笋	500	带鱼	292	鲢鱼	202
干贝	390	浓肉汤	280	猪脑	175
凤尾鱼	363	紫菜	274	黄豆	166
秋刀鱼	355	猪小肠	262	海鳗	159

注：摘自《让尿酸不再高，让痛风远离你》。

③鼓励摄入奶制品和新鲜蔬菜。饮食治疗并不是只吃素食，还要注意保持营养均衡。低脂牛奶、鸡蛋和海参富含优质蛋白，嘌呤含量非常低，适合高尿酸血症患者；蔬菜、水果和薯类是碱性食物，有利于尿酸的排泄，也适合高尿酸血症患者；豆类食品的嘌呤含量因加工方式而异，因此，不推荐也不限制豆制品（比如豆腐）的摄入。

④适量饮水。高尿酸血症者应适量补充水分，增加尿量，帮助过多尿酸的排出。每天饮水量应达1.5L以上，痛风患者每天饮水量应达到2.0L。饮水最好安排在两餐之间及晨起和临睡前，饭前尽量不要大量饮水以免影响消化。适合用来补充水分的是白开水和柠檬水。

（2）坚持有规律的运动。

低强度有氧运动可降低痛风发病率，但中等至高等强度运动反而会使尿酸排泄减少，导致血尿酸水平上升，增加痛风发病率。因此，高尿酸血症患者应避免剧烈运动，可进行步行、慢跑、太极拳等低强度的有氧运动，每周4～5次，每次0.5～1.0小时，在痛风急性期应中断锻炼，以休息为主，以有利于炎症消退。合并有心血管疾病者还应适度降低运动强度和缩短运动时间。

（3）其他。

减重可降低血尿酸水平，并对减少痛风发作有益；保持心情平稳和良好睡眠对于痛风患者的病情恢复极其重要；另外，防寒保暖也是需要注意的。

2. 药物治疗

虽然饮食可影响血尿酸水平，但肥胖和遗传因素才是高尿酸血症/痛风主要的决定因素，因此，对于多数高尿酸血症/痛风患者而言，仅靠饮食干预并不足以控制疾病，药物治疗才是痛风管理的核心，但饮食治疗可减少药物剂量。

高尿酸血症的治疗目的是使血尿酸维持在正常水平，预防痛风发作和出现其他并发症。临床常用药物分为抑制尿酸合成的药物和促进尿酸排泄的药物两类，代表药物分别为别嘌呤醇和苯溴马隆。

痛风的治疗目的是快速控制关节炎的症状和减轻疼痛，当改善生活方式无法控制尿酸值或已经发作痛风时应进行药物治疗。急性痛风性关节炎常用药物包括秋水仙碱和非甾体抗炎药。痛风患者降尿酸治疗目标为血尿酸＜360μmol/L。

无症状高尿酸血症患者是否需要进行规范的降尿酸药物治疗各国尚有争议，欧美国家多不推荐，而亚洲国家多持积极态度。2020年美国风湿病学会（ACR）《痛风管理指南》不建议对无症状高尿酸血症患者启动降尿酸治疗，但《中国高尿酸血症/痛风患者实践指南（2020）》建议：当无症状高尿酸血症患者血尿酸≥540μmol/L或血尿酸≥480μmol/L且有合并症（包括高血压、脂代谢异常、糖尿病、尿酸性肾结石、肾功能损害不低于CKD 2期）之一者，应进行降尿酸药物治疗。无合并症者，血尿酸控制在420μmol/L以下；伴合并症时，控制在360μmol/L以下。

关于是否有碱化尿液的必要，中国指南和美国指南的推荐意见截然不同，中国指南建议将晨尿pH值维持在6.2～6.9，以降低尿酸性肾结石的发生风险。

3. 中医治疗

《痛风及高尿酸血症中西医结合诊疗指南（2023年）》中根据中医证候积分表，将痛风分为中医证候稳定期和中医证候活动期。建议当中医证候积分低于6分时使用单纯中医药治疗，当中医证候积分不低于6分时使用中西医结合治疗。某些中药具有抗炎、镇痛、活血、消肿和降低血尿酸的作用，对高尿酸血症及痛风有效。另外，常按太溪穴、气海穴、关元穴、命门穴、肾俞穴和涌泉穴对排尿酸有帮助。

四、行业要求

（一）职业危害

1. 对身体的危害

高尿酸血症是“四高”人群中最沉默、最隐形的健康杀手，从尿酸高到出现症状的时间可长达数年至数十年，有些人甚至机体都已严重受损了还没有任何症状。血尿酸增高后可能会在许多组织器官中沉积，引发疾病，常见的危害有以下4种。

（1）关节伤害。

痛风是高尿酸血症最常见的表现，血尿酸水平长期升高，尿酸盐结晶沉积在关节及周围软组织处，趋化中性粒细胞、巨噬细胞，细胞及结晶相互作用，释放炎症因子、金属蛋白酶9、水解酶等，引起关节急慢性炎症损伤。

（2）肾脏损害。

尿酸约2/3通过肾脏排出，因此，尿酸盐结晶很容易沉积在肾脏引起肾病。血尿酸水平升高可导致急性尿酸性肾病、慢性尿酸性肾病和肾结石，增加肾衰竭发生的风险，其中对航空安全影响较大的是肾结石。血尿酸水平升高既是慢性肾病的危险因素，也是影响预后的重要原因，血尿酸水平每增加60μmol/L，慢性肾病患者的全因死亡风险增加约8%。

（3）血管损害。

高尿酸血症与高血压相关，也是动脉粥样硬化的独立危险因素。高尿酸会增加全因死亡率及冠心病死亡率。尿酸可促进LDL和脂质过氧化，使氧自由基增加，促进氧化应激和炎症反应。而氧化应激可通过影响内皮细胞、平滑肌细胞及脂质代谢等参与动脉粥样硬化形成的病理过程。研究发现，血尿酸水平每增加60μmol/L，高血压发病相对风险增加1.4倍，冠心病死亡风险增加12%。这也是飞行员后期停飞比较主要的原因。

（4）糖尿病风险增加。

血尿酸水平上升可能导致人体对葡萄糖的利用能力下降，从而影响身体中的胰岛素，进而可能导致血糖上升。研究发现，血尿酸水平每增加60μmol/L，新发糖尿病的风险增加17%。

2. 对航空安全的危害

高尿酸血症对航空安全主要的危害在于长期高尿酸对血管的损害，引起慢性动脉硬化，造成心血管疾病的发生，对飞行安全有较大威胁。

高尿酸血症所致的尿酸性肾结石对飞行员最直接的威胁是导致空中肾绞痛，有造成空中失能的风险，是危及航空安全的严重症状之一。

痛风在急性发作期会导致难以忍受的疼痛，严重的会导致行走障碍，因此，在急性发作期是不适宜飞行的。

（二）履职要求

高尿酸血症在空勤人员中并不少见，往往是在体检中发现。而痛风则是非常顽固的慢性病，可以控制却无法根治。如果管理好，及早诊断并进行规范治疗，可以减少并发症，让痛风少发作甚至不发作。伴发高血压、糖尿病、其他肾病及心血管疾病者，预后欠佳。因此，空勤人员应重视控制尿酸水平。

1. 尿酸管理

（1）寻找病因，全面评估。

空勤人员每年体检都会进行血尿酸检查，这是诊断高尿酸血症和痛风的最基本检查。发现血尿酸偏高，一般应排除影响因素（包括饮食、运动、用药等）后再进行复查。如果确诊为高尿酸血症，尤其是确诊为痛风后还应明确痛风的病因，并了解肾脏是否受损，是否还患有其他代谢性疾病。

（2）积极治疗，加强管理。

空勤人员患高尿酸血症后主要应进行行为生活方式干预。一旦确诊为痛风要及时到专科医院进行治疗，如果急性发作，在改善生活方式的同时，要尽快进行药物治疗，即使疼痛消失，为预防出现各种并发症，也要遵循医嘱，严格控制尿酸水平。

①观察要求。高尿酸血症的治疗要持续一生，持续做好自我管理很重要。开始改善生活方式治疗后1～2周，应监测血尿酸水平，如已改善或达标，继续坚持做好长期自我管理；如无改善或出现痛风症状，则应考虑药物治疗，并及时到专科医院就诊。

②监测药物不良反应。治疗高尿酸血症和痛风的药物均有一定的不良反应，尤其是秋水仙碱毒性大，必须在医师指导下使用，切勿自行滥用，治疗过程中要注意观察血常规、肝功能及肾功能。

2. 航空医学鉴定

中国民用航空局：

无症状的高尿酸血症，空勤人员体检时发现高尿酸血症，如果血尿酸<600μmol/L，一般不会影响体检鉴定结论，但会建议改善生活方式；当血尿酸≥600μmol/L，通常会要求控制后复查。

痛风：急性发作时，一般评为暂不合格，进行治疗。各级体检合格证申请人患有痛风，药物治疗后，血清尿酸正常，无症状，无并发症，无药物不良反应，可鉴定为合格。

思考题

1.高尿酸血症及痛风的职业危害有哪些？

2.高尿酸血症及痛风的鉴定原则是什么？

（蒋纪文）

第四节 糖尿病

糖尿病（Diabetes Mellitus，DM）是最常见的慢性代谢性疾病。据2021年国际糖尿病联合会（IDF）公布的数据，全球成人糖尿病患者5.37亿人，相比2019年增幅达16%，2021年约有670万成人死于糖尿病或其并发症，约占全球全因死亡人数的10%。全球几乎每个国家糖尿病发病率都在上升，而我国是糖尿病患病率增长最快的国家之一，2021年成人糖尿病患者已达1.409亿人，居全球首位。糖尿病带来的健康负担对个人、家庭和社会都是巨大的挑战，管理好血糖，是延缓糖尿病并发症的发生、减轻并发症危害程度的关键。

从1979年开始，我国先后进行了8次全国性糖尿病流行病学调查，糖尿病总体患病率呈显著上升趋势，根据2015—2017年调查数据，我国成人糖尿病患病率达到了11.9%，而知晓率、治疗率和控制率却很低，分别仅为38.0%、34.1%和33.1%。2019年我国将糖尿病患者规范管理率纳入健康中国行动考核指标框架。

民用航空飞行员糖尿病患病率低于普通人群，但也并不少见。2017年一项针对民用航空飞行员的Meta分析显示，民用航空飞行员高血糖的检出率为3.1%，多发于中年飞行员，以2型糖尿病和无症状者居多。

一、相关定义

血糖是指血液中的葡萄糖，血糖浓度就是血糖值。糖尿病是由于胰岛素分泌及（或）作用缺陷引起的以血糖慢性增高为特征的代谢性疾病。

人体能维持血糖动态平衡得益于体内的几种激素。进食后，随着营养物质的吸收，血糖值会升高，吸收的葡萄糖并不会作为能源马上被消耗，在胰岛素的帮助下，多余的葡萄糖会以糖原的形式储存在肝脏和肌肉细胞中，如果还有盈余，就会转化为脂肪储存，当多余的血糖都被储存起来时，血糖就被调节到了正常水平（图5–7）。

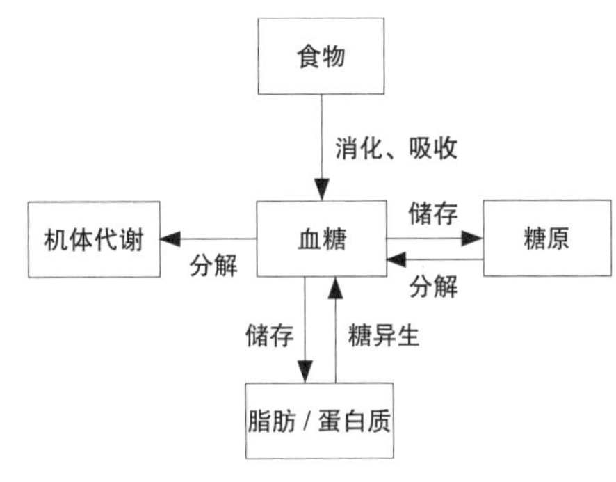

图 5–7 血糖的来源及代谢路径

而当饥饿或剧烈运动后，血糖会作为能源被消耗而减少，这时肾上腺素和胰高血糖素会刺激身体产生葡萄糖让血糖值升高以维持正常的血糖水平。胰岛素是人体唯一能使血糖下降的激素。如果调节血糖的几种激素都“尽职尽责”，血糖就会维持在正常范围内。但如果胰岛“消极怠工”让胰岛素分泌不足，或者胰岛素“工作能力”不强，血糖就会升高，如果长期维持在高血糖，也就成了糖尿病。

二、发病机制及病因

糖尿病按病因分为1型糖尿病、2型糖尿病、特殊类型糖尿病和妊娠期糖尿病4种类型，见表5–11。其中，1型糖尿病和2型糖尿病最为常见，在我国2型糖尿病占90%以上，空勤人员多数为2型糖尿病。

表 5-11　糖尿病临床分型

1999 年 WHO 分型	2019 年 WHO 分型	2021 年 ADA 分型 *
1 型糖尿病	1 型糖尿病	1 型糖尿病
2 型糖尿病	2 型糖尿病	2 型糖尿病
妊娠期糖尿病	妊娠期首次发现高血糖（妊娠期糖尿病，妊娠糖尿病）	妊娠期糖尿病
特殊类型糖尿病	特殊类型糖尿病	特殊类型糖尿病
	混合型糖尿病，包括 LADA* 和酮症倾向的 2 型糖尿病	
	未分类糖尿病	

注：《中国 2 型糖尿病防治指南（2020 版）》采用 1999 年 WHO 的病因学分型体系；ADA 分型：美国糖尿病学会分型；LADA：成人隐匿性自身免疫性糖尿病。

各型糖尿病具体的发病机制目前尚无统一定论，普遍认为，糖尿病是遗传因素、自身免疫因素及环境因素共同作用的结果。

（一）1 型糖尿病

1型糖尿病是自身免疫性疾病，主要是由于胰岛β细胞被破坏，不能产生足够的胰岛素，以胰岛素绝对缺乏为主，可能与人类染色体上的某种因子有关，很多是生来即有的缺陷。多发于青少年和儿童，大多需要依赖胰岛素治疗。值得注意的是，过早使用牛奶喂养婴儿，可能是诱发1型糖尿病的因素。

（二）2 型糖尿病

2型糖尿病的病因尚不十分清楚，大多数2型糖尿病以胰岛素抵抗为病理基础，虽然遗传基因是导致2型糖尿病的重要原因，但环境因素也可诱发此病。

1. 遗传因素

糖尿病存在家族发病倾向，父母中一人患2型糖尿病，则子女患2型糖尿病的概率为10%。研究发现，2型糖尿病的遗传度（遗传因素在疾病发生中所起的作用程度）为44%，临床上至少有60种以上的遗传综合征可伴有糖尿病。2型糖尿病的遗传易感性主要与胰岛β细胞功能减退有关。

2. 环境因素

（1）超重和肥胖。

超重和肥胖可以直接导致胰岛素抵抗，从而加深对胰岛功能的损害，促使糖尿病发病。肥胖人群发生2型糖尿病的风险是正常体重人群的4.03倍，“细腿大肚子”是我国糖尿病患者的特征。

（2）缺乏运动。

长期不运动，胰岛素的敏感性会降低。同时，缺乏运动导致脂肪分解减少，脂肪堆积又会引起超重或肥胖，双重作用下，更容易诱发糖尿病。研究发现，对于每天久坐9小时的成人，在8天的时间内，每天多坐1小时则发生2型糖尿病的风险增加22%。

（3）吸烟。

吸烟者糖尿病的发病风险是不吸烟者的1.18倍，且吸烟年龄越小，吸烟量越大，糖尿病风险越高。吸烟还会增加糖尿病各种并发症的发生风险，尤其是大血管病变，吸烟能使糖尿病患者的全因死亡风险增加48%。父母吸烟（被动吸烟）会增加儿童和青少年的胰岛素抵抗风险，增加子女糖尿病发生概率。

（4）饮食不当。

进食过多、进食不规律等会造成超重或肥胖，进而促使糖尿病发生。过甜或者低纤维饮食更容易使血糖瞬间升高，从而加重胰岛β细胞的负担，诱使糖尿病的发生。

3. 其他因素

其他可能的原因还包括精神压力大、酗酒、肝病和内分泌疾病等；某些药物，如糖皮质激素、阿司匹林等也会影响糖代谢，造成一过性血糖升高；急性感染、创伤、手术等应激状态会导致血糖一过性升高；睡眠与糖尿病也具有相关性，睡得太少或太多都会影响生物钟，降低胰岛素的敏感性，青年人糖尿病发病率升高可能与此有关。

三、健康管理

（一）疾病诊断

糖尿病的确诊除了参照血糖值，还要结合病史、症状和体格检查等综合诊断。

1. 确定诊断

（1）临床症状。

糖尿病典型的“三多一少”症状，包括烦渴多饮、多尿、多食和不明原因体重下降。1型糖尿病多有“三多一少”症状。2型糖尿病早期往往没有明显的症状，不容易被发现，甚至很多患者都已经出现并发症了才被发现，失去了最好的干预时机。虽然2型糖尿病症状隐匿，但实际上还是有一些线索可以帮助早期发现糖尿病，比如，不明原因的疲劳乏力、不明原因的皮肤瘙痒、皮肤破损不易愈合、肢端麻木或感觉过敏、年龄较轻即有白内障等，一旦出现这些信号就应该及时去医院进行检查。

（2）诊断标准。

我国目前采用的是1999年WHO提出的糖尿病诊断和分类相关标准，见表5-12和表5-13。

表 5-12　糖代谢状态分类（WHO1999 年）

糖代谢状态	静脉血糖	
	空腹血糖（mmol/L）	糖负荷后 2 小时血糖（mmol/L）
正常血糖	＜ 6.1	＜ 7.8
空腹血糖受损	≥6.1，＜ 7.0	＜ 7.8
糖耐量减低	＜ 7.0	≥7.8，＜ 11.1
糖尿病	≥7.0	≥11.1

注：引自《中国 2 型糖尿病防治指南（2020 版）》。空腹血糖正常参考范围下限通常为 3.9mmol/L。

表 5-13 糖尿病诊断标准

诊断标准	静脉血糖或 HbA1c 水平
典型糖尿病症状	
加上随机血糖	≥ 11.1mmol/L
或加上空腹血糖	≥ 7.0mmol/L
或加上 OGTT 2 小时血糖	≥ 11.1mmol/L
或加上 HbA1c	≥ 6.5%
无糖尿病典型症状者，需改日复查确认	

注：引自《中国 2 型糖尿病防治指南（2020 版）》。OGTT 为口服葡萄糖耐量试验；HbA1c 为糖化血红蛋白。空腹状态：指至少 8 小时无热量摄入。随机血糖：指不考虑上次用餐时间，一天中任意时间的血糖，不能用于诊断空腹血糖受损或糖耐量减低。

空腹血糖受损和糖耐量减低统称为糖调节受损，也称糖尿病前期，是从正常状态过渡到糖尿病的一个过渡阶段。如果此阶段不给予任何干预，大约有1/3会逐渐发展成糖尿病；但如果进行生活方式干预，则血糖有可能逐渐变为正常。

糖尿病的诊断主要依据空腹血糖、随机血糖或口服葡萄糖耐量试验（OGTT）2小时血糖，《中国2型糖尿病防治指南（2020版）》在既往诊断标准基础上，增加了糖化血红蛋白（HbA1c）在糖尿病诊断中的标准值，以及一些不适合用糖化血红蛋白来诊断的情况。

急性感染、创伤或其他应激情况下可以出现暂时性血糖增高，因此，若没有明确的糖尿病病史，不能据此诊断为糖尿病，应在应激因素消除后复查，再确定糖代谢状态。

2. 判断糖尿病的病因及分型

一旦确诊糖尿病，就需要进一步检查糖尿病的可能原因、分型和严重程度。对于年轻起病，并且病情变化迅速的糖尿病患者，需要进行免疫学检查。

3. 判断预后

糖尿病一经诊断，就需要排查有无并发症。对糖尿病并发症，早期干预效果较好，一旦进展危害很大，因此，在治疗糖尿病的同时，必须兼顾并发症的处理。

（二）相关检查

1. 判断是否患有糖尿病的相关检查

（1）血糖。

血糖测定是确诊必查项目，是了解糖代谢和胰岛功能最简便的方法，主要包括空腹血糖、口服葡萄糖耐量试验2小时血糖、糖化血红蛋白和随机血糖四个指标。四个指标的临床意义各有侧重。

①空腹血糖：是糖尿病诊断的重要依据，能较好地反映基础胰岛素水平，主要用于了解胰岛基础功能，判断病情变化。

②口服葡萄糖耐量试验2小时血糖：很多患者在早期仅表现为餐后血糖升高而空腹血糖正常，该指标对糖尿病前期诊断灵敏度较好，能提高糖尿病诊断的准确性，主要用于了解胰岛β细胞的储备分泌功能。

③糖化血红蛋白：是调整降糖方案的重要依据。它能反映过去近3个月的平均血糖水平，不受偶尔一次血糖升高或降低的影响，因此，有助于比较全面地了解过去一段时间的血糖平均状态。

④随机血糖：一般用于对血糖已经显著升高的患者进行诊断。

相比而言，对于糖尿病的筛查价值，口服葡萄糖耐量试验2小时血糖＞空腹血糖＞糖化血红蛋白＞随机血糖。当空腹血糖高于正常范围而又未达到诊断糖尿病标准时，就需要进行口服葡萄糖耐量试验，服用葡萄糖后2小时血糖值能提高糖尿病诊断准确性。

血糖检查应注意以下几点：①保持空腹。空腹时间不能太长或太短，一般应保证空腹10～16小时，如果在清晨8—9时抽血，抽血前一天21时后就不应再进食。②注意饮食。抽血前一天，保持平时的饮食习惯，不喝咖啡和茶。③避免应激刺激。保持安静状态，测量前尽量不要活动，避免在急性病、发热、精神紧张、严重失眠等应激情况下做检查。④避免药物干扰。维生素C、糖皮质激素、甲状腺素等药物会影响血糖结果，检查前3天应停用（治疗性药物应在医师指导下停用）。

便携式血糖仪是糖尿病患者自我监测血糖常用的设备，使用时应注意：①血糖仪代码与试纸条代码必须一致；②试纸在空气中暴露时间不宜过长，超过有效期不应使用，保存时注意密封、干燥和背光；③采取正确的采血方法，不要挤压手指，血滴大小应合适，确保“血量确认圆点”完全变色；④手指清洗后或用75%乙醇消毒后，应待干燥后再进行测试，不宜用碘酒消毒，以免产生化学反应影响准确性；⑤对血糖仪定期校准，及时更换电池。

（2）尿糖。

尿糖可以反映血糖的情况，但尿糖受许多因素影响，有时与血糖并不完全一致。血糖浓度超过肾糖阈（160～180mg/dL）时尿糖阳性。但是肾糖阈增高时，即使血糖达到了糖尿病诊断水平尿糖仍可呈阴性。因此，尿糖测定不能作为糖尿病诊断标准，但可作为诊断的重要线索。

2. 协助判断糖尿病类型的相关检查

胰岛素功能测定能协助判断糖尿病类型，通常包括胰岛素释放试验、C肽释放试验和胰岛自身抗体检查。

3. 用于评估糖尿病并发症的相关检查

糖尿病的并发症多种多样，眼底检查常用于筛查糖尿病视网膜病变，尿微量白蛋白检测对于诊断早期糖尿病肾病具有重要临床价值，血脂和血压等检测有助于动脉粥样硬化的评估。当然，这并不意味糖尿病患者每次都必须将所有的检查都完成，具体需要检查的项目得由专业的医师评估后决定。

（三）治疗与预防

胰岛素问世以来，糖尿病的防治策略已经发生了深刻的变化。随着研究的深入，血糖管理理念也在发生着根本性的改变，《ADA糖尿病诊疗指南（2022年）》的颁布，标志着糖尿病的治疗理念已经完成了从以血糖达标为中心向全面改善患者临床预后为中心的转变。糖尿病教育、饮食治疗、运动治疗、自我血糖监测和药物治疗被国际糖尿病联盟称为糖尿病治疗的“五驾马车”。这“五驾马车”缺一不可，而生活方式干预尤为重要。美国糖尿病预防计划（Diabetes Prevention Program，DPP）试验发现，强化生活方式干预可在3年内将2型糖尿病事件的风险降低58%。我国大庆研究也证实，生活方式干预30年时2型糖尿病风险降低39%。

1. 糖尿病教育

糖尿病是一种长期慢性病，患者的自我管理是影响糖尿病控制状况的关键因素之一。几乎所有的2型糖尿病患者都会经历一个“糖尿病前期”阶段，这一阶段是唯一可以逆转的，因此，积极干预至关重要。糖尿病教育的目的就是让患者了解自己所患疾病，以及疾病治疗等相关知识，提高患者对治疗的依从性、自我管理的能力和质量。教育的对象包括患者和患者家属。

2. 饮食治疗

饮食治疗的目的有两个：一是控制好血糖，二是满足身体对营养的需求。饮食治疗是糖尿病治疗的基础，所有糖尿病患者都需要。合理膳食模式可以使糖尿病发生风险降低。饮食治疗需要注意以下三点。

（1）量：吃到七分饱。

糖尿病是吃出来的“富贵病”，因此，日常生活中不能过于放纵食欲，要控制总能量的摄入，尤其是超重和肥胖者。医师会根据患者年龄、身高、体重、平时活动量、血糖值、有无并发症等因素，综合制定糖尿病膳食处方，确定每天热量限值。遵从处方控制热量是饮食治疗中最根本的。

（2）质：饮食结构合理。

提倡食物的多样性，养成和建立合理膳食习惯。要保证足够的营养物质，尤其是要合理搭配糖类、蛋白质和脂肪这三大营养成分，每天的配比为45%～60%糖类、15%～20%蛋白质和20%～35%脂肪。提倡粗制米面和一定量的杂粮，与很少食用全谷物的人群相比，每天摄入全谷物48～80g可使2型糖尿病发病风险降低26%。绿色蔬菜、黄色蔬菜可使糖尿病的发病风险降低，可适当增加摄入量。地中海饮食可以预防2型糖尿病的发生，改善血糖，降低心血管疾病的风险。

（3）均衡：合理分配三餐。

为了减轻胰岛细胞的负担，使它有规律地工作，提倡糖尿病患者采用按时按量、少量多次的进食方式。可以按照3次正餐加2～3次加餐的模式，加餐可占正餐1/5～1/3的量，可以根据血糖值、运动量、饥饿感等自行决定。

3. 运动治疗

运动可以提高胰岛素敏感性，增加肌肉对血糖的利用，可以说运动是血糖控制的“助推器”。研究显示，运动可以使2型糖尿病发病风险降低25%～42%，坚持规律运动12～14年的糖尿病患者死亡率显著降低。

运动处方的制订需遵循个体化原则，运动项目要与患者的年龄、病情、喜好及身体承受能力等相适应，应包含有氧、抗阻、柔韧性和平衡练习。《中国2型糖尿病运动治疗指南（2024版）》建议：如无禁忌证，2型糖尿病患者每周至少运动3～5天。150～300分钟中强度或75～150分钟较大强度的有氧运动；建议联合有氧运动和抗阻运动，每周至少2～3天进行抗阻运动。中强度运动包括健步走、太极拳、骑车、乒乓球、羽毛球等；高强度运动包括游泳、快节奏舞蹈、骑车上坡等；抗阻运动包括杠铃弯举、哑铃交替弯举、仰卧起坐、平板支撑等。

需要注意的是，相比饭前运动，更建议饭后1小时运动，饭后运动可以通过减轻急性血糖峰值来更好地控制血糖。运动前后要加强血糖监测，血糖＞13.9mmol/L时，禁止运动。使用药物治疗的患者，在运动期间应携带食物以预防治疗性低血糖。运动中要注意及时补充水分。

4. 自我血糖监测

糖尿病的控制很大程度上依靠患者自己，通过自我血糖监测可以及时准确地了解自己的血糖变化，寻找适合的食物种类、运动方式，从而调整食物的摄入量及种类、运动方式和用药等，将血糖控制在相对安全的范围，避免并发症。

5. 药物治疗

1型糖尿病只要确诊就需要注射胰岛素。2型糖尿病一般是经饮食治疗和运动治疗后血糖控制仍不满意时，应及时采用药物治疗。

常用的口服降糖药物包括三大类：促胰岛素释放剂（包括磺脲类和非磺脲类）、胰岛素增敏剂（主要有双胍类和噻唑烷二酮类）、α–糖苷酶抑制剂（包括阿卡波糖、伏格列波糖等）。其中，二甲双胍是2型糖尿病患者的基础用药。

6. 其他

中医治疗糖尿病的精髓在于“辨证论治”，采用益气、养阴、清热、活血等方法可以对机体脏腑组织进行整体调节，从而达到改善血糖的作用。

四、行业要求

（一）职业危害

1. 对身体的危害

我们常说糖尿病危害大，很大程度上是因为它会引起各种并发症，如果对这些并发症置之不理，那么就会对身体造成很大影响，严重的甚至会危及生命。研究发现，糖尿病发病后10年左右，30%～40%患者至少会发生一种并发症，很多并发症一旦发生就很难逆转。

糖尿病并发症有急性和慢性之分。急性并发症包括糖尿病酮症酸中毒、高血糖高渗状态等。慢性并发症主要包括微血管并发症和大血管并发症，据统计，90%以上的糖尿病患者会出现血管病变，80%以上的糖尿病患者最终会死于血管病变引起的疾病。

（1）微血管并发症。

长期血糖控制不良对微血管损害可累及全身各组织器官，可表现在肾脏、视网膜、神经和心肌组织等，其中以糖尿病肾病和糖尿病视网膜病变最为严重。

①糖尿病肾病：糖尿病引起的肾脏结构损伤和功能障碍，是常见且危害性较大的糖尿病慢性并发症之一，临床特征为进展性蛋白尿，渐进性肾功能下降，晚期可出现严重肾衰竭，是糖尿病患者的主要死亡原因之一。我国有20%～40%的糖尿病患者合并有糖尿病肾病，其现已成为慢性肾病和终末期肾病的主要原因。

②糖尿病视网膜病变：当眼底视网膜血管受损时，即发生糖尿病视网膜病变，是糖尿病的常见慢性并发症之一，也是导致成人失明的主要原因之一。在糖尿病患者中，发生糖尿病视网膜病变者达50%以上；大约有75%不重视血糖控制的糖尿病患者，在发病15年内发生糖尿病视网膜病变。

③糖尿病神经病变：这是众多并发症中最容易被患者感知的，也是疾病发展中较早出现的。2型糖尿病患者神经病变的发生、发展与糖尿病病程、血糖控制状况、肥胖、慢性低度炎症等因素相关，包括末梢神经病变、自主神经病变和运动神经病变。以双侧远端对称性肢体疼痛、麻木、感觉异常等为表现的糖尿病周围神经病变（DSPN）最为常见，约占糖尿病神经病变的75%。

④糖尿病足：由于糖尿病患者的血管硬化、斑块形成，肢端神经损伤，血管容易闭塞，引发水肿、发黑、腐烂、坏死，形成坏疽。糖尿病发病10年以后，就有糖尿病足的危险。

（2）大血管并发症。

大血管的损害主要累及动脉，引起冠心病、脑血管疾病、肾动脉硬化、肢体动脉硬化等，严重的可引起心肌梗死、脑卒中等危及生命。

糖尿病性心脏病：指糖尿病患者所并发的或伴发的心脏病，是引起糖尿病患者死亡的首要病因。随着血糖的升高，人群冠心病发生风险也会逐渐增加，而当心血管疾病患者已确诊糖尿病后，心血管疾病与糖尿病的关系则更加密切，心血管疾病发生的风险也会增加。流行病学调查显示同时患糖尿病和冠心病的人群较同年龄、同性别的非糖尿病、非冠心病患者人群死亡率增高5～6倍。

2. 对航空安全的危害

糖尿病航空医学风险在于药物使用不当导致的并发症和疾病本身的并发症。

（1）药物使用不当导致的并发症对航空安全的影响。

糖尿病对航空安全的主要危害是由于药物使用不当引起低血糖，进而可能导致突然或潜在的失能。胰岛素、磺脲类和非磺脲类促胰岛素释放剂均可引起低血糖。相对于高血糖，低血糖的许多体征都是脑缺氧的表现，如头晕、头痛、注意力不集中、乏力等，都会影响飞行任务，严重时导致昏迷更是会严重危及航空安全。

（2）疾病本身并发症对航空安全的影响。

心血管疾病是糖尿病常见且致命的并发症。研究发现，糖尿病患者发生心血管疾病的风险增加2～4倍。糖尿病患者比普通人更易出现动脉粥样硬化，诱发心肌梗死或脑卒中等，都会严重影响航空安全。

糖尿病神经病变是所有并发症中最早出现的，损伤感觉神经时会因肢体麻木、刺痛等影响驾驶操作，更为严重的是当损伤自主神经时，低血糖不会兴奋交感神经，造成无症状低血糖，如果持续低血糖得不到及时纠正，甚至会危及生命。前瞻性研究还发现糖尿病会影响认知功能，对航空安全也存在不利影响。

糖尿病还可以引起前庭功能减退或糖尿病前庭神经元炎，使人出现头晕、眩晕、听力下降、耳鸣等症状，影响航空安全。

（二）履职要求

空勤人员糖尿病多是在体检中发现。随着健康管理的普及，空勤人员对心脑血管疾病的危害有了较为普遍的认知，但对于与心脑血管疾病有密切关系的糖尿病却关注不够。大血管并发症是糖尿病患者致死、致残的主要原因，积极控制血糖可以减少大血管并发症的发生。因此，空勤人员从学生时代就应该积极地进行血糖管理。

1. 血糖管理

（1）定期检测，早期发现。

很多糖尿病患者在疾病早期没有明显症状，糖尿病筛查有助于早期发现、早期治疗。空腹血糖是常规的筛查方法，健康人群从40岁开始应该至少每3年就进行1次血糖筛查，《ADA糖尿病诊疗指南（2022年）》建议从35岁就开始筛查。飞行员每年体检都会进行尿常规和空腹血糖检查，40岁以后还会进行糖化血红蛋白检测，如果检查结果异常，除了复查，还会进行口服葡萄糖耐量试验以明确诊断。确诊糖尿病后，还要进行相关检查以明确病因及分型，同时，还要排查是否存在糖尿病所致的并发症。

（2）积极治疗，加强管理。

空勤人员患糖尿病后的治疗应首先选择饮食治疗和运动，养成健康的生活方式。

正确选用合适的降糖药物。避免因降糖药物使用不当引起低血糖，直接危及航空安全。目前，空勤人员可以使用的降糖药物有双胍类、α-糖苷酶抑制剂、噻唑烷二酮类、二肽基肽酶4抑制剂、胰高血糖素样肽-1受体激动剂（GLP-1RA）、钠-葡萄糖共转运蛋白2抑制剂（SGLT2i），且只能服用一种降糖药物，不能使用胰岛素及磺脲类。

观察要求。①空勤人员一旦确诊为糖尿病，应每2～3个月检测1次血糖，如血糖控制达标且平稳，每6个月检测1次糖化血红蛋白；如控制不平稳，应每3个月检测1次糖化血红蛋白，糖化血红蛋白大于7.5%应加强血糖控制。②初次口服降糖药物后需要地面观察至少60天，病情控制，且无所服药物的不良反应。③还应定期观察血压、血脂及使用降糖药物后的不良反应等，降低心脑血管疾病的风险。

2. 航空医学鉴定

（1）国际民用航空组织。

《国际民用航空公约》附件1规定，I级、II级和III级合格证申请人患有胰岛素依赖型糖尿病的不合格。患有非胰岛素依赖型糖尿病者不合格，除非情况表明仅通过饮食或通过饮食结合口服抗糖尿病药物即能满意控制，所用药物适合于安全行使申请人执照和等级所授予的权利。

（2）中国民用航空局。

I级体检合格证申请人患有无需用药控制的糖尿病，空腹血糖在3.9～7.5mmol/L范围、餐后2小时血糖在4.4～10.0mmol/L范围、糖化血红蛋白＜7.0%，无并发症，可鉴定为合格；需用胰岛素控制的糖尿病，应鉴定为不合格。

空腹血糖受损或糖耐量减低：可鉴定为合格。

思考题

1.糖尿病治疗的“五驾马车”包括哪些？

2.空勤人员患糖尿病时不允许使用的药物有哪些？为什么？

（蒋纪文　吴万蕃）

·第六章　外科疾病·

本章要点

1. 掌握空勤人员常见泌尿系结石的预防方法。

2. 掌握空勤人员泌尿系结石的航空医学鉴定标准。

3. 掌握急性运动损伤的处置原则、预防方法、康复原则。

4. 掌握运动损伤的航空医学鉴定标准。

5. 理解空勤人员泌尿系结石的常用检查及治疗方法。

6. 了解运动损伤的定义、病因。

7. 了解常见运动损伤的临床症状和治疗原则。

8. 了解空勤人员泌尿系结石的病因。

外科学是一门涉及面广、整体性强的学科，英文为“Surgery”，意思就是“手的技术”，这说明外科的一个重要特点就是手上的操作。现代医学发展到今天，内科与外科之间的界限已经越来越模糊，出现了许多的交叉。外科疾病是指需要以手术或手法处理作为主要手段来治疗的疾病，其大致包括创伤、感染、肿瘤、畸形和功能障碍等类型。

外科体检鉴定的核心目标是保障航空安全，避免外科疾病引起急性失能导致重大航空安全事故及事故症候，可能导致急性失能的外科疾病主要有三大类。

（1）神经系统疾病：任何神经系统症状和不适都可能造成飞行员操作能力的下降，影响飞行安全，如颅内动脉瘤、烟雾病、颅脑良恶性肿瘤、颅脑外伤等引发的出血、头痛、头晕、意识丧失、癫痫等。

（2）循环呼吸系统疾病：与外科最相关的是自发性气胸，这是一个很有航空医学特点的疾病。

（3）急腹症：如肾绞痛、胆绞痛、胃肠道穿孔、肠梗阻、宫外孕破裂、囊肿破裂等。

此外，外科体检鉴定要注重提升空勤人员效率，选拔体力耐力好、运动功能正常且能满足飞行安全操作和长期运行要求的空勤人员。

本章选取了两个具有代表性的外科疾病，即泌尿系结石及运动损伤。泌尿系结石是可能影响安全履职，导致空勤人员停飞的常见疾病之一，其临床特点、诊疗方案和健康管理，特别是如何预防结石复发是空勤人员应该了解和掌握的。运动损伤也是空勤人员体检鉴定中的常见问题，严重影响空勤人员出勤效率，部分可能会导致空勤人员终生停飞，需引起关注。

本章共分两节，分别介绍泌尿系结石及运动损伤的流行病学现状、病因与发病机制、健康管理流程、行业履职要求等内容，以期增强空勤人员对航空外科重点疾病的重视，提高其疾病预防能力。

第一节　泌尿系结石

泌尿系结石（Urinary Calculi）是泌尿外科的常见疾病，也是影响空勤人员安全履职的疾病之一。我国泌尿系结石整体发病率为1%～5%，南方高达5%～10%，年新发病率为（150～200）/10万人，且发病率有增高趋势。美国商业飞行员肾结石发病率约3.7%～4.6%，男性飞行员发病率明显高于女性飞行员。我国尚无民用航空飞行员泌尿系结石总体发病率的报道。泌尿系结石可引起肾绞痛急性发作，导致空勤人员空中失能，严重危及飞行安全。因此，泌尿系结石是空勤人员体检鉴定的重点疾病之一。

一、定义

泌尿系结石是指发生在肾、输尿管、膀胱、尿道等泌尿系统内的结石，分为上尿路结石和下尿路结石，以肾结石和输尿管结石常见（图6–1）。肾结石多见于中青年男性，20～50岁患者约占83%，双侧肾结石约占10%。90%的输尿管结石是肾结石掉入输尿管形成的，一般好发于输尿管的三个生理狭窄处，即肾盂输尿管连接部、输尿管与髂血管交叉处及输尿管膀胱壁段。泌尿系结石可根据不同成分分为草酸钙类结石、磷酸钙类结石、尿酸类结石、磷酸镁铵类结石及胱氨酸类结石。其中，前两者为含钙结石，发病率最高，占91.7%，飞行员多为此类结石。尿酸类结石约占5.1%，可通过药物控制尿酸及溶解尿酸结石，治疗效果较好。磷酸镁铵类结石占3.0%，多为铸状结石，取石手术困难且泌尿系感染不易控制，疗效较差。胱氨酸类结石罕见，溶石治疗效果尚好，但易复发。

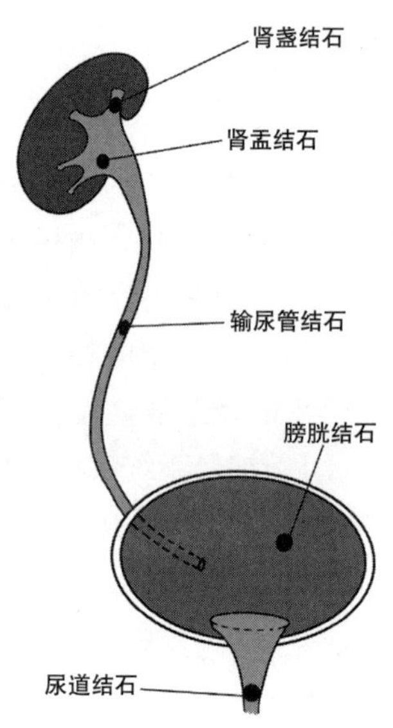

图 6–1　常见泌尿系结石

二、病因

尿路中超饱和溶液中的尿盐和结晶长时间的沉积是泌尿系结石形成的根本原因。泌尿系结石的发病与多种因素有关，如环境因素、生活、饮食习惯、代谢因素、药物作用及泌尿系统自身异常等。其中，代谢异常、药物及尿路梗阻是结石形成的常见原因。

（一）外界环境

高温天气使人体水分过多蒸发，致尿液浓缩。相对干燥的飞行环境会进一步导致空勤人员出汗多，体液消耗过多，经肾小球滤过的有关成分（钙、磷、草酸等）浓度升高，处于过饱和状态，易形成结石。此外，炎热地带日照时间长，人体内维生素D代谢旺盛，也可促进结石的形成。

（二）饮食习惯

摄入过多动物蛋白、食盐可导致尿钙增加及枸橼酸盐减少；摄入高嘌呤的食物，如动物内脏、带甲壳海鲜等可使尿酸增加；摄入蔗糖可促进肠钙和草酸吸收，促进尿钙排泄；过多地食入菠菜、豆腐、西红柿、巧克力均可增加尿中草酸；茶树是草酸含量最高的植物，长期饮茶会导致尿草酸增加。以上饮食习惯都会增加结石形成的可能。

空勤人员膳食组成与普通人群有明显差异，主要是高动物蛋白和高动物脂肪，钙的摄入量也较多，而粗纤维摄入量远低于一般患者。部分空勤人员平时有饮浓茶（红茶）、咖啡、可乐的习惯。此外，为减少执行飞行任务过程中的排尿，空勤人员会在飞行前或飞行中主动减少液体摄入。这些习惯会增加空勤人员结石发生可能性。

（三）代谢

某些代谢性疾病也会增加结石的发病率：与遗传有关的先天性疾病，如胱氨酸尿症、原发性高草酸尿症、原发性黄嘌呤尿症和部分高尿酸血症等，在空勤人员群体罕见；后天疾病，如痛风、甲状旁腺功能亢进（HPT）等，会导致钙、尿酸、草酸升高等代谢异常，其中，痛风在空勤人员中并不少见。

（四）药物

常见易导致结石形成的药物有两类。一类药物在尿液中浓度高，如氢氧化铝、头孢曲松钠、三硅酸镁及磺胺类药物等，容易在尿液析出形成结石；另一类药物的代谢过程与结石形成相关，如乙酰唑胺能增加尿中重碳酸盐含量并减少枸橼酸的排出，增加尿钙饱和度，而大量服用维生素C可增加尿草酸含量。

（五）泌尿系统本身的因素

尿路梗阻、感染和尿路中存在异物均可诱发结石形成。尿路梗阻易导致感染和结石形成，而结石会进一步加重梗阻与感染。尿路梗阻最常见原因是肾盂输尿管连接部狭窄和下尿路梗阻。

对于罹患泌尿系结石的空勤人员，体检医师应评估了解其是否合并代谢性疾病或解剖结构异常，有无饮食习惯异常、特殊药物使用史、体液流失史及慢性泌尿系感染史等。

三、健康管理

多数空勤人员泌尿系结石都是通过超声或CT等影像学检查发现。泌尿系结石是一种极易复发的疾病。据统计，泌尿系结石未来十年内复发风险为20%～50%，终生复发率为70%。因此，空勤人员应重视泌尿系结石的预防管理。

（一）临床表现

1. 上尿路结石

上尿路结石包括肾和输尿管结石，主要症状为疼痛和血尿。肾结石症状与结石大小不成比例。肾结石可能长期存在而无症状，特别是较大的鹿角形结石。固定在肾盏内的小结石也可能无任何症状，只是在体检时被偶然发现。部分小结石可进入输尿管引起绞痛和血尿。

（1）疼痛。肾结石引起的疼痛可分为钝痛和绞痛，40%～50%的患者都有间歇发作的疼痛史。疼痛常位于脊肋角、腰部和腹部，多数呈阵发性，亦可为持续性疼痛。较大的结石由于其移动度很小，可表现为腰部酸胀不适，或在身体活动增加时有隐痛或钝痛。较小的结石，如在肾盂内随体位变化而频繁活动，或嵌于肾盂输尿管连接部，又或进入输尿管刺激管壁引起强烈蠕动或痉挛，继而引起绞痛。部分小肾结石随尿排出时可有尿道短暂堵塞和刺痛。

输尿管结石患者疼痛部位与结石位置有关，如结石在输尿管上段，则引起肾绞痛；如在输尿管中段，则疼痛部位一般在患侧下腹，若为右侧输尿管中段结石则疼痛部位类似急性阑尾炎；输尿管中下段结石可造成肾盂和输尿管上段梗阻和积水，引起腰部胀感不适；邻近膀胱壁的结石可引起膀胱刺激征，如尿频、尿急、尿痛，亦可反射至尿道及阴茎。

肾绞痛常骤然发生，表现为腰腹部刀割样剧烈疼痛，常呈阵发性，发作时患者面色苍白，全身出汗，伴恶心、呕吐，在床上辗转翻滚甚至出现虚脱，疼痛向下腹部、腹股沟放射。每次发作常持续数分钟，甚至长达数小时，有的患者在数天内可反复发作多次。

（2）血尿。肾结石引起的血尿常伴随疼痛，多数为镜下血尿，或呈茶色。当绞痛发作或身体活动增加时，尿内红细胞明显增加，平时尿内亦常可见数量不等的红细胞。

输尿管结石患者可常有肉眼血尿或镜下大量红细胞。

（3）恶心、呕吐。由于输尿管与肠由共同的神经支配，肾绞痛时易伴发恶心、呕吐。

（4）膀胱刺激征。结石伴感染或输尿管膀胱壁段结石时，可有尿频、尿急及尿痛症状。

（5）并发症。肾结石的常见并发症是梗阻和感染，梗阻可引起肾积水，查体可见上腹部或腰部肿块；若结石长期嵌顿于输尿管，可引起局部炎性增生，形成良性息肉，还有可能导致鳞状细胞癌。

2. 下尿路结石

下尿路结石包括膀胱结石和尿道结石。

（1）膀胱结石。典型症状为排尿突然中断，疼痛放射至远端尿道，常伴排尿困难和膀胱刺激症状。

（2）尿道结石。典型症状为排尿困难，呈滴状排尿，同时伴尿痛，重者可发生急性尿潴留。

（二）相关检查

1. 影像学检查

（1）超声检查。超声检查可发现2mm以上X线平片上显影及不显影的结石，并有助于了解结石以上尿路扩张程度，间接了解肾实质和集合系统的情况，并通过观察膀胱和前列腺寻找结石形成的诱因和并发症。由于受肠道内容物的影响，超声检查诊断输尿管中下段结石时灵敏度较差。

（2）尿路X线平片（KUB平片）：尿路X线平片可以发现90%左右的不透X线结石，能大致确定结石位置、形态、大小、数量。在X线平片中草酸钙类结石显影最好，磷酸钙类结石、磷酸镁铵类结石显影稍差，含钙的胱氨酸类结石、尿酸类结石显影较磷酸钙类结石、磷酸镁铵类结石稍差。单纯尿酸和黄嘌呤结石为透X线结石，在X线平片上不显影；单纯的胱氨酸类结石密度低，在X线平片上显影比较淡。

（3）静脉尿路造影（IVU）：静脉尿路造影是在尿路X线平片的基础上进行，有助于了解尿路的解剖结构，确定结石在尿路的位置，发现尿路X线平片上不能显示的阴性结石，鉴别尿路X线平片上可疑的钙化灶。此外，还有助于了解分侧肾脏的功能，确定肾积水程度。

（4）CT平扫：CT平扫分辨率较X线片高，可发现约1mm的结石，且螺旋CT能同时对所获得的图像进行二维或三维重建，清楚显示包括阴性结石在内的结石的形态和大小，对于肾绞痛患者可首选CT平扫。

（5）CT增强+三维重建（CTU）：CTU是将螺旋CT与IVU相结合的一种检查方法，可准确判断结石的有无、大小、多少、部位及梗阻、积水的情况，并能反映肾脏分泌、排泄功能，可作为IVU的替代检查。

在空勤人员体检鉴定过程中，超声检查和CT检查是最常使用的影像学检查。对于超声筛查怀疑肾结石的飞行员，可行“速尿超声”检查，即通过注射托拉塞米联合50%葡萄糖快速利尿，增加结石周围的液体量，从而产生效果更好的超声显像，提高肾脏微小结石的诊断效率。CT检查则可选用薄层非增强CT扫描，其多层图像质量优于单层CT相同扫描层厚的图像，对结石诊断特异度及灵敏度接近100%。对于游离肾结石、肾憩室内结石及肾乳头钙化，也可使用CT平扫联合增强扫描进一步鉴别，为体检鉴定提供强有力的影像学依据，减少不必要的停飞。其他的影像学检查如逆行或经皮肾穿刺造影、磁共振水成像（MRU）、放射性核素成像（可选择）等较少使用。

2. 实验室检查

（1）血液分析：包括钙、磷、尿酸、白蛋白、肌酐等的分析。血钙检查有助于甲状旁腺功能亢进症、其他高钙血症相关疾病的诊断，若血钙浓度高（＞2.60mmol/L），应加查甲状旁腺激素，以确诊或排除甲状旁腺功能亢进症。

（2）尿液分析：镜检可见红细胞，如合并感染，可见白细胞，有时尿中可见肾结石的特殊结晶和结晶团块，可有蛋白阴性或微量，酸碱度因结石成分不同而异。存在泌尿系感染时，可行尿液培养。患复杂性肾结石时可加做24小时尿液分析。

（3）结石成分分析：可明确结石性质，有助于制定结石预防措施和选用溶石疗法。任何首次患结石的患者均应进行结石成分分析，如出现以下情况之一，需重复进行结石成分分析：结石药物治疗以后的复发性结石，经有创治疗完全清除结石后的早期复发结石，较长的无结石期后复发结石。

（三）治疗

泌尿系结石治疗的主要目的是解除梗阻、缓解症状、保护肾功能、防止复发。对于空勤人员，其主要目的是防止肾绞痛，避免空中失能，保障飞行安全。由于结石复杂多变，其性质、形态、大小、部位不同，治疗方法及疗效也不大相同。

常见的治疗方法有病因治疗、非手术治疗、药物治疗、体外冲击波碎石（ESWL）及手术治疗等。

1. 病因治疗

少数患者能找到形成结石的病因，如甲状旁腺功能亢进（主要是甲状旁腺瘤）、尿路梗阻等，只有进行腺瘤切除或解除梗阻，才能防止结石复发。

2. 非手术治疗

非手术治疗的策略是纠正结石的危险因素，根据24小时尿成分分析及血生化检查结果，调整饮食结构和饮水习惯，使24小时尿量维持在2000mL以上。结石成分的排泄多在夜间和清晨达到高峰，因此，不仅白天要大量饮水，睡前也可以适当饮水；含钙肾结石者应避免高钙、高盐、高草酸、高蛋白及高糖饮食，应选择高纤维饮食；尿酸类结石者要采用低嘌呤饮食，胱氨酸类结石者采用低蛋氨酸饮食，水果蔬菜能使尿液转为碱性，对预防尿酸类结石和胱氨酸类结石有较好效果。适度运动有助于结石的排出。

3. 药物治疗

药物治疗可用于以下情况：结石直径小于0.6cm、表面光滑且结石以下尿路无梗阻；未引起尿路完全梗阻，停留于局部少于2周；手术治疗后的辅助治疗。药物溶石疗法可用于尿酸类结石和胱氨酸类结石。

某些中医中药治疗以清热利湿、通淋排石为主，如尿石通；口服α-受体阻滞剂（坦索罗辛）或钙通道阻滞剂可使输尿管下段平滑肌松弛，促进输尿管结石排出；别嘌呤醇可用于尿酸类结石，辅以枸橼酸氢钾钠（友来特）或碳酸氢钠片碱化尿液；胱氨酸类结石者可口服枸橼酸氢钾钠（友来特）或碳酸氢钠片碱化尿液。

4.ESWL

ESWL是通过超声或X线对结石进行定位，利用高能冲击波聚焦并击碎肾/输尿管结石，细沙可随尿排至体外。

ESWL疗效与结石大小、位置、化学成分及解剖异常有关。体外碎石适合体积较小的肾结石，但疗效不确切，受到多方面因素影响，如患者的体形、结石的成分、输尿管的排石条件等，而结石越大，需要再次治疗的可能性越大；肾盂结石容易粉碎，而肾中盏结石和肾上盏结石的疗效较下盏结石好；磷酸镁铵类结石和二水草酸钙类结石容易粉碎，尿酸类结石可配合溶石疗法进行ESWL，一水草酸钙类结石和胱氨酸类结石则较难粉碎；马蹄肾、异位肾和移植肾等肾脏集合系统畸形会影响结石碎片的排出。

5. 手术治疗

手术治疗包括输尿管镜碎石取石术、经皮肾镜碎石取石术（PCNL）、腹腔镜或开放性手术。输尿管镜治疗肾结石或输尿管结石，创伤小、恢复快，近年来在我国得到广泛应用，影响其疗效的因素：输尿管条件、肾下盏解剖、结石因素（大小、数目、位置、成分）、术者经验等。术后辅助药物排石和物理振动机排石可提高结石清除率，减少肾绞痛发作。

PCNL通过不同大小的经皮肾通道进行腔内碎石、取石，创伤小，结石清除率高，是处理上尿路大负荷结石的一线治疗方案，基本取代开放性手术取石。

腹腔镜或开放性手术治疗已很少使用，可作为多种腔内手术方式应用过后效果不佳的备选方案。

6. 空勤人员肾结石治疗原则

空勤人员若有肾绞痛发作或出现尿路梗阻、感染，需立即暂停履职，接受临床治疗，并报告航空医师。其治疗主要以对症治疗为主，建议首先从非甾体抗炎药开始，如疼痛持续，可换用其他药物；镇痛药应与阿托品等解痉药联合使用。若疼痛不缓解或结石大于0.6cm，应考虑外科治疗。

飞行员无症状肾结石的治疗原则与普通人群稍有不同。国外一项对5047名无症状尿路结石患者的随访显示，20.5%的肾结石患者在随访10年内至少有一次急性症状发作，相当于每年的症状发生率在2%～10%之间，这与航空失能风险评估关系重大。因此，若飞行员诊断为肾结石，应评定为暂不合格，并接受积极治疗，对于小于0.6cm的结石，根据结石的具体情况一般推荐以多饮水+药物治疗+适度运动为主的排石治疗方式；对于大于0.6cm且小于2.0cm的结石，可考虑行ESWL治疗，需要注意的是，体外碎石后患者可能有反复的腰痛症。此外，结合具体病情和专业建议，飞行员也可在自愿的情况下选择手术治疗。

20世纪70年代，美国空军就尝试使用内镜技术取出小的、无症状的泌尿系结石。2002年，国外学者提出，对于口服药物排石治疗失败的空勤人员，可不行ESWL，而直接行微创手术治疗，从而提高结石治愈率、缩短治疗时间。近20年来，输尿管软镜手术在飞行员群体中使用较多，已成为用于治疗ESWL失败的飞行员肾小结石的首选微创腔镜手术方式。此外，输尿管软镜手术不仅可有效治疗肾结石，与CT检查相结合还可对肾乳头钙化斑进行有效的鉴别诊断。

（四）预防

对于空勤人员常见的草酸钙类结石，应从改变生活习惯和调整饮食结构开始预防，必要时考虑药物预防。

1. 增加饮水量

空勤人员应注意保证每天水的摄入量，特别在夏季，推荐每天的水摄入量在2.5L以上，使每天尿量保持在2.0L以上，维持尿比重低于1.010为宜，降低尿路结石成分的过饱和状态；避免过多饮用含咖啡因的饮料、红茶、葡萄汁、苹果汁和可乐，推荐多喝橙汁、酸果蔓汁、柠檬水等。

2. 调整饮食结构

空勤人员应维持正常钙质饮食，食物中钙摄入应达到1000～1200mg/d。如需使用钙补充剂，应该与食物同服，可适当补充维生素D；应控制草酸摄入，如控制甘蓝、杏仁、花生、甜菜、欧芹、菠菜和可可粉等的摄入，其中，菠菜草酸含量最高；避免摄入过量动物蛋白，每天摄入量应限制在0.8～1.0g/kg；控制每天钠的摄入量少于2g，维生素C摄入量不超过1.0g；避免高嘌呤饮食，如动物内脏、沙丁鱼、带甲壳海鲜等，推荐每天食物中嘌呤摄入量少于500mg；增加水果、蔬菜和粗粮等纤维素丰富食物的摄入，避免结石形成。同时，要坚持适当运动，控制BMI。

3. 药物预防

对于高复发风险的草酸钙结石，可使用药物预防，如碱性枸橼酸盐、噻嗪类利尿剂和别嘌醇等。

四、行业要求

（一）职业危害

飞行环境、不良的生活方式及饮食结构等与泌尿系结石的形成有一定关系，而肾绞痛的突发性和结石的高复发率，也与飞行安全息息相关。1993—1996年美国民用航空有3起因肾绞痛发作影响飞行安全的案例，幸而未造成人员伤亡。我国飞行员在体检合格证有效期内，发生空中或地面肾绞痛的病例也并不少见。

因此，体检医师应重点评估空勤人员泌尿系结石的稳定性及其导致失能的风险，并做好健康宣教，加强预防管理，降低结石复发率。特别应关注结石合并泌尿系统结构异常、结石频繁复发、治疗后仍有残留结石以及有结石复发危险因素的空勤人员。

（二）履职要求

1. 结石管理

（1）确定诊断。

空勤人员在出现结石相关症状或体检发现可疑结石时，应行进一步检查明确诊断，同时将情况报告给航空医师，暂停飞行任务。

（2）积极治疗。

一旦确诊为泌尿系结石，应结合结石具体情况遵照医嘱选择排石治疗方法。排石期间应定期对结石情况进行复查，结石排出后应将就诊病历、检查报告等相关资料交予航空医师，由航空医师确认结石排出后，进入30天地面观察期。

（3）自我管理。

有结石易发因素的空勤人员，应改善生活方式，积极预防结石的发生；结石治愈的空勤人员需密切关注自身身体情况，积极预防，若再次出现结石相关症状应立即就医；反复出现泌尿系结石的空勤人员，应找出病因，治疗结石的同时对原发病进行治疗和管理。

2. 航空医学鉴定

（1）国际民用航空组织。

《国际民用航空公约》附件1规定，I级、II级和III级合格证申请人患有肾脏或生殖尿道疾病的必须评为不合格，除非经过充分调查并且认为其状况不会妨碍安全行使其执照和等级所授予的权利。

（2）中国民用航空局。

I级体检合格证申请人不应有可能导致失能的泌尿系结石。因此，若申请人被诊断为泌尿系结石，应暂时停飞，并接受临床检查评估及排石治疗；对于部分病情稳定的结石者，可在运行观察的前提下，鉴定为合格；部分结石者需申请特许体检鉴定，重点评估结石稳定性及其导致肾绞痛的风险。若诊断为肾盏憩室结石，且结石大小、位置及数目无明显变化、无血尿或腰痛等症状，可鉴定为合格。若申请人经治疗结石排出，需地面观察至少30天，无结石复发、无后遗症后，可鉴定为合格。

II级、III级、IV级体检合格证申请人不应有“有症状”的泌尿系结石。对于无血尿、腰痛等不适主诉及症状的肾结石者，可诊断为肾结石（无症状），鉴定为合格。

肾绞痛发作的空勤人员或空中交通管制员应暂停履职，并接受治疗。部分输尿管结石患者可能无血尿、腰痛等不适，但考虑其极易引发相关症状，应鉴定为暂不合格。

（武将）

第二节　常见的运动损伤

运动有助于降低心血管疾病、恶性肿瘤、肌肉与骨骼系统疾病等风险，对缓解失眠、抑郁和焦虑等也有积极作用，但任何运动都存在使机体受伤的风险。运动损伤在我国整体发生率较高，也是影响空勤人员安全履职的常见疾病。运动损伤可导致人体多个系统的损伤，最常见的是运动系统损伤。本节主要介绍常见运动损伤的医学和体检鉴定相关知识，以指导空勤人员科学地进行运动。

一、定义

运动损伤（Sports Injury）是指参加运动或锻炼时机械性和物理性方面因素造成的各种组织损伤，主要累及人体运动系统，包括皮肤损伤、软组织损伤和骨骼损伤等。此外，运动损伤也会累及人体的其他系统和脏器。

运动损伤可分为急性损伤和慢性损伤。急性损伤较为常见，发病急，病程短，症状骤起，若未经过有效的治疗和合理的康复锻炼，可能转化为慢性损伤。慢性损伤发病慢，病程较长，症状渐起。空勤人员的运动损伤多为急性损伤，多见于旋梯、活滚、足球、篮球、羽毛球等运动项目。

二、病因

造成运动损伤的原因有很多，常见的原因：思想上不够重视，缺乏合理的准备活动；组织方法不当，缺乏科学健身指导或医务监督；违背科学训练的原则，超出身体承受极限；场地、器械设备和服装不符合运动要求；气候或环境不良，身体功能和心理状态不良等。

三、健康管理

（一）常见运动损伤的临床表现

1. 软组织损伤

软组织损伤常伴有疼痛、肿胀、淤血及肌肉、关节活动受限等局部表现，常见的软组织损伤有皮肤损伤、肌肉损伤、肌腱和韧带损伤等。

2. 出血

（1）按照出血后血液的流向，出血可分为内出血和外出血。

①内出血：指流出血管的血液停留在身体内部而不排至体外。运动损伤引起的内出血一般为外伤后脏器损伤所致，尤其是肝脏和脾脏等易损伤的实质器官的破裂，表现为不同程度的腹痛、腹胀、恶心及呕吐，并可伴随周身湿冷、血压下降、脉率增快等全身症状。

②外出血：指流出血管的血液排至身体以外。运动损伤中出现的外出血常为开放性创伤和软组织损伤所致，如开放性骨折、皮肤损伤、鼻外伤等，可见血液从伤口或人体管腔中流出，严重的可伴随血压下降、脉率增快等全身症状。

（2）按照血管的种类，出血可分为动脉出血、静脉出血和毛细血管出血。

①动脉出血：动脉血氧含量高，呈鲜红色，血管内压力较高，出血可呈喷射状。

②静脉出血：静脉血二氧化碳含量较高，呈暗红色，血管内压力较低，血液从伤口涌出。

③毛细血管出血：毛细血管的出血颜色较鲜红，血液从伤口渗出。

3. 骨折

骨折的局部表现有畸形、异常活动、骨摩擦音或摩擦感，严重的骨折可伴有休克等全身症状，若出现肢体运动感觉障碍、截瘫等情况，要高度怀疑脊柱骨折或脱位。

4. 关节损伤

关节损伤可表现为局部疼痛、肿胀及活动受限。最常见的损伤关节有膝、踝、肘等。

（1）膝关节损伤：膝关节损伤可伤及关节滑膜、内外侧副韧带、前后交叉韧带（尤其是前交叉韧带）、内外侧半月板，严重者可合并骨折、肌腱断裂等。

（2）踝关节损伤：踝关节损伤常引起外侧副韧带损伤、断裂和创伤性滑膜炎、第五跖骨基底骨折等，严重者可致外踝骨折、神经损伤或关节脱位。

（3）肘关节损伤：肘关节损伤多发生于倒地手掌撑地时，轻者引起肘内侧副韧带损伤、断裂，严重者可致肘外翻后脱位、桡骨小头骨折或局部撕脱骨折。

5. 颅脑损伤

颅脑损伤是一种比较严重的运动损伤，包括头皮血肿、头皮裂伤、颅骨骨折或脑挫裂伤等。不同程度的颅脑损伤的表现不同，轻型颅脑损伤，仅表现为头痛、头晕、恶心、呕吐或言语不利等，较严重的颅脑损伤则会引起昏迷、偏瘫、失语等症状，甚至危及生命。

（二）运动损伤处置原则

运动损伤现场急救的目的在于挽救生命，并在第一时间控制病情，减少伤残和痛苦，为进一步救治奠定基础。空勤人员在训练或运动中出现运动损伤时，应首先检查呼吸、心搏、脉搏情况，如有呼吸、心搏停止，应即刻进行心肺复苏。对于有创伤出血者，应迅速止血和包扎。对于有骨折者，可进行临时固定，保护好受伤部位，并及时将其送往医院进一步救治。

对于急性损伤和慢性损伤，其处理原则有所不同。慢性损伤多是长时间承受过大负荷的结果。因此，需找出并控制引起损伤的内在因素和外在因素，一般可通过控制炎症、刺激损伤组织愈合及加强损伤部位功能锻炼等治疗慢性损伤。急性损伤的处理可分为早期、中期、后期三个时期。

1. 早期处理

早期是指急性损伤发生到伤后24～48小时内，此时由于局部组织撕裂或断裂，血管损伤出血、渗出，出现明显的炎症反应，局部产生明显疼痛和功能障碍。早期处理采用“PRICE”原则，即保护（Protection）、休息（Rest）、冰敷（Ice）、加压包扎（Compression）和抬高患肢（Elevation），目的在于尽快止血，防止或减轻局部炎症反应和肿胀，减轻疼痛。

（1）保护：重点保护损伤部位，避免出现二次损伤。若为扭伤，需保护关节，尽量固定；若为软组织、肌肉、肌腱损伤，需避免过度牵拉患处。

（2）休息：运动损伤后局部制动是首要措施，要停止任何可能引起患处疼痛的动作。休息可以是完全休息（不再运动）或相对休息（受伤部位局部制动），损伤程度越高，休息的时间应越长。

（3）冰敷：运动损伤后进行冰敷可收缩受伤处血管，减少出血，缓解疼痛，并缓解肿胀和炎症的发展。一般使用微湿毛巾包裹住冰袋，放置于损伤部位，冰敷的最佳时间为受伤后24～48小时内（具体视情况而定），每次冰敷要持续20分钟左右，每天可进行4～8次。冰敷时要注意避免冰袋直接与皮肤接触和长时间冰敷导致的冻伤。

（4）加压包扎：加压包扎可和冰敷同时使用，用弹性绷带将患处裹紧、加压，抑制局部水肿。多在受伤后24～48小时内实施，加压要从远心端一层层向近心端包扎，要避免包扎过紧，导致肢端血运不足。

（5）抬高患肢：抬高患肢可帮助血液及组织液回流，减少损伤部位肿胀，缓解疼痛。下肢受伤时尽量保持踝关节的高度超过膝关节、膝关节的高度超过髋关节，而上肢受伤时可以考虑使用悬吊的方法。如果无法保持损伤部位高于心脏水平，则至少保持高度一致，尽可能不要低于心脏水平。

2. 中期处理

急性损伤发生24～48小时后进入中期阶段，此时损伤部位的出血停止，急性炎症逐渐消退，可仍有淤血和肿胀。处理原则是改善局部血液和淋巴循环，减轻淤血，可采取局部热敷和内服、外用药物等治疗以促进组织代谢和渗出液的吸收。

3. 后期处理

进入运动损伤后期，损伤部位已经基本修复，但功能尚未完全恢复，运动时仍感疼痛、酸软无力。处理原则是增强肌肉力量，恢复关节活动，促进运动功能恢复。

（三）常见运动损伤的治疗

运动损伤的治疗主要分为非手术治疗和手术治疗。

1. 软组织损伤的治疗

轻微的软组织损伤，可通过清创和使用一些药物促进伤口愈合，在较短的时间就可以实现修复；较重的软组织损伤，可能会牵扯到深部组织器官的破坏，可能需要通过手术等方式修复重建。

2. 出血的治疗

根据出血的性质、部位尽快选用有效的临时止血法进行止血，经初步处理后送医院进一步治疗。如果是单纯的毛细血管出血，出血量不是很大，并且患者凝血功能没有明显的异常，可以不必对破裂的血管进行处理；比较重要动脉或者静脉出血时，需要使用血管修补术等方式进行治疗。

3. 骨折的治疗

骨折的治疗目的是使损伤肢体最大限度地恢复功能。急救处理时，如伴有出血性休克，先纠正休克，对于闭合性骨折可进行局部固定，开放性骨折可能存在伤口污染的情况，可根据伤口实际情况进行清创，并用消毒纱布、敷料覆盖伤口，再对伤口和外露的骨折端进行进一步整复处理，最后将开放性骨折变为闭合性骨折。骨折的一般治疗原则主要包括骨折复位、骨折固定和功能锻炼，根据骨折情况选用药物或手术治疗。

4. 关节损伤的治疗

轻微的关节损伤大多可自行修复，视情况予以口服药物、注意局部制动即可。发生关节脱位时应力争早期复位并局部固定。韧带损伤时可根据损伤程度进行局部固定、口服药物、修补术或移植术治疗。关节内软骨损伤时应局部制动，根据损伤程度予以局部固定、口服药物、修复术或切除术治疗。

5. 颅脑损伤的治疗

头皮血肿一般行保守治疗，早期冷敷，后期热敷，不需要特殊的处理，通常可自行吸收。头皮裂伤，常需要进行清创缝合。开放性的颅骨骨折，常需要进行清创缝合；线性的颅骨骨折，如果没有颅内出血，只需观察和保守治疗即可；颅底骨折较为复杂，可能引起颅内出血、颅内高压和颅内感染，应视具体情况采用非手术治疗和手术治疗。脑挫裂伤的治疗以药物对症治疗为主，一般处理主要是针对呼吸道症状、脑部症状及高热进行改善，合并脑水肿和颅内血肿时，可视具体情况结合手术治疗。

（四）运动损伤的康复和预防

1. 康复

对于普通人群来说，除严重的损伤需要系统性治疗外，一般的运动损伤只需简单处置和局部制动即可自行恢复，多不会影响其正常生活和工作。但对于空勤人员而言，康复后不仅要求达到正常生理水平，还要求能够安全履行其职责。因此，空勤人员应在专业人士的指导下制订全面的康复锻炼计划，了解阶段性康复重点，选择个性化的训练方法和康复手段。康复锻炼的重点是加强肌力训练、关节活动度训练及关节本体感觉的康复。

（1）尽量保持全身锻炼和未损伤部位的锻炼。

如果上肢受伤可先练下肢，下肢受伤可先练上肢，以免整体运动水平、机体状态及健康情况下降。

（2）根据伤情合理安排锻炼内容和局部负荷量。

注意循序渐进和个别对待。骨折或关节手术后的早期，应在关节不动的前提下，肌肉做有节奏的静力收缩和放松，预防肌肉萎缩或粘连。慢性损伤者，可先练静力性力量，再练动力性力量。

（3）加强功能性训练。

加强损伤部位肌肉力量和关节功能训练，是伤后锻炼的重要内容。骨折或关节手术后的中期、后期，要继续做患肢的肌肉收缩训练，并逐渐恢复骨折远端未固定关节的活动和骨折处上下关节的活动，逐渐由被动活动转为主动活动，防止肌肉萎缩，避免关节僵硬。在病情允许的情况下，应尽早下床进行全身活动，使肢体逐步恢复到正常活动范围和力量。

（4）加强医学保护。

在每次康复锻炼前，应做好准备活动，对损伤部位要使用保护支持带和各种护具，或用胶布、绷带固定支持，以加强损伤部位的稳固性，防止再次受伤。

2. 预防

（1）强化运动损伤安全教育。

空勤人员应从思想上重视运动损伤的预防，了解常见运动损伤发生的规律，注重安全教育，最大限度地减少或避免运动损伤。特别是飞行学员，多为活泼好动、精力充沛的青年人，部分缺乏科学的运动方法，思想上容易麻痹大意，冒失地进行体育活动，或情绪急躁、急于求成，忽视了循序渐进和量力而行的原则。

（2）掌握科学运动方法。

空勤人员应掌握正确的运动方法，并科学制订运动计划，合理安排运动量，要加强易损伤部位及相对薄弱部位的锻炼，把握全面性、渐进性、个别性的科学锻炼原则，并在运动前后做好准备活动和整理活动。

全面性是指应对体能进行全面锻炼，而不是单纯针对某一特定动作反复练习；渐进性指应逐步提高运动负荷和运动时间，防止机体不能适应而导致运动损伤，若改变锻炼项目，要注意不同项目之间环境因素的变化；个别性指锻炼必须因人而异，性别、年龄、体力、技术熟练程度不同，运动量和方法也应不同。

运动前应做好充分的热身活动，建议至少5～10分钟，运动前后都应进行拉伸运动，当兴奋性较低或气温较低时应适当延长热身活动，以身体发热、微微出汗为宜。特别是在比赛前，更应做好充分热身，一般从中强度练习开始（如慢跑），目的在于增高体温，接着进行牵拉（伸展）练习，为肌肉和关节的最大用力做准备。运动后进行整理活动有助于改善血液循环，促进体内代谢产物的排出，减少肌肉酸痛，加快疲劳消除。

（3）增强自我保护意识。

空勤人员应学习常用的自我保护方法，如运动中重心不稳摔倒时，要学会各种滚翻动作，以缓冲身体与地面的直接撞击。要根据不同运动项目容易受伤的部位，佩戴符合运动特点且适合自己的防护设备，如腰围、护膝、护踝、防护眼镜、头盔、护齿及支具等。

（4）了解运动健康知识。

空勤人员应关注自身身体状况，注意运动中的心率监测，根据自身心率逐渐提高运动水平；若身体有不适，应降低运动水平或停止运动。此外，空勤人员也应了解基本的运动损伤急救和治疗原则，并在发生运动损伤后及时报告航空医师。

四、行业要求

（一）职业危害

一般来说，运动损伤引起突然失能的风险较小，但严重时患者可因剧烈疼痛、失血过多等原因而昏迷。急性损伤会引起空勤人员局部疼痛、肌肉力量受损或活动功能障碍，导致其无法安全履职。而慢性损伤，如腰背部疼痛、颈肩部不适等也会引起空勤人员注意力分散和执行能力下降。

（二）履职要求

1. 运动损伤的管理

（1）治疗与康复。

空勤人员出现运动损伤后应在航空医师的指导下到正规医院进行系统性治疗和康复，在治疗和康复的阶段要定期对骨折、软组织损伤等情况进行复查评估以准确地评估治疗和康复的效果，经治疗和康复后应达到无功能障碍、畸形、肌力异常等状态。

（2）加强预防。

航空医师应定期对空勤人员进行安全宣传，空勤人员要充分掌握科学的运动方法，增强自我保护意识，避免运动损伤的发生。

2. 航空医学鉴定

（1）国际民用航空组织。

《国际民用航空公约》附件1规定，I级、II级和III级合格证申请人不得具有可能会妨碍安全行使申请人执照和等级所授予权利的任何骨骼、关节、肌肉、腿或相关构造的任何异常。

（2）中国民用航空局。

各级体检合格证申请人患有运动障碍，若病情稳定、实际测试能够安全履职，可鉴定为合格；各级体检合格证申请人单纯性骨折临床愈合后，无畸形及功能障碍，可鉴定为合格；各级体检合格证申请人半月板损伤或大关节创伤性关节炎治愈后，无畸形及功能障碍，可鉴定为合格。涉及手术治疗，需满足一定的地面观察期。

运动损伤康复后的鉴定：各级体检合格证申请人应在运动损伤后接受系统的治疗和

科学有效的康复训练，避免出现关节活动范围受限、肌力下降、肌肉萎缩等后遗症。部分运动损伤经治疗后仍有骨骼畸形、关节活动度下降或肌力异常等，若病情稳定，可申请在模拟机上进行运动系统实际能力测试，体检医师应根据申请人实际情况针对性地设计在模拟机上进行运动系统实际能力测试的科目，观察其异常部位的肌力、反应力和平衡力。

思考题

1.按照血管的种类，出血可分为哪几种类型?

2.请简要阐述急性运动损伤的早期处理原则。

3.单纯性骨折后的体检鉴定标准是什么?

（武将　郭万立）

·第七章 耳鼻咽喉科疾病·

本章要点

1. 掌握航空性中耳炎的定义。
2. 掌握平衡三联。
3. 掌握过敏性鼻炎的临床特征。
4. 了解航空性中耳炎的预防。
5. 了解航空性中耳炎的相关履职要求。
6. 了解眩晕的职业危害。
7. 了解良性阵发性位置性眩晕等外周性眩晕的临床特征。
8. 了解过敏性鼻炎的并发症。
9. 了解过敏性鼻炎的预防及治疗。

耳鼻咽喉科学包括耳、鼻、咽、喉及其相关头颈区域外科学的全部内涵。现代耳鼻咽喉科学的范畴大大丰富，已经拓展为耳显微外科、耳神经外科、侧颅底外科、听力学及平衡科学、鼻内镜外科、鼻神经外科（鼻颅底外科）、头颈外科、喉显微外科、嗓音与言语疾病科、小儿耳鼻咽喉科等。

耳鼻咽喉科在航空医学中具有非常重要的地位和意义，克服气压改变对人体的损伤，提高空间定向能力，都需要通过健全的耳鼻咽喉功能来实现。这也是人类航空史上不断挑战飞行高度极限不得不面对的航空医学难题之一。

为了更好地理解耳鼻咽喉科学及相关疾病在航空医学中的重要性，本章选取了具有代表性的疾病和综合征进行介绍。航空性中耳炎是最常见的空勤人员职业相关疾病，其发生、发展伴随空勤人员的整个职业生涯。眩晕作为一类表现形式多样的综合征，与人的平衡功能密不可分，可能导致空勤人员完全失能。空间定向障碍是影响航空安全最重要、最常见的人为因素之一，而眩晕的发病机制，与其有着千丝万缕的联系，对眩晕的了解可以增强对本体感觉、空间定向能力的认识。过敏性鼻炎是目前最为常见的耳鼻咽喉科疾病和过敏性疾病，对该疾病相关知识的掌握可以提高对其他过敏性疾病的识别和健康管理能力，具有重要的实际意义。

本章介绍航空性中耳炎、眩晕和过敏性鼻炎的流行病学现状、病因与发病机制、健康管理流程、行业要求等内容，以期增进空勤人员对耳鼻咽喉的功能、结构及航空医学意义的了解，增强自身对相关疾病及功能障碍的识别及应对能力。

（杨剑）

第一节 航空性中耳炎

航空性中耳炎（Aero-otitis Media）是空勤人员履职过程中发生的最为常见的疾病，也是最常见的职业性航空病。我国空军某医院调查分析2006—2012年间空军飞行员的停飞疾病谱后发现，航空性中耳炎排在第8位；国内某航空公司针对其2003—2006年间临时停飞情况进行的调查研究表明，航空性中耳炎在民用航空空勤人员医学临时停飞原因中排名第3位；2016年，国内一项仅针对民用航空飞行员群体的类似研究报道，航空性中耳炎在其门诊临时停飞疾病谱中排名第2位。航空性中耳炎一直是航空医学研究的重要课题。

关于航空性中耳炎发病率的多项研究数据如下：欧洲2004年的一项研究报道民用航空乘客群体航空性中耳炎的发病率约为14%；巴西2019年的一项研究报道民用航空空勤人员航空性中耳炎的发病率为9.65%；2007—2009年国内某航空公司乘务员群体航空性中耳炎的年平均发病率约为3%。

本节介绍航空性中耳炎的定义、健康管理及行业要求，以期增强空勤人员对该疾病的认知水平，旨在最大限度地减轻航空性中耳炎对于空勤人员健康水平、履职能力及职业生涯的不良影响。

一、定义

航空性中耳炎即耳气压伤，指在外界压力突然变化时，鼓膜内侧（中耳腔内）压力和外侧（周围环境）压力出现不平衡时所导致的中耳急性压力性损伤，可引起耳痛、耳闷、听力下降及耳鸣等临床症状，严重者可引起鼓室积液甚至鼓膜破裂。

1783年，法国物理学家Charles在氢气球下降时感到耳痛，第一次描述高度变化对耳的损伤。1873年，Smith首次提出了与气压有关的中耳气压伤的概念。1937年，Armstrong和Heim把因气压变化而产生的耳闷、耳痛、耳聋等一组症状命名为航空性中耳炎。

二、发病机制及病因

（一）发病机制

1. 咽鼓管结构及耳气压功能

耳按照解剖结构可分外耳、中耳和内耳三部分，其中外耳和中耳以鼓膜为界，鼓膜以外为外耳道，以内为鼓室（中耳腔）。鼓室是含气腔室，必须保持腔内外气压均衡，才能使鼓膜及圆窗膜处于最佳振动位置，保证听觉功能的完整性。

咽鼓管（图7-1）是中耳的重要组成部分。成人的咽鼓管长约34～36mm。一端开口于鼓室前壁，称鼓室口；另一端开口于鼻咽部侧壁，称咽鼓管咽口。咽鼓管自鼓室前壁向前、向内、向下方走行，达鼻咽部侧壁、下鼻甲后端的后下方。咽鼓管咽口低于鼓室口，咽鼓管与矢状面之间形成45°角。咽鼓管由骨部和软骨部组成，靠近鼓室的1/3为骨部，位于颞骨岩部，靠近鼻咽的2/3为软骨部，两部之间的连接处形成约160°角，此处管腔最狭窄，称峡部。整个管腔的宽度以咽鼓管咽口最大，直径约达9mm，向外逐渐变窄，至峡部最狭窄，直径仅1～2mm，自此，再逐渐扩大，至鼓室口呈漏斗状，直径约4.5mm。

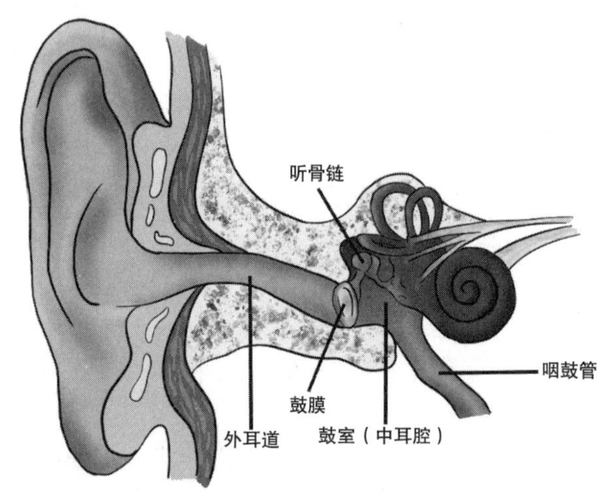

图 7–1　咽鼓管

咽鼓管的主要生理功能：①平衡鼓室内气压功能，这是咽鼓管最基本的功能。在咽鼓管两端压力平衡或者压差不明显的时候，咽鼓管一般处于关闭状态。开放时可使口腔与鼓室内的气体进行交换，保持鼓室内气压与外耳道大气压的平衡，有利于鼓膜的振动及声波的正常传导。②清除功能。咽鼓管底部黏膜上有很多纤毛，纤毛的摆动可将鼓室黏膜的脱落上皮和分泌物经鼻咽部咽鼓管咽口排出鼓室。③保护功能。咽鼓管黏膜段较厚，黏膜下层中疏松结缔组织使黏膜表面产生皱襞，有"单向活瓣"功能，可有效减少来自鼻咽部感染源对中耳的感染机会。④阻声与消声功能。咽鼓管的闭合状态可阻隔呼吸、心搏等自体声响的声波经鼻咽腔直接传入鼓室，还可减少口腔内产生的声音对听觉的干扰。以上这些功能的实现均取决于咽鼓管能否有效地开放与关闭。上述各项功能除阻声和消声功能外，若其余任何一项或多项功能出现异常，均与航空性中耳炎的发生、发展密切相关。

鉴于咽鼓管是鼓膜完整时气体进出中耳的唯一通道，因此咽鼓管功能也称为耳气压功能。具有正常的耳气压功能对于空勤人员适应飞行工作的意义非常重大。因此，耳气压功能被视为空勤人员体检鉴定中的关键评价指标。

2. 飞行时鼓室气压与外界气压的动态变化

座舱高度，即座舱内部气压所对应的标准大气压高度，一般用来表示飞机座舱内的实际压力。无座舱增压系统的航空器，飞行过程中的座舱高度基本与实际飞行海拔高度相同；现代商业运输机绝大多数配有座舱增压系统，当飞行过程中增压系统正常运行时，其座舱高度能够保持在人体能够耐受的或相对舒适的高度[一般在2134～2438m（7000～8000ft）]，远低于实际飞行海拔高度（图7–2）。

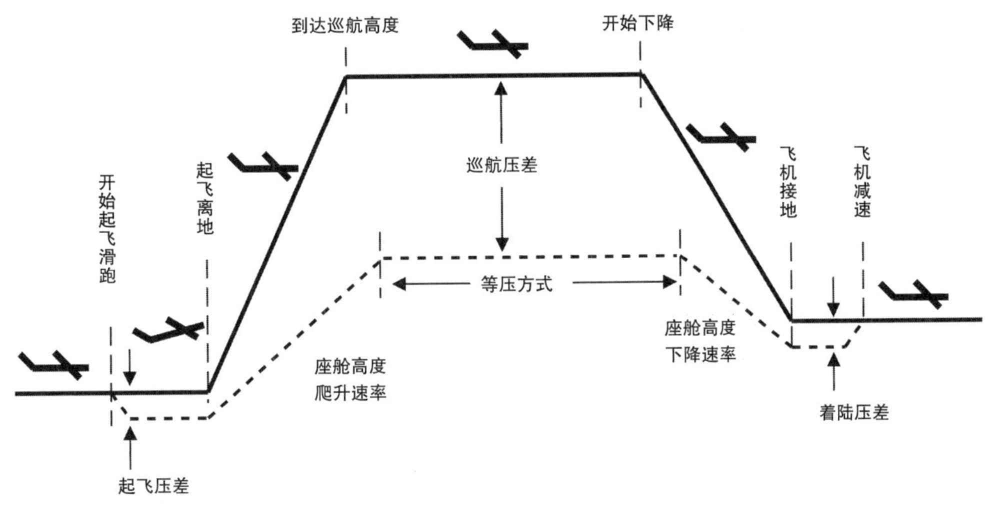

图7–2 座舱增压系统工作示意图

飞机停靠在机坪时，舱内外气压完全一致；当关闭舱门且启动发动机后，座舱增压系统会开始逐渐调整舱内压力（座舱高度）。飞机爬升阶段，座舱高度随飞行海拔高度上升逐渐升高，舱内压力逐渐下降（座舱增压系统可使舱内压力下降速度远远小于舱外）。外耳道及鼻咽部因与外界直接相通，故其局部压力一直等同于舱内压力，使得鼓室外压力逐渐低于鼓室内压力（鼓室相对正压）。此时鼓膜受鼓室压力作用略向外膨隆，耳部可能出现轻微胀满感。但当鼓室内外压差达到10～20mmHg（1.33～2.67kPa）时，咽鼓管受压开放，部分气体自鼓室内排出，鼓室内外压力恢复平衡，鼓膜恢复原位，咽鼓管随即关闭。之后在继续爬升的过程中，舱内气压会继续降低，咽鼓管可再次开放。此过程反复发生，除非咽鼓管自身严重阻塞，否则不易在爬升阶段引起航空性中耳炎。

当飞机达到座舱高度预设定的上限值及处于稳定巡航高度时，座舱压力保持在相对平稳状态，此时鼓室内外压力也会趋于平衡。

飞机下降时，随着座舱高度逐渐降低，舱内气压开始不断增高，因此鼓室外压力逐渐高于鼓室内压力（鼓室相对负压），鼓膜向内凹陷，可产生不同程度的耳压感和听力下降。此时，外界气体需要通过咽鼓管咽口从鼻咽部“逆向”进入鼓室维持平衡，但咽鼓管因单向活瓣作用而难以自行开放，通常需主动行咽鼓管通气动作（如咀嚼、吞咽）方可使之被动开放，使外界气体能够进入鼓室。当鼓室内外压力再次恢复平衡之后，鼓膜随之复位，耳压感及听力下降亦随之消失；但当外界压力变化过快或存在咽鼓管阻塞等诱因（图7–3）促使鼓室相对负压持续加剧到一定程度时，即使再做主动通气动作也难以使咽鼓管重新开放。鼓室相对负压持续增加后，人体会突然发生听力下降、耳鸣和耳痛；如果压差达到200～500mmHg，鼓膜可能会发生穿孔（附图1）；如果内耳出现航空性中耳炎，可诱发严重的眩晕，甚至一侧听力完全丧失。

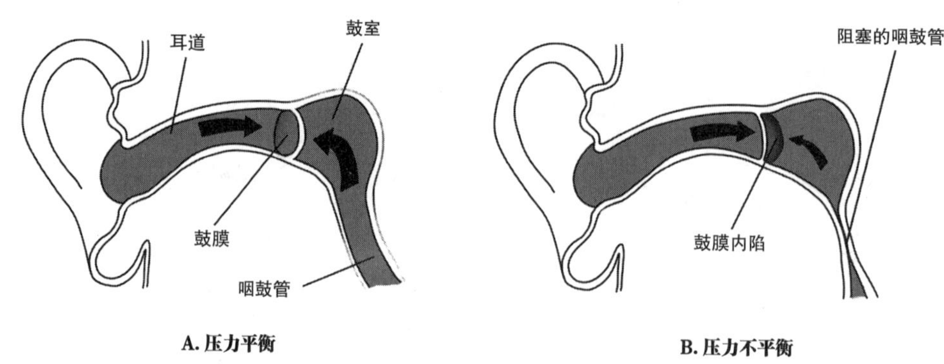

图 7–3　咽鼓管功能状况与耳气压平衡

座舱增压系统降低了舱内压力变化的速度与幅度，使得发生航空性中耳炎的概率和严重程度大大降低。同时，由于座舱增压系统在飞行海拔高度下降到2134m（7000ft）以下时进入增压下降阶段，在驾驶或搭乘这类航空器时，当飞行高度降到海拔2134m（7000ft）以下时，更应注重主动咽鼓管通气，预防航空性中耳炎的发生。

（二）病因

环境气压突然且急剧的变化和咽鼓管的解剖结构及生理功能特点是发生航空性中耳炎的根本原因。飞行过程中无法使鼓室内外气压有效平衡的状况，大多继发于上呼吸道感染等呼吸系统疾病，如感冒。感冒时鼻腔、咽腔黏膜充血、水肿，导致咽鼓管阻塞，有时还伴有不同程度的鼓室气体吸收。除此之外，导致咽鼓管功能障碍继而促使航空性中耳炎发生、发展的重要诱因还包括如下诸多自身因素。

（1）先天解剖学因素：如咽鼓管的发育异于常人，其形态过于短、平、宽、直时，鼻咽部炎性分泌物等易经咽鼓管进入鼓室。

（2）咽鼓管机械阻塞：如腺样体增生或肥大、鼻咽部肿物等可阻塞、压迫咽鼓管咽口，影响鼓室引流及气体交换，导致鼓室相对负压与渗液。黏液分泌异常与纤毛运动障碍亦可引起管腔内分泌物淤塞。此外，各种原因如类似感冒的感染或者免疫异常引起的咽鼓管黏膜病变，如水肿、肥厚或炎性增生等均可导致管腔狭窄，进而造成机械阻塞。

（3）咽鼓管原发性功能障碍：如咽鼓管表面活性物质的缺乏也是导致咽鼓管功能障碍的重要原因。与肺表面活性物质相似，咽鼓管表面活性物质以磷脂成分为主。表面活性物质缺乏影响咽鼓管表面黏膜状况，进而影响咽鼓管管壁表面张力，降低咽鼓管的顺应性，增加咽鼓管的开放压，使咽鼓管不易开放。已有动物实验证实，注入外源性表面活性物质，可以降低咽鼓管表面张力，促使咽鼓管更易开放。

三、健康管理

（一）疾病诊断

1. 确立诊断

在飞行下降等气压变化过程中，出现耳痛（一过性或持续性）、耳部闷胀感、听力下降及耳鸣等临床症状时，结合鼓膜检查、声导抗检查、纯音测听等相关辅助检查结果可明确诊断并大致评估疾病的严重程度。

2. 分级诊断

按照《职业性航空病诊断标准》（GBZ 93—2010），在飞行下降等气压变化过程中，出现耳痛等症状时，依据鼓膜检查及纯音测听、声导抗检查结果，必要时结合低压舱检查前后的对比结果，做出分级诊断。

（1）轻度：鼓膜II度充血（见下文鼓膜检查详述），纯音测听可出现传导性听力损失，声导抗检查结果示A型或C型鼓室图。

（2）中度：鼓膜III度充血，纯音测听结果为传导性听力损失，声导抗检查结果示C型或B型鼓室图。

（3）重度：出现下列表现之一者，鼓膜破裂穿孔（附图1）、混合性聋、窗膜破裂、粘连性中耳炎、后天原发性胆脂瘤型中耳炎、面瘫。

（二）相关检查

1. 鼓膜检查

使用额带反光镜、电耳镜等可观察正常鼓膜的形态、位置、色泽、透明度，有无气泡或气液平面，还可观察鼓膜有无内陷袋、萎缩或角化物聚集。配有橡皮球的耳镜可观察鼓膜动度，即通过挤压橡皮球改变外耳道内压力，观察鼓膜动态变化。

耳镜检查鼓膜充血（附图2）分度：I度，可见鼓膜内陷，锤骨柄及松弛部充血；II度，除上述表现外，鼓膜周边也有充血；III度，鼓膜呈弥漫性充血，近鼓膜周边的外耳道皮肤也可发红，鼓膜表面有血痂，有时可见鼓室内积液或积血；IV度，鼓膜破裂。

2. 声导抗检查

声导抗检查是航空性中耳炎诊断和预后判断的重要检测手段，测试所得鼓室图可反映鼓室声导抗与耳道内压力变化的动态关系。Liden–Jerger分类法将鼓室图（图7–4）分为3个主要类型：A型，鼓室功能正常；B型，鼓室积液或中耳明显粘连；C型，鼓室负压或咽鼓管功能障碍。一般认为，B型鼓室图是航空性中耳炎急性期的典型表现。在A型鼓室声导抗图中，又根据峰值的幅度大小分为As型（低峰型）和Ad型（高峰型）两个亚型，As型（低峰型）：峰值的幅度小于0.3mmho，多见于鼓膜、听骨链活动度过小，中耳存在轻度僵硬病变，可见于早期耳硬化症、镫骨固定等。Ad型（高峰型）：峰值的幅度大于1.6mmho，见于鼓膜异常松弛者，如鼓膜愈合性穿孔和听骨链中断。

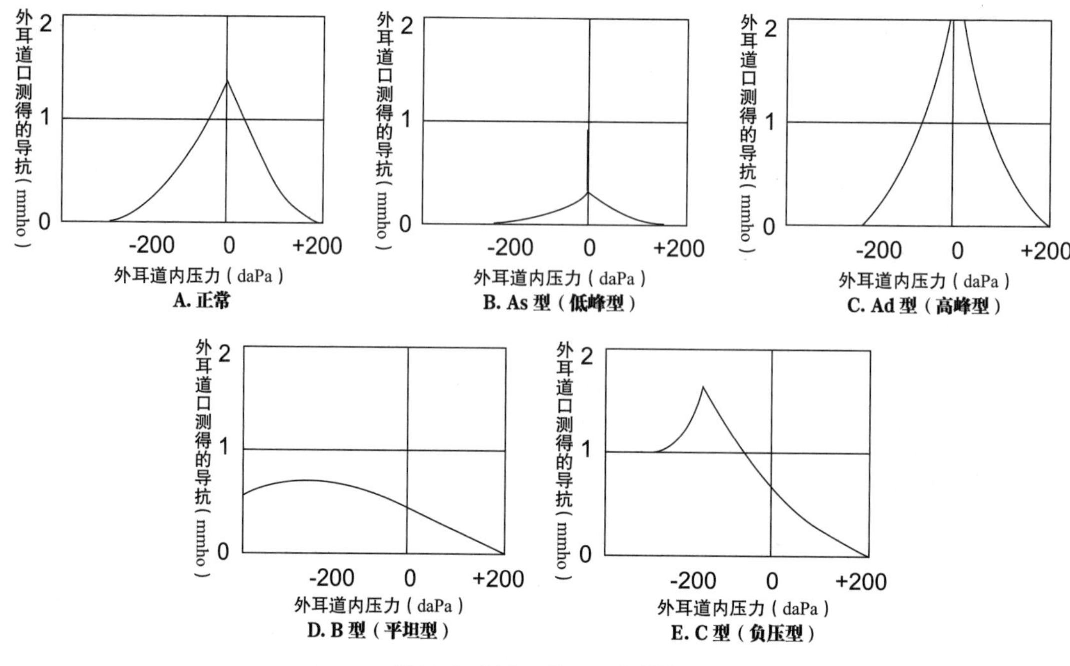

图 7–4 Liden–Jerger 分类法

3. 纯音测听

航空性中耳炎患者大多表现为轻–中度传导性听力损失，部分患者听力可正常。纯音测听结果作为航空性中耳炎诊断依据中重要部分，可用于评估听力损失的类型及程度，并可作为疗效评价的重要参考。

4. 颞骨 CT 检查

中耳和内耳均位于颞骨内，因此通过颞骨CT检查可以较为直观地看到中耳和内耳的重要结构。航空性中耳炎在颞骨CT上可表现为鼓室内高密度影，病史较长者乳突气房透明度降低、模糊，大多无骨质及听小骨破坏。颞骨CT检查主要用于评估中耳炎症程度及范围。

（三）预防与治疗

1. 预防

（1）患有上呼吸道（如鼻及鼻咽腔等）急性或慢性疾病且明显影响咽鼓管通气功能时，应在行专科评估咽鼓管功能状况后，再决定是否适合继续执行飞行任务。

（2）当自觉有轻微上呼吸道症状但未明显影响咽鼓管通气功能时，应在飞行中尽量避免承受气压骤变或者在气压变化时提前做好咽鼓管通气准备，例如在飞行下降阶段行咽鼓管主动通气，有效促使咽鼓管开放。必要时可在航空医师指导下规范使用滴鼻剂等药物，以缓解急慢性鼻炎的鼻塞症状，并有利于短期改善咽鼓管通气功能。

常用的咽鼓管主动通气方法：

①吞咽动作。喝水，运动下颌及运动软腭等均能使鼻咽后部组织活动，从而促使咽鼓管咽口开放，达到平衡耳气压的目的。例如，部分航空公司在飞机降落前，乘务员会向乘客发放糖果，目的是促使乘客完成吞咽动作，促进咽鼓管开放。

②捏鼻鼓气（Valsalva法，即“瓦尔萨瓦动作”）。这个动作是以其发明者，17世纪意大利内科医师、解剖学家Antonio Maria Valsalva名字命名的。起初是用来检查咽鼓管的通畅程度并顺便帮助患者排出中耳内的脓液。捏鼻鼓气的要领为先深吸一口气，然后捏住鼻子，鼓起腮帮，闭紧嘴巴，短时用力通过鼻向外呼气，由于此时鼻腔已被捏闭，产生的气流可达到冲开咽鼓管的效果，迫使外界空气进入中耳，使鼓膜内外压力重新恢复平衡，此时可感受到耳闷堵症状瞬时缓解。使用捏鼻鼓气时鼓气力度不可过猛过快，避免冲开咽鼓管后大量气体突然进入鼓室造成鼓室内压力急剧升高，一方面有可能因为压力的骤然变化而导致变压性眩晕（详见本章第二节）；另一方面，当存在上呼吸道感染时，过猛过快的气流可能将鼻腔内及鼻咽部的致病菌经咽鼓管送入鼓室，进而造成鼓室感染。

需注意：有严重的上呼吸道感染时应尽量避免使用捏鼻鼓气，以免鼻部致病菌随气流通过咽鼓管进入鼓室造成感染。

③若单独行捏鼻鼓气或吞咽动作均无法有效开放咽鼓管，可尝试将二者结合应用，即在嘴里含一口水，在做捏鼻鼓气动作的同时行吞咽动作。

2. 治疗

罹患航空性中耳炎时，如若继续飞行可能导致损伤进一步加重，为避免二次伤害，在无充分证据能够证明咽鼓管功能已经恢复之前，应暂停飞行进行治疗。

航空性中耳炎的基本治疗原则是积极采取措施，恢复鼓室内外气压平衡。经及时、规范处置，大多可彻底治愈；反复发作航空性中耳炎时，应积极排查原因：当患有可能影响咽鼓管通气功能的疾病，如鼻中隔偏曲、扁桃体肥大及鼻甲肥大等时，应首先考虑去除原发因素；治疗后遗留鼓膜形态异常、听力损失或咽鼓管功能受损等后遗症者，需坚持进行咽鼓管功能锻炼，并定期复查鼓膜及听力情况。

（1）轻度航空性中耳炎的治疗：积极治疗原发于鼻（咽）部的疾病；合理使用减充血滴鼻剂，行咽鼓管吹张；用苯酚甘油滴耳镇痛；短期使用抗生素抗感染治疗；对分泌物较多者使用上呼吸道及咽鼓管黏膜促排剂如桉柠蒎、桃金娘油（吉诺通）等促进中耳和鼻腔分泌物排出。

（2）中度航空性中耳炎的治疗：除上述治疗原则外，可辅助应用耳部理疗，有鼓室积液不易排出者，保守治疗无效时可行鼓膜穿刺置管术。行鼓膜穿刺置管术者在迅速排出部分积液的同时，鼓室内外气压可通过鼓膜留置管快速达到平衡，为咽鼓管功能的恢复创造有利条件。但应注意避免外耳道内的病原菌经鼓膜留置管进入鼓室引发感染。

（3）重度航空性中耳炎，且发生鼓膜破裂者，需预防中耳感染，此时应禁用滴耳液，以防止外耳道内的病原菌被滴耳液冲刷至鼓室内；当发生神经性聋及面瘫时，应行对症治疗；窗膜破裂者头抬高30°～40°，卧床观察，必要时行手术探查修补；如有粘连性中耳炎者，应择期行手术治疗。

四、行业要求

（一）职业危害

航空性中耳炎的典型症状多发作于飞机下降阶段，发作时持续存在的耳痛、耳闷胀感可能导致飞行员无法集中注意力，影响其情境感知、决断和操作能力。此外，航空性中耳炎造成的听力下降、耳鸣等也可导致飞行员言语沟通能力下降，影响飞行关键阶段的无线电陆空通话质量。上述情况都可能危及航空安全。

（二）履职要求

目前国际民用航空组织及中国民用航空局分别在航空卫生规章、规范性文件及行业标准层级等方面从不同角度对咽鼓管功能及航空性中耳炎进行了明确要求。

1. 国际民用航空组织

（1）《国际民用航空公约》附件1明确规定I级、II级体检合格证申请人应无明显的咽鼓管功能障碍。

（2）《民用航空医学手册》中对航空性中耳炎的症状和体征进行了详细的描述，并明确指出一旦出现航空性中耳炎的征兆，即提示空勤人员此刻暂不适合继续飞行。

2. 中国民用航空局

Ⅰ级体检合格证申请人患有航空性中耳炎、分泌性中耳炎、急性化脓性中耳炎等中耳疾病，应鉴定为不合格。经非手术治疗，临床治愈后，耳气压功能正常，听力符合标准，可鉴定为合格。非手术治疗无效，行鼓膜切开置管术后，观察至少30天，无眩晕及耳鸣等症状，听力符合标准，可鉴定为合格。

Ⅱ级、Ⅲ级、Ⅳ级体检合格证申请人鉴定时，采用与Ⅰ级体检合格证申请人相同的医学标准。

思考题

请简述航空性中耳炎的定义。

（秦彩虹　胡墨绳）

第二节　眩晕

眩晕（Vertigo）并非疾病名称，而是临床常见的一种症状，像咳嗽、打喷嚏、头痛一样，可由多种潜在疾病所致。2017年美国一项大样本调查分析显示，眩晕性疾病的年患病率可达14.8%；2006年我国空军一项研究显示，眩晕在空军飞行员疾病谱中分别排在总住院第8位、停飞第6位及耳鼻咽喉科住院第2位。

眩晕的临床表现形式多种多样，其病因涉及多个学科，临床医学上客观诊断方法尚不完善，故要实现确切诊断极为困难。眩晕的发生具有突发性、不可预见性，不同程度的眩晕可直接造成不同程度的工作失能。因此，空勤人员如在空中发生眩晕，会严重威胁飞行安全。

本节介绍眩晕的定义、发病机制及病因、常见眩晕疾病的临床特征和防治重点、职业危害及履职要求，以期增强空勤人员对眩晕的认知及应对能力。

一、定义

眩晕是指机体因对空间定向产生障碍而发生的一种运动性错觉或幻觉，主要表现为不稳定感或平衡失调，感觉到头或周围环境旋转。

眩晕与头晕两者只一字之差，症状也十分类似，所以经常会被混淆。两者主要鉴别点在于是否存在运动性错觉或幻觉。眩晕有明显的旋转感，常伴有平衡障碍、站立不稳、眼球震颤、恶心、呕吐等，多由前庭系统疾病引起，是耳鼻咽喉科和神经内科最常见的症状之一；头晕则主要表现为头晕眼花、头重脚轻、昏昏沉沉、头胀满感，是由许多内科系统性疾病导致大脑皮层功能紊乱所致，既可以是功能性问题，也可以是器质性问题。

二、发病机制及病因

（一）发病机制

眩晕的主要发病机制是机体的自我平衡出现功能障碍。

1. 机体维持平衡的机制

人体的平衡由视觉系统、本体感觉系统及前庭系统的相互协调来维持，因此也将以上三个系统统称为“平衡三联”。

前庭系统在维持机体平衡中起主导作用，其位于内耳，是人体对自身运动状态和头在空间位置的感受器，由球囊、椭圆囊及3个半规管组成（图7–5）；球囊和椭圆囊可感受头部直线加速度，包括重力加速度和切线加速度的刺激，3个半规管可感受头部角加速度的刺激。

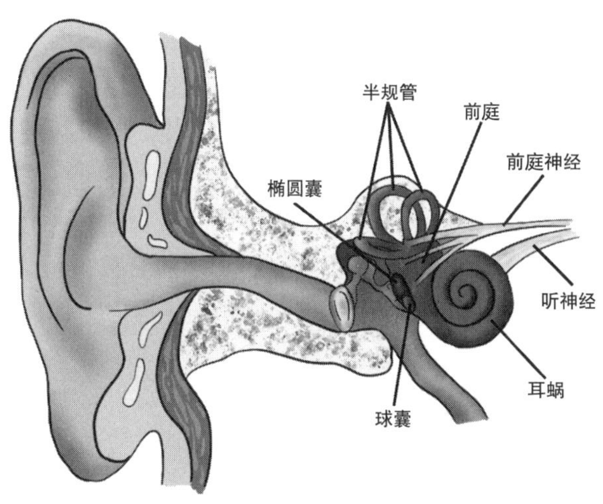

图 7-5　内耳结构示意图

视觉系统主要帮助定向，即在前庭感觉基础上识别上下、左右、前后的标志，并通过前庭-眼反射控制眼球肌肉，使眼球随头部位置改变而微调，稳定视觉，以维持平衡。

本体感觉系统主要通过足底皮肤、肌腱、关节及内脏等感受器，感知身体位置及运动的变化，从而维持平衡。

“平衡三联”所感受到的信息共同传入大脑平衡觉中枢进行协调整合，大脑平衡觉中枢将整合后的信息传出，通过各种反射性运动，维持机体平衡。

因此，在“平衡三联”中即使有一个系统发生障碍（传入信息异常），通过大脑平衡觉中枢的代偿作用，仍可在一般日常生活活动中保持身体平衡：如盲人只要前庭功能正常，就可以在水中保持平衡，就像健康人能在水中闭目游泳一样。但若同时有两个系统发生障碍，在日常生活活动中就难以维持平衡：如前庭功能障碍者在黑夜中或闭目行走时常感觉不稳。此现象的发生主要是前庭系统和视觉系统均不能向大脑中枢传入信息所致。

2. 眩晕的发生机制

在静止情况下，人体左右两侧前庭感受器不断向大脑对称地传入信息（通常传入信息引起两侧前庭的兴奋性并非完全相等，允许存在一定程度的生理性差距），通过一连串复杂的运动反射来维持人体的平衡。

眩晕的产生是由于前庭受到一定强度的刺激，引起左右两侧前庭兴奋性不平衡（且超过生理性差距）。

当前庭感受器受到一定强度的生理性刺激，可引起两侧前庭兴奋性不平衡，当不平衡的程度超过生理性差距时，传入大脑中枢的信息就会引起一种具有一定方向和规律的“身体在运动的错觉”，即生理性眩晕。最典型的例子就是人坐在转椅上等速旋转时，刺激左右两侧前庭感受器时，人体通过前庭系统作用能够感知机体与周围环境的关系（即感觉在旋转）；但当旋转突然停止后，人体仍感觉在旋转，就是因为前庭在转椅突然停止后发生生理状态改变，导致两侧前庭兴奋性不平衡，从而引起人体仍在旋转的错觉。

同理，当前庭感受器受到一定强度的病理性刺激，如一侧前庭器官、神经或血管病变（如良性阵发性位置性眩晕、梅尼埃病、前庭神经炎等），即使人体在静止的状态下，该刺激也可引起两侧前庭兴奋性不平衡，造成人体在旋转的错觉，即为病理性眩晕。

眩晕还受前庭反馈作用的影响。前庭感受器将受刺激后的信息传入大脑中枢，大脑中枢将整合后的信息传出至感受器，起到抑制作用（即前庭负反馈）。当大脑皮层受到抑制时，如在疲劳、饥饿或某些药物（如酒精、镇静类药物）作用下，负反馈作用减弱，前庭反应会增强；而大脑皮层兴奋时，如情绪高昂、激动或在某些药物（如咖啡因等）作用下，前庭反应会有所减弱。

综上所述，眩晕的程度主要取决于两方面因素：①左右两侧前庭兴奋性差距的大小；②前庭负反馈作用的强弱。

此外，前庭感受器受到刺激还会引起前庭—眼反射失衡，进而引发眼球震颤，眼球震颤是前庭功能障碍的主要体征之一；造成前庭—脊髓反射异常，引发平衡失调；激活前庭—自主神经反射，引起恶心、呕吐等自主神经反应（图7–6）。

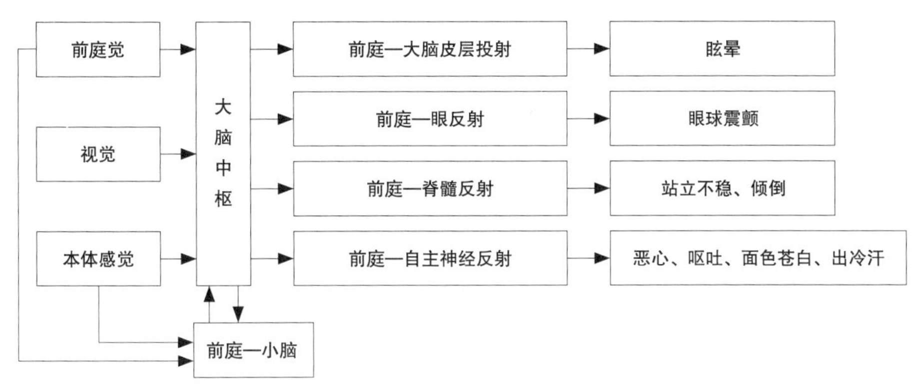

图 7–6 前庭与中枢的联系及神经反射作用

3. 前庭习服

前庭习服（Habituation）是指长时间反复刺激前庭感受器，导致前庭反应降低的现象。前庭习服多由相同的反复弱刺激引起，具有方向性、传递性（一侧前庭习服后可传递到对侧，使对侧前庭反应也有相应的改变）。前庭习服产生后可存在数星期至数月。

前庭习服可增强前庭功能的稳定性，使外界刺激引起的不适反应减弱，但不会影响平衡功能。飞行员专业训练课程中滚轮、旋梯、秋千、单杠、体操等项目就是应用前庭习服的原理对前庭进行锻炼。

（二）病因

引起眩晕的原因很多，按照病因部位眩晕可分为外周性（耳源性）眩晕与中枢性（非耳源性）眩晕，其中以外周性眩晕较为多见，大约占眩晕的2/3，也是本节叙述的重点。

此外，按照发病原因眩晕还可分为血管性眩晕、创伤性眩晕、耳毒性药物眩晕、感染性眩晕、良性阵发性位置性眩晕、自身免疫性疾病眩晕、眼源性眩晕等。

三、常见的眩晕疾病及其健康管理

病史是眩晕诊断最重要的依据，如眩晕发作的特征、持续时间、发作频率、诱发因素、与体位的关系、伴发症状、年龄等，均应进行详细问询，并应与头晕、头痛等症状加以鉴别。同时，还要结合体征和辅助检查结果综合判断。

（一）眩晕的鉴别

1. 外周性眩晕

病变位于内耳或前庭神经，眩晕具有突发性、剧烈旋转性；发作时定向力紊乱、平衡失调、不能行走；多伴有眼球震颤（水平性或水平加旋转性）及恶心、呕吐、出冷汗、面色苍白等自主神经症状；头位或体位改变可使眩晕明显加重；眩晕可持续数秒到数小时、数天，可自然缓解或恢复；前庭功能多有不同程度的减弱，可伴有听力下降或耳鸣。常见疾病包括良性阵发性位置性眩晕、梅尼埃病、前庭神经炎、晕动病等。

2. 中枢性眩晕

病变位于脑干、小脑或大脑，眩晕程度相对较轻，但持续时间较长，可达数天到数月；多伴有粗大、垂直性眼球震颤；可有意识丧失或肢体瘫痪、面部麻木、口眼歪斜、视力下降等中枢神经系统症状。常见疾病包括后循环缺血、脑梗死/出血、颅内肿瘤、颅脑外伤、脑炎及脑膜炎等。

（二）空勤人员常见的眩晕疾病

1. 良性阵发性位置性眩晕（Benign Paroxysmal Positional Vetigo，BPPV）

良性阵发性位置性眩晕，俗称“耳石症”，是一种最为常见的外周性前庭疾病。《良性阵发性位置性眩晕诊断和治疗指南（2017）》显示，其年患病率约为1.6%，占外周性眩晕患者的20%～30%。通常在40岁以后高发，且发病率随年龄增长呈逐渐上升趋势，男女比例为1：（1.5～2.0）。

良性阵发性位置性眩晕的典型表现是患者在某一头位（如起床、躺下、翻身、低头或抬头）时突然出现的短暂性眩晕（通常持续不超过1分钟），可伴有恶心、呕吐等自主神经症状，重复诱发头位时眩晕可再度出现。位置试验可诱发眩晕及特征性位置性眼球震颤。通常无明显听力改变，前庭功能检查多数为正常。

本病的主要治疗方法是耳石复位，操作简便，可徒手进行且效果良好，此外还包括药物治疗、手术治疗、前庭康复训练。良性阵发性位置性眩晕具有自限性，部分患者不采用治疗措施也可自行缓解痊愈，但自愈时间有时可长达数月或数年。

2. 梅尼埃病（Meniere’s Disease，MD）

梅尼埃病是一种原因不明的、以膜迷路积水为特征的内耳病。《梅尼埃病诊断和治疗指南（2017）》显示，其患病率约为（16～513）/10万，多发生于40～50岁，男女比例约为1.3：1。双耳患病者占10%～50%。部分梅尼埃病患者存在家族聚集倾向。

梅尼埃病的典型表现为发作性眩晕、波动性听力下降、耳鸣和（或）耳胀满感。眩晕多呈突发旋转性，多持续20分钟至12小时，常反复发作；眩晕程度较重，可使患者从睡眠中惊醒；同时可伴有恶心、呕吐等自主神经症状，以及走路不稳等平衡功能障碍；发作时可见眼球震颤，患侧前庭功能减弱。

梅尼埃病目前无法治愈，治疗主要以调节自主神经功能、改善内耳微循环、减少或控制眩晕发作、保护听力、减轻耳鸣及耳胀满感为目的。60%～80%的患者长期患病后，眩晕可能逐渐减轻，听力也可能最终稳定在中-重度损失的水平。

3. 前庭神经炎（Vestibular Neuritis，VN）

前庭神经炎是由于前庭神经受损而导致的外周性眩晕疾病，多由病毒感染所致，属于一种末梢神经炎，多发生于20～40岁，男女发病率相近。

前庭神经炎患者在发病前多有上呼吸道感染或胃肠道感染史。临床表现为突然发作的重度旋转性眩晕、平衡障碍，可伴有恶心、呕吐，数小时达到高峰，可持续数天或数周。急性发作期可见眼球震颤。患侧前庭功能部分或完全丧失。一般无听力下降或耳鸣。

本病的治疗方法主要包括急性期的对症治疗、病因治疗及前庭康复治疗，目的是减轻症状和促进前庭功能的恢复和代偿。该病有自愈倾向，多数可在1～6个月内痊愈，前庭功能可呈现不同程度的恢复或功能代偿，少数患者残留眩晕及前庭功能低下。

4. 晕动病（Motion Sickness，MS）

晕动病也称运动病，是机体受不适应的运动环境或其中的不习惯因素刺激（如颠簸、摇摆或旋转等任何形式的加速运动）而产生的前庭和自主神经反应症状。其患病率很高，大约1/3的人极易患晕动病，常见于3～20岁。晕动病根据运动环境的不同可分为晕机病、晕船病、晕车病、航天病、模拟器病等。

晕动病的病因主要是维持身体平衡的前庭系统、视觉系统和本体感觉系统在一些特定的运动条件刺激下，大脑的运动指令和感觉反馈不一致进而产生冲突。临床表现：轻型为咽部不适、唾液增多、疲乏、头晕、头痛、嗜睡、恶心等；中型，上述症状加重，面色苍白、出冷汗；重型，可出现呕吐不止、四肢冰冷、衰竭无力等症状。

本病的防治原则是减少运动环境的刺激，控制症状，以及加速机体对于运动环境的适应。脱离致病的运动环境是快速有效的防治方法，但这并不适用于空勤人员，空勤人员可通过前庭习服锻炼、平衡功能训练等促使机体逐渐适应运动环境。

5. 变压性眩晕（Alternobaric Vertigo，AV）

变压性眩晕是指在外界压力突然变化、鼓室内形成相对高压时所发生的一种急性发作的短暂性眩晕，多发生在飞行员、潜水员等特殊职业人群中。国外多项研究表明，飞行员变压性眩晕的发生率为10%～17%，高性能战斗机飞行员变压性眩晕的发生率可高达29%。2015年，我国某空军医院针对歼击机飞行员变压性眩晕的一项调查研究显示，其发生率为20.72%。民用航空飞行的机种、科目及高性能作业强度对机体的刺激程度相对军航较小，故民用航空飞行员变压性眩晕的发生率在理论上应低于军航飞行员。

变压性眩晕的发生是由于鼓室内压力突然增加，使鼓室、内耳压力与外界压力不能在短时间内取得平衡，从而刺激前庭感受器产生短暂性眩晕等前庭反应。在飞机迅速上升时，外界压力迅速减小，鼓室内压力相对骤增，正常情况下，鼓室的气体可自咽鼓管逸出，使鼓室气压与外界气压保持平衡。但在某些情况下，如感冒时咽鼓管通气功能下降，鼓室内相对较高的气压不能及时释出，进而在鼓室内外形成了较大的气压差，最终引发前庭刺激症状。在飞机下降时，鼓室出现相对负压，若用捏鼻鼓气动作，亦可因气体突然进入鼓室造成鼓室压力骤增而引起眩晕。

变压性眩晕是一种良性疾病，其医学处置主要立足于预防。要避免感冒时飞行；在飞行过程中，尤其是在上升阶段，可通过吞咽等动作平衡鼓室压力变化。

（三）相关检查

眩晕的检查包括前庭功能检查、耳科常规检查（电耳镜检查、纯音测听、声导抗检查等）、神经系统检查、头颅CT或MRI检查等。其中前庭功能检查是通过一系列测试方法观察前庭自发性或诱发性体征，判断前庭系统的功能状态、病变程度等，有助于眩晕的诊断与鉴别诊断。

前庭功能检查主要包括眼动检查、冷热试验、旋转双重试验、平衡功能检查等。

（1）眼动检查：通过观察眼球运动，分析其运动轨迹图形，为鉴别外周性病变或中枢性病变提供依据，包括不加任何刺激时受检者自身存在的眼球震颤，即自发性眼球震颤和通过视觉刺激所诱发的视动性眼球震颤。

（2）冷热试验：是检查前庭功能最常用的方法之一。试验采用冷热水或冷热空气分别刺激左右两侧半规管，引起眩晕、眼球震颤等一系列前庭反应，从而根据眼球震颤的方向、强度及两侧反应之差等指标判断前庭功能。

（3）旋转双重试验：是采用加速、减速或正弦谐波的旋转方式刺激3对半规管引起前庭反应。这是民用航空招收飞行学员时耳鼻咽喉科体检的常规检查项目之一。

（4）平衡功能检查：当前庭功能减退或受到生理性、病理性刺激时，前庭系统、本体感觉系统及视觉系统之间的协调关系被破坏，表现为平衡功能障碍。常用的平衡功能检查包括静态平衡试验和动态平衡试验，如闭目直立试验、单脚直立试验、过指试验、踏步试验，以及观察人体站立和运动时重心移动轨迹的动静态姿势描记法。

四、行业要求

（一）职业危害

眩晕发作时，可以对空勤人员产生不同程度的影响。

1. 空间定向障碍

眩晕发作时，空勤人员不能正确感知和判断自身及飞机与周围空间的位置关系，产生运动和位置错觉以及空间定向障碍，可导致情景意识丧失并失去对飞机的有效操纵。近15年军航的国际研究成果表明大约6%～32%的严重飞行事故与空间定向障碍有关，大约15%～26%的致死性飞行事故与空间定向障碍有关。民用航空发生空间定向障碍的可考数据相对较少。

2. 视觉识别障碍

眩晕发作时常伴有眼球震颤，使外界物体不能准确投射到视网膜黄斑部，造成注视困难，还可造成视物模糊、复视、物体晃动感等，可使空勤人员判读仪表盘或搜捕目标发生困难。

3. 平衡障碍

眩晕发作时躯体和四肢肌肉调节发生障碍，产生强迫性运动，如站立不稳、定位错误、倾倒，导致平衡障碍和操纵失能。

4. 自主神经功能紊乱症状

眩晕发作时常伴自主神经功能紊乱症状，如恶心、呕吐、面色苍白、出冷汗等。这些症状会使空勤人员降低甚至完全丧失工作能力，严重威胁飞行安全。

（二）履职要求

眩晕具有症状复杂、病因广泛、涉及多学科、客观诊断方法缺乏特异性及职业危害严重等特点，因此，空勤人员及航空卫生工作者都应秉承严谨慎重的态度，积极合理应对。

1. 航空医学管理

（1）前庭功能锻炼：飞行学员可通过旋转性运动、体操和器械（旋梯、滚轮、秋千、单杠等）进行前庭功能锻炼；可通过不同飞行环境的模拟器进行前庭适应性训练。现役空勤人员也应坚持前庭功能锻炼，尤其是患有眩晕类疾病愈后的空勤人员或经常执飞夜航者，更应加强前庭功能锻炼，以最大限度地保持前庭功能的稳定性。

（2）眩晕发作应对方法：眩晕的发作往往并无先兆，眩晕一旦发作应保持冷静并立即脱离岗位，采取坐位或卧位，不要随意走动并减少头部位置变换；注意避免光线直射和声音刺激；如有恶心、呕吐，应将头部歪向侧方，以防止呕吐物误吸入气管。返回地面后，应根据眩晕的严重程度及时就医并向航空医师报告。

（3）眩晕愈后管理：在眩晕的愈后恢复过程中，空勤人员应接受严密的医学观察，定期专科复查和加强前庭功能锻炼；平时要注意保证睡眠良好、心情愉快、不喝咖啡和浓茶，以及不吸烟、不饮酒等，保持良好的生活习惯。

2. 航空医学鉴定

眩晕的航空医学鉴定总体原则：首先应详细了解眩晕的病史及发作情况，积极探究病因，根据原发病的性质和治疗结果预测有无眩晕复发倾向，通过系统性评估治疗后的前庭及听觉功能状况，综合评判现阶段眩晕愈后状态是否能够安全履行飞行职责。

目前国际民用航空组织及中国民用航空局分别在航空卫生规章、规范性文件及行业标准层级等方面从不同角度对眩晕进行了明确要求。

（1）国际民用航空组织：

《国际民用航空公约》附件1明确规定I级、II级体检合格证申请人必须无前庭功能障碍。

《民用航空医学手册》中对眩晕的典型表现、病史、相关检查及鉴别诊断进行了详细的描述，并明确指出一旦出现眩晕，应明确病因并进行相应鉴定。

（2）中国民用航空局办证体检鉴定：

①I级、II级、IV级体检合格证申请人旋转双重试验II度及以上或出现延迟反应，应鉴定为不合格。

②各级体检合格证申请人患有梅尼埃病等导致前庭功能障碍的耳源性疾病，应鉴定为不合格。

③Ⅰ级体检合格证申请人患有良性阵发性位置性眩晕，应鉴定为不合格。首次发作特发性良性阵发性位置性眩晕者，临床治愈后，观察至少6个月，眩晕无复发，前庭功能正常，听力符合标准，可鉴定为合格。

Ⅱ级体检合格证申请人患有良性阵发性位置性眩晕，临床治愈后，病情稳定，前庭功能正常，听力符合标准，可鉴定为合格。

Ⅲ级、Ⅳ级体检合格证申请人患有良性阵发性位置性眩晕，临床治愈后，观察至少

90天，前庭功能正常，听力符合标准，可鉴定为合格。

④Ⅰ级体检合格证申请人患有前庭神经炎，应鉴定为不合格。单次发作型前庭神经炎者，临床治愈后，观察至少6个月，眩晕无复发，前庭功能正常，听力符合标准，可鉴定为合格。

Ⅱ级体检合格证申请人患有前庭神经炎，临床治愈后，病情稳定，前庭功能正常，听力符合标准，可鉴定为合格。

Ⅲ级、Ⅳ级体检合格证申请人患有前庭神经炎，临床治愈后，观察至少90天，前庭功能正常，听力符合标准，可鉴定为合格。

⑤各级体检合格证申请人患有影响安全履行职责的晕动病，应鉴定为不合格。

（刘子夜　杨剑）

第三节　过敏性鼻炎

过敏性鼻炎（Allergic Rhinitis，AR）为耳鼻咽喉科常见病，在全球的发病率呈逐年增长趋势，影响着10%～40%的人口，已经成为全球性健康问题，给患者的生活质量和社会经济带来了严重影响。美国2015年过敏性鼻炎指南指出：过敏性鼻炎为全美第五大慢性病，约每6个人中就有1个过敏性鼻炎患者。我国的过敏性鼻炎发病率也呈上升趋势，2004—2005年，我国开展的11个城市的多中心调查研究表明，成人过敏性鼻炎自报患病率为11.1%；2011年再次进行了18个城市的调查，成人过敏性鼻炎自报患病率增加至17.6%。这意味着短短6年时间，过敏性鼻炎患者就增加了近1亿人。2020年，针对我国民用航空空勤人员过敏性鼻炎的一项调查显示，自报患病率高达23.38%。

本章介绍过敏性鼻炎的流行病学、病因及发病机制、临床特征和防治重点，以期增强空勤人员对于该疾病的认知及应对能力。

一、定义

过敏性鼻炎又称变应性鼻炎，是机体暴露于过敏原后主要由免疫球蛋白E（Immunoglobulin E，IgE）介导的鼻黏膜非感染性慢性炎性疾病，是全身变态反应影响鼻黏膜的典型表现，属于I型变态反应，常见症状为鼻痒、阵发性喷嚏、清水样涕和鼻塞。

二、病因及发病机制

（一）病因

过敏性鼻炎受遗传因素和环境因素的共同影响，主要由吸入性过敏原引起。世界上有500种以上结构各异、可以导致过敏性鼻炎等变应性疾病的过敏原（部分过敏原见图7-7），分为吸入性过敏原和食入性过敏原。而最常见的蛋白酶活性高的致病过敏原只有20多种，这些过敏原包括常年性过敏原和季节性过敏原。

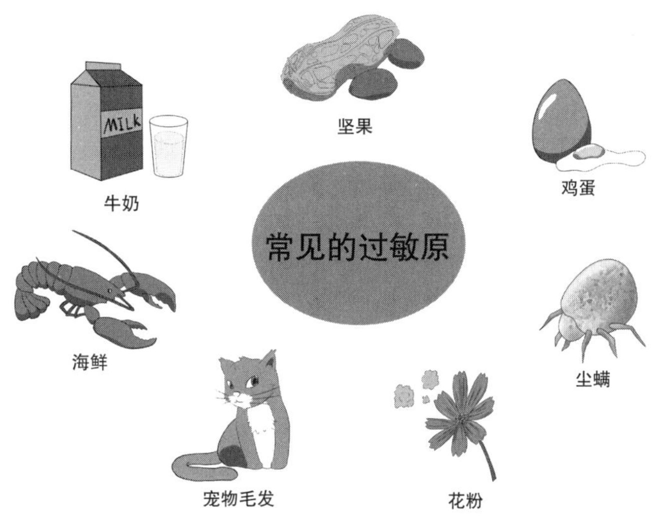
坚果
牛奶
MILK
鸡蛋
常见的过敏原
海鲜
尘螨
宠物毛发
花粉

图 7-7 常见过敏原

1. 遗传因素

过敏性鼻炎的发生存在家族聚集倾向。早在1997年Noguchi等就提出家族史的重要性：父母一方患有过敏性鼻炎时，子女患病率达到50%；如果父母双方均患有过敏性鼻炎，则子女患病率高达75%。国内2007年的一项大样本流行病学调查发现：在过敏性鼻炎家系的三级亲属中，过敏性鼻炎患病率依次为一级亲属12.11%、二级亲属5.12%、三级亲属2.75%，均明显高于一般人群1.20%，且三级到一级亲属呈现递增趋势。

2. 环境因素

（1）空气污染。由于近几年环境变化，空气污染物NO_2、SO_2、粉尘、可吸入颗粒物及细颗粒物（PM10、PM2.5）等增多，过敏性鼻炎患者鼻黏膜的氧化应激水平显著提高，鼻部、眼部症状明显加重。

（2）“卫生假说”。目前学界普遍认可该假说，虽然该假说尚有待进一步论证，但不少证据支持该假说。随着环境卫生和生活质量的逐步提高改善，机体暴露于细菌环境的机会显著减少。抗生素的大量应用、饮食结构的改变、肠道菌群的破坏，以及“过度清洁”的生活方式，均可能促使儿童罹患过敏性鼻炎的概率增加。

（二）发病机制

过敏性鼻炎是特应性个体接触过敏原后，主要由过敏原特异性IgE介导的一系列非感染性炎症反应。当过敏原首次接触鼻腔，被鼻黏膜抗原提呈细胞捕获加工后，提呈给初始T细胞，继而使Th2细胞数量扩增。Th2细胞分泌IL-4，IL-4和IL-21促使B细胞转换为浆细胞，并产生IgE。IgE通过受体结合到肥大细胞和嗜碱性粒细胞。当过敏原再次进入鼻腔时，肥大细胞和嗜碱性粒细胞分泌多种炎性介质（组胺、白三烯等）。此外，Th2细胞、上皮细胞等释放促炎性细胞因子（IL-4、IL-5、IL-13等），导致嗜酸性粒细胞分化、成熟，并在局部浸润、聚集，激发出过敏性鼻炎的临床症状和鼻黏膜的炎症反应。

三、健康管理

研究表明，常年性过敏性鼻炎患者多集中在10～49岁，时间跨度大，早期罹患过敏性鼻炎者症状甚至有可能贯穿其整个职业生涯。而患者通常认为过敏性鼻炎是“小毛病”，不会危及生命安全。殊不知，若任其发展，愈发严重的症状在影响生活、工作状态的同时，还可能诱发哮喘等一系列严重的并发症。主观重视程度不够，预防及治疗欠规范、不及时等，都增加了过敏性鼻炎患者健康管理的难度。空勤人员应了解过敏性鼻炎相关健康知识，提高认知水平及重视程度，积极加强自我健康管理。

（一）临床症状

过敏性鼻炎患者通常会有以下临床表现：鼻痒、阵发性喷嚏、清水样涕和鼻塞等，出现2个或以上，每天症状持续或累计发作1小时以上，可伴有咽痒、嗅觉减退，以及眼部症状（如眼痒、灼热感、流泪等）。

（二）疾病的分类和严重程度

过敏性鼻炎的分类主要是基于病程（间歇性和持续性）和对生活质量的影响程度（轻度和中–重度）的临床分型，此外，为便于理解，通常分为季节性过敏性鼻炎和常年性过敏性鼻炎。

1. 按过敏原种类分类

（1）常年性过敏性鼻炎：常见的常年性过敏原为尘螨、霉菌、动物皮屑等，过敏性鼻炎症状发作季节和时间不定，常在打扫房间、整理被褥或衣物、嗅到霉味、接触宠物时发作。

（2）季节性过敏性鼻炎：常见的季节性过敏原为风媒花粉，在花粉传播期间过敏性鼻炎发作或症状加重，季节更替时，症状缓解，若不脱离该环境，来年至该季节可再次发作。

2. 按症状持续时间分类

根据症状持续时间，过敏性鼻炎可分为间歇性过敏性鼻炎和持续性过敏性鼻炎（图7–8）。

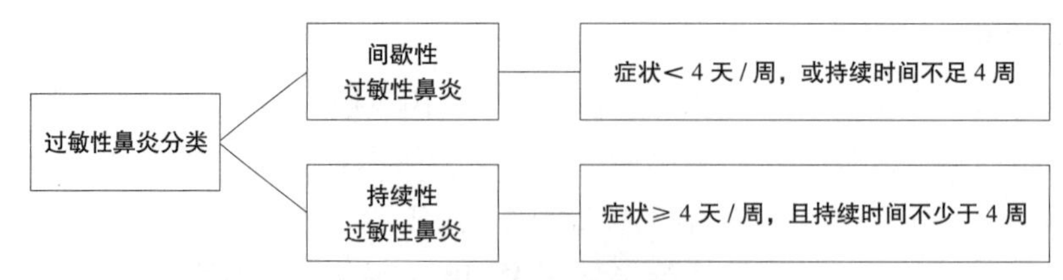

图 7–8　过敏性鼻炎的分类

3. 按严重程度及对生活质量的影响分类

按严重程度及对生活质量的影响，过敏性鼻炎可分为轻度过敏性鼻炎和中—重度过敏性鼻炎（图7–9）。

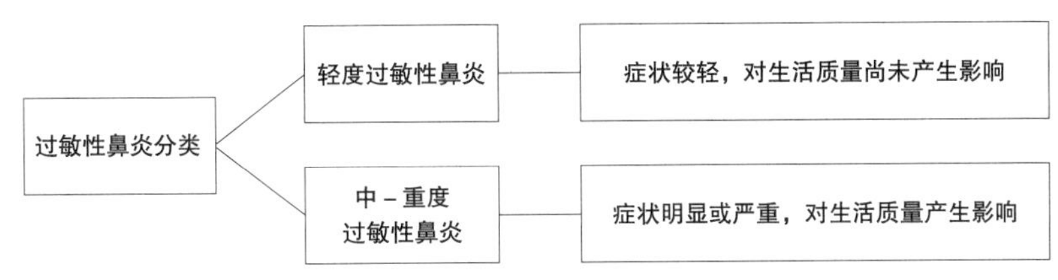

图 7–9 过敏性鼻炎的分度

（三）相关检查

1. 前鼻镜检查

双侧鼻黏膜苍白、水肿，下鼻甲水肿，鼻腔水样分泌物。必要时可行鼻内镜检查。

2. 过敏原检测

至少1种过敏原皮肤点刺试验（图7–10）和（或）血清特异性IgE检测阳性，或鼻激发试验阳性。

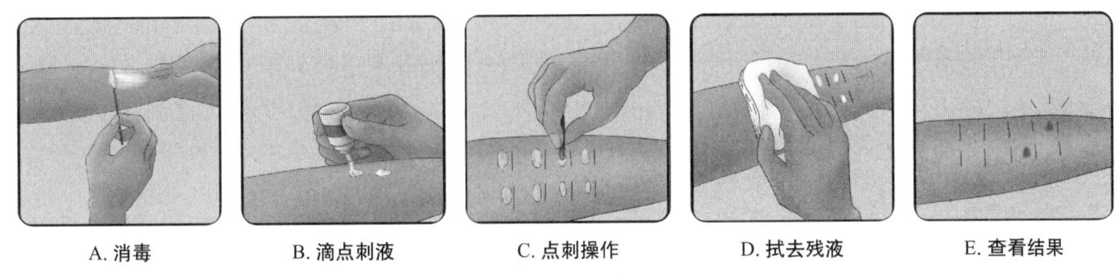

图 7–10 过敏原皮肤点刺试验

3. 鼻窦 CT 检查

若同时伴有头痛、鼻塞、脓涕等症状，可考虑行鼻窦CT检查，除外伴发鼻窦炎及鼻腔鼻窦肿物。

4. 其他检查

（1）鼻腔分泌物涂片细胞学检查。

（2）鼻腔灌洗液中过敏原特异性IgE检测和嗜酸性粒细胞阳离子蛋白测定。

（3）血清过敏原组分特异性IgE检测。

（4）外周血嗜碱性粒细胞活化试验。

（5）呼出气一氧化氮检测。

（6）肺功能检查。

上述检查临床较少使用。

5. 鉴别诊断

血管运动性鼻炎、激素性鼻炎、嗜酸性粒细胞增多性鼻炎、感染性鼻炎（急性上呼吸道感染前期）等疾病的症状和体征与过敏性鼻炎相似，可通过相关检查予以鉴别。

（四）预防与治疗

过敏性鼻炎的预防和治疗是一项复杂而漫长的工作。过敏性鼻炎的治疗原则为环境控制、药物治疗、免疫治疗和健康教育。原则上首先应尽量避免接触过敏原，同时规范合理应用抗过敏药物及特异性免疫治疗手段，必要时可行手术治疗。

1. 环境控制

被环境因素诱发的过敏性鼻炎，只要诱发因素存在，炎症会反复发作甚至迁延不愈。至于症状的消失与出现，则取决于黏膜最轻微炎症持续状态是否能够超过激发临床发病的阈值。

因此，空勤人员应注意适当防范一些容易诱发过敏性鼻炎的工作/生活场景，常见的有：

（1）工作中日夜颠倒，温差变化大，遇寒冷或低温空调环境，容易刺激鼻部发生高反应性。

（2）酒店、家庭室内、飞机机舱内常铺有地毯，未经晾晒的被褥枕芯、沙发座椅等处均易寄生尘螨。此外，空气净化和循环过滤设备不能做到对尘螨彻底清除。

（3）季节性过敏性鼻炎患者多在春秋季因植物花粉的传播使症状出现或加重，空勤人员常需跨地域、跨时区飞行，相对更易受到不同种类花粉的影响，从而致敏机会可能会增加。

2. 过敏原防范（健康教育）

过敏性鼻炎症状、体征明显的空勤人员可以进行过敏原检测，以便及早发现过敏原，有利于避免接触已知过敏原，及时脱离过敏环境。比如季节性过敏性鼻炎人群在花粉播散季节尽量减少外出，外出时需提前佩戴好口罩、护目镜，远离树木及杂草花粉。对于常年性过敏性鼻炎人群，尤其对动物皮毛过敏者应避免接触动物。对尘螨过敏者的居家及工作环境中可应用空气过滤系统，保持室内通风，勤换洗床单、被褥或进行紫外线消毒，并对生活空间及机舱等处进行除螨等。对于海鲜、鸡蛋、牛奶等食物过敏的空勤人员，应避免食用引发过敏的食物。

3. 药物治疗

目前临床治疗过敏性鼻炎的药物分为六大类：抗组胺药物、糖皮质激素、减充血剂、抗白三烯药物、抗胆碱药物、肥大细胞稳定剂。

（1）抗组胺药物：能有效缓解鼻痒、阵发性喷嚏、清水样涕等临床症状，但通常对缓解鼻塞作用较弱。第一代抗组胺药物因具有中枢抑制和抗胆碱能作用，容易引发嗜睡等副作用，目前已较少用于过敏性鼻炎的治疗。临床推荐第二代口服非镇静类抗组胺药物，该类药物起效迅速，对缓解鼻塞有一定作用，在推荐剂量下安全性好，无明显副作用。

（2）糖皮质激素：有些患者谈“激素”色变，认为使用激素会带来严重的副作用。事实上临床治疗过敏性鼻炎常用鼻内糖皮质激素制剂，全身生物利用度很低，副作用很小，其有效性和安全性已得到临床充分确认，是治疗各种类型过敏性鼻炎的首选药物。

糖皮质激素的局部应用不同于全身应用。鼻内糖皮质激素制剂的作用机制为降低血管通透性，抑制炎性细胞活化，抑制炎性介质和细胞因子的生成，从而在多个层面抑制炎性反应过程。全身应用糖皮质激素仅用于急性、病情严重和伴有并发症的少数患者，用药应注意禁忌证和全身副作用，应在医师的指导下安全用药，避免长期用药。

（3）减充血剂：主要作用于鼻黏膜血管的两种肾上腺能受体，对缓解鼻塞有显著疗效。减充血剂的使用时间不得超过10天，长时间使用可引起药物性鼻炎。

（4）抗白三烯药物：抗白三烯药物对过敏性鼻炎的疗效与抗组胺药物相似，且具有良好的安全性。临床推荐将口服白三烯受体阻滞剂作为过敏性鼻炎合并支气管哮喘的一线治疗方案。

（5）抗胆碱药物：抑制亢进胆碱能神经的分泌发挥作用，主要用于减少鼻腔分泌物，即清水样涕。

（6）肥大细胞稳定剂：通过稳定肥大细胞膜，减少炎性介质释放而发挥作用。

4. 免疫治疗

免疫治疗是过敏性鼻炎的一线治疗方法，对控制过敏性鼻炎病情进展，改变疾病自然进程，预防过敏性鼻炎发展为哮喘等具有近期和远期疗效。临床常用皮下注射免疫治疗和舌下含服免疫治疗，根据目前国内可供临床使用的标准化过敏原疫苗种类，免疫治疗适用于由屋尘螨、粉尘螨及黄花蒿花粉过敏导致的过敏性鼻炎，合并其他过敏原数量少（1～2种），最好是单一尘螨或蒿属花粉过敏的患者，总疗程3年左右，需要患者具有高度依从性，且应慎重考虑适应证和禁忌证。

5. 必要时可手术治疗

对于下鼻甲肥大、鼻道窦口阻塞，伴发鼻窦炎、鼻息肉且对药物治疗效果不佳的过敏性鼻炎患者，可以考虑行下鼻甲部分切除术、翼管神经阻断术、鼻息肉切除术、鼻窦开放术等。空勤人员应慎重评估手术适应证，术后定期复查，满足观察期后应详细评估鼻腔鼻窦情况，若符合《空勤人员和空中交通管制员体检鉴定医学标准》（AC-67FS-001）的相关要求，体检医师可给予合格结论。

四、行业要求

（一）职业危害

过敏性鼻炎患者常遇到反复擤鼻、擦拭清水样涕，连续不受控制地打喷嚏，鼻痒、眼痒难耐，鼻塞、呼吸不畅，睡眠障碍，注意力不集中，记忆力下降等问题，这些问题不断困扰着他们的工作和生活。虽然过敏性鼻炎不会直接危及生命安全，但其与支气管哮喘、分泌性中耳炎、变应性结膜炎、睡眠障碍、慢性鼻窦炎、过敏性咽炎、过敏性皮炎、湿疹、嗜酸性粒细胞性食管炎、上气道咳嗽综合征等疾病的发生密切相关。过敏性鼻炎急性发作或加重时，组织黏膜发生水肿，分泌物会阻塞咽鼓管和（或）鼻道窦口复合体，当空勤人员在飞行中遇到气压急剧变化时，很可能会发生航空性中耳炎、航空性鼻窦炎等气压损伤性疾病。

1. 支气管哮喘

过敏性鼻炎支气管哮喘在流行病学、发病机制、病理改变等方面均具有相同性。支气管哮喘与过敏性鼻炎属于“同一气道，同一疾病”。两种疾病既可先后发病，也可同时发病。考虑到约有40%的过敏性鼻炎患者合并支气管哮喘，早期发现并有效治疗过敏性鼻炎也是预防支气管哮喘的重要措施。支气管哮喘发作期可严重影响飞行安全，其是航空医学重点防范的空中失能性疾病之一。

2. 分泌性中耳炎

过敏性鼻炎导致的鼻腔黏膜肿胀及鼻纤毛清除功能下降，可引起鼻腔通气引流功能障碍，直接或间接影响咽鼓管的通气功能。过敏性鼻炎是儿童分泌性中耳炎发病的常见相关因素之一。对于患有过敏性鼻炎的空勤人员而言，飞行时机舱内气压的变化更易诱发航空性中耳炎，表现为耳闷、耳胀、耳痛、听力下降。

3. 睡眠障碍

过敏性鼻炎发作期，鼻咽部大量分泌物及鼻黏膜水肿可加重鼻塞，导致睡眠时呼吸道通气减少，血氧饱和度降低，不仅导致患者咽干有异物感，头痛，睡眠结构紊乱（轻症者白天困倦、全身疲劳，重症者在交谈或者工作中出现不自觉入睡），还可导致记忆力下降、精神难以集中、情绪障碍等一系列症候群。此外，还可并发心血管疾病、糖尿病、慢性阻塞性肺炎、食管反流、骨质疏松等，严重影响飞行安全。

4. 慢性鼻窦炎

鼻腔黏膜与鼻窦黏膜相连。过敏性鼻炎是慢性鼻窦炎重要的致病因素，与IgE介导的变态反应及嗜酸性粒细胞释放的各种细胞因子有关。据流行病学统计，慢性鼻窦炎患者过敏原检测阳性率可达53%。对于空勤人员而言，因鼻腔通气引流受阻，若身处气压急剧变化环境中，则较易诱发航空性鼻窦炎。

5. 上气道咳嗽综合征

上气道咳嗽综合征是指鼻腔分泌物倒流入咽喉部，甚至流入声门、气管导致的以咳嗽为主的综合征。此外还表现为咽部异物感、声音嘶哑、胸闷、气急等。该病为引起慢性咳嗽的常见病之一。

6. 其他过敏性疾病

（1）过敏性咽喉炎：主要表现为咽喉痒、咳嗽或伴有声音嘶哑。

（2）过敏性皮炎、湿疹：是常见的炎症性皮肤病，其临床特点为多形性皮疹，倾向渗出，对称分布，自觉剧烈瘙痒，病情易反复发作，可多年不愈。病因比较复杂，由外界因素和体内因素的相互作用所致。

综上可见，过敏性鼻炎不仅能给空勤人员带来鼻部症状困扰，还可继发性引起头痛、眼部症状、睡眠障碍、航空性中耳炎、航空性鼻窦炎，甚至影响记忆力、认知功能及精神、情绪等。一旦在飞行过程中发生程度严重的过敏性鼻炎并发症，可能会对空勤人员造成严重不良影响。

（二）履职要求

目前国际民用航空组织及中国民用航空局分别在航空卫生规章、规范性文件及行业标准层级等方面从不同角度对过敏性鼻炎进行了要求。

1. 国际民用航空组织

（1）《国际民用航空公约》附件1规定各级体检合格证申请人均不应有可能影响安全履职的鼻腔及上呼吸道畸形或疾病。

（2）《民用航空医学手册》规定：

①当受检者主诉患有花粉症时必须予以警惕，应详细询问其用药情况，对于过敏症状严重者，应尽早告知其在飞行过程中可能出现的并发症，并应明确告知药物治疗的副作用及风险。

②哮喘通常只是下气道过敏的表现。当受检者患有明确的过敏性鼻炎时，必须仔细进行肺部检查。患有支气管哮喘者通常伴有鼻窦感染。

2. 中国民用航空局

航空医学鉴定：①Ⅰ级体检合格证申请人患有症状明显且严重影响生活质量（包括睡眠、日常生活、休闲和运动、工作和学习）的中-重度过敏性鼻炎，应鉴定为不合格。Ⅱ级、Ⅲ级、Ⅳ级体检合格证申请人鉴定时，采用与Ⅰ级体检合格证申请人相同的医学标准。②Ⅰ级体检合格证申请人患有需用口服抗组胺药物控制的过敏性鼻炎，应鉴定为不合格。口服左旋西替利嗪、地氯雷他定等无中枢镇静作用的第三代抗组胺药物，无副作用，耐受性好，可鉴定为合格。Ⅱ级、Ⅲ级、Ⅳ级体检合格证申请人鉴定时，采用与Ⅰ级体检合格证申请人相同的医学标准。

在我国民用航空医学鉴定过程中，对于患有过敏性鼻炎的各级体检合格证申请人，体检医师为了明确疾病特点及发展过程，一般会要求其：①提供详细的病史，重点描述过敏性鼻炎对睡眠、情感、生活、工作的影响。②告知用药史、药物名称、用药途径、使用频率、已发生的不良反应等。③空勤人员鼻腔高反应性较多见，可行皮肤点刺试验和（或）血清特异性IgE检测确诊过敏性鼻炎。④若过敏性鼻炎长期反复发作，症状较重，鼻腔异常体征明显，可行鼻窦CT检查排除其他鼻腔鼻窦疾病。⑤当出现哮喘等严重并发症时，应及时告知航空医师或体检医师。

各级体检合格证申请人患有轻度过敏性鼻炎且不影响鼻腔通气引流功能、无严重并发症，可鉴定为合格，并予以持续、规范疾病管理（治疗）；过敏性鼻炎急性发作或加重期尽量避免飞行，可在一定程度上阻断航空性中耳炎、航空性鼻窦炎的发生；重度过敏性鼻炎，影响鼻腔通气引流功能或伴有严重并发症者，应暂停飞行并积极进行临床治疗。

空勤人员应在加强过敏性鼻炎自我认知的基础上，施行有效的环境控制。出现症状应及时就医并遵医嘱规范治疗，积极控制疾病进展。若已合并哮喘等严重并发症或过敏性鼻炎已显著影响工作和生活，应及时上报航空医师和体检医师。鉴于飞行工作环境的特殊性，空勤人员应对过敏性鼻炎有足够的重视，当典型症状出现时，能够从容应对，并初步做到正确识别、大致评估，积极配合临床规范化预防、治疗措施及航空医师日常健康管理，将过敏性鼻炎对航空飞行及日常生活的负面影响降到最低。

（白银　胡墨绳）

第八章 眼科疾病

本章要点

1. 掌握屈光不正的预防及治疗。
2. 掌握斜视的非手术治疗，特别是视功能训练方法。
3. 掌握视疲劳的预防方法。
4. 掌握空勤人员屈光不正的履职要求及航空医学鉴定原则。
5. 掌握空勤人员斜视的履职要求及航空医学鉴定原则。
6. 了解屈光不正的定义、分类、病因。
7. 了解斜视的定义、分类、病因。
8. 了解视疲劳的临床表现和诊断。

视觉是人类最重要的感觉之一，80%～90%的外界信息经视觉通道获得。良好的视功能是人类对于视觉追求的最终目标。眼睛结构精细，组织脆弱，即使是轻微的病变、损伤也可能导致其器质性损害而引起视功能的减退甚至丧失。近年来，屈光不正、视疲劳等不伴有眼睛器质性病变的视功能异常的"功能性眼病"患病率不断增加，给患者带来了沉重的负担。

我国早在公元前14世纪就有了关于眼科疾病的描述，最早的记录见于河南安阳殷墟发掘出来的甲骨文字，后来《黄帝内经》《伤寒杂病论》中有关于眼及眼科疾病比较集中的论述，《神农本草经》也有多种关于眼科用药的记载。现代眼科学始于16世纪西方，并在19世纪传入我国，但真正发展是在新中国成立以后。近年来，随着科学技术水平的不断提高和眼科临床诊疗技术的不断进步，眼科学在我国得到了高速的发展。

眼科疾病不仅在日常生活中常见，在空勤人员体检鉴定和航空卫生医疗保障中也很常见。空勤人员履职时需要良好视功能参与。本章将详细介绍屈光不正、斜视、视疲劳这三种在空勤人员中最为常见的眼科疾病，旨在帮助空勤人员了解这些疾病的基本知识和防治措施，以便在履职时科学地保护眼睛，并在发生眼科疾病时及时主动治疗，防止视功能损害。

第一节 屈光不正

眼是以光作为适宜刺激的视觉器官，眼球的重要特征之一就是光学属性，眼睛和视觉密切相关。据Sawa Da报告，屈光不正是影响成人双眼视功能的重要原因。飞行员在飞行过程中获取的信息约有80%依靠视觉，双眼视功能的任何不足都有可能危及飞行安全。近视是最常见的屈光不正。我国近视的发生率呈上升趋势，2018年我国儿童青少年总体近视率已达53.6%。目前，近视已成为全世界范围内一个重大的公共卫生问题。

随着航空人员体检鉴定标准的修订，空勤人员屈光不正的检出率也在逐年增加。国内某通航（训练机构）对2018年10月—2019年3月的2528名空勤学员进行调查发现：空勤学员屈光不正的总检出率为44.38%，其中空中交通管制员屈光不正检出率为77.60%，明显高于空中乘务员的66.85%和航空安全保卫员的62.65%。虽然飞行学员屈光不正检出率最低（25.79%），但仍不容忽视。

一、定义

眼球的光学系统由外到内主要是角膜、房水、晶状体、玻璃体。当来自外界物体的光线在眼的光学系统各界面发生偏折时，该现象称为屈光。光线在界面的偏折程度用屈光力来表示。屈光力的单位是屈光度（英文缩写是“D”，1D相当于100度）。来自外界物体的光线，通过眼的光学系统折射后聚焦在视网膜上，这是人类获得清晰视觉的前提。在眼调节放松的状态下，无穷远处物体所成的像若正好聚焦在视网膜上，则称为正视，若没有准确聚焦在视网膜上，则称为屈光不正。屈光不正主要分为近视、远视、散光（图8–1），还有一种特殊类型的屈光不正——屈光参差。

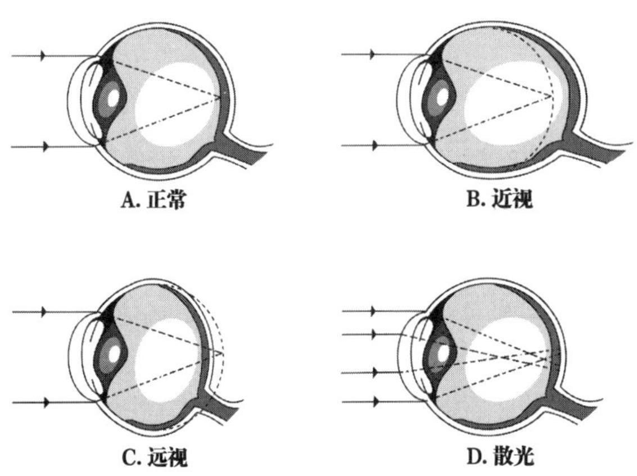

图 8–1 屈光不正

近视是指在调节放松状态下，平行光线经眼球屈光系统折射后不能聚焦在视网膜上，而是聚焦在视网膜之前，近视眼的远点在眼前某一点，视远不清但视近并不受影响。

远视是指在调节放松状态下，平行光线经过眼球屈光系统折射后聚焦在视网膜之后，远视眼的远点在眼后，为虚焦点。典型的远视者视远不清，视近更不清，与随年龄增长调节力下降造成的老视有所差别。

散光是指眼球在不同子午线上屈光力不同，平行光线进入眼内不能在视网膜上形成焦点，而是形成两条焦线和最小弥散斑，最终在视网膜上形成不清晰的图像。

屈光参差是指双眼屈光度数不等，度数相差大于2.5D以上，通常会因融像困难而出现症状。

二、病因及发病机制

（一）近视

近视的发生受环境因素和遗传因素等多重因素的综合影响。

1. 遗传因素

高度近视（>-6.00D）的发生与常染色体隐性遗传的关系较为密切。父母近视的青少年发生近视的风险明显增大，而且与父母近视的度数呈正相关。

2. 环境因素

中度近视（-3.25D～-6.00D）和低度近视（-0.50D～-3.00D）是环境因素与遗传因素共同作用而造成的。其中，环境因素是主要因素，长时间近距离工作、户外活动时间过少、读写习惯不良、采光照明不足等都与近视的发生密切相关。

关于近视的发病机制目前主要有调节学说、环境适应学说、营养体质学说等。

（二）远视

远视按病因分为生理性远视与病理性远视，大多是生理性远视。

1. 轴性远视

眼球前后径短，不使用调节时，平行光线入眼内，在聚焦前就已到达视网膜，形成模糊影像，这是造成远视最常见的原因。轴性远视可以是生理性的，也可以是病理性的，生理性的如婴幼儿的远视，病理性的如眼内肿瘤远视、球后新生物远视等。

2. 屈光性远视

曲率性远视是指眼睛屈光介质（主要指角膜、晶状体）的曲率较低，即屈光介质的表面较平，幅度较小，对光线的折射率变低；指数性远视是指眼睛屈光介质的屈光力变低，主要发生在晶状体，多是病理性的，如糖尿病等引起的远视。

（三）散光

散光可以是先天发育而来的，也可以是后天因素造成的。

散光可以分为规则散光和不规则散光。规则散光多是由于先天性角膜异态变化或先天性晶状体异常；也有一些后天因素造成的散光，如角膜手术、晶状体手术等造成的散光。此外，经常眯眼、躺着看书等也会引起散光或使散光度数增加。不规则散光则主要是由角膜凹凸不平引起，如角膜溃疡、外伤瘢痕、圆锥角膜等引起的散光。

（四）屈光参差

在眼睛发育过程中，如果双眼在远视的消减程度或近视的发展进度不同，就可引起屈光参差（图8–2）。先天因素者，出生时就有明显的双眼眼轴发育不平衡，双眼的屈光状态不对称；另外，眼外伤、眼睛手术也可造成屈光参差。

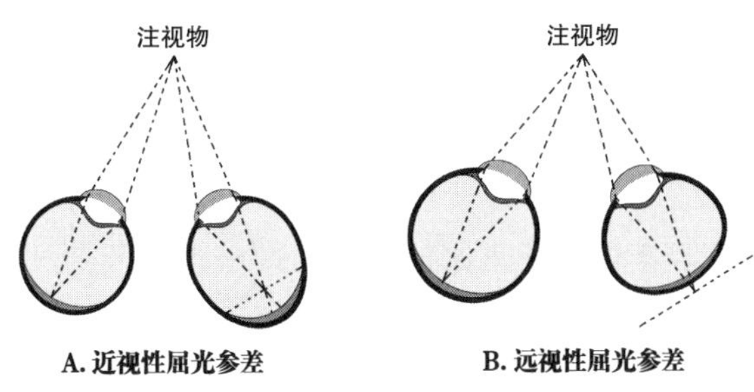

图 8–2 屈光参差

三、健康管理

（一）临床表现、诊断与分类

1. 近视

（1）临床表现与诊断要点。看近清楚但看远模糊。近视患者初期远视力波动较大，由于看远模糊常会眯眼视物。可通过视力和屈光检查来确定屈光不正的性质及度数。高度近视（＞–6.00D）患者，除远视力差外，可能还会伴有矫正视力差、夜间视力差、飞蚊症、漂浮物、闪光感等症状，有时还会并发不同程度的眼底改变。

（2）分类。

①根据屈光成分分类。

A.屈光性近视：眼轴长度基本在正常范围内，但由于角膜或晶状体曲率过大或各屈光成分之间组合异常，屈光力超出正常范围。

B.轴性近视：眼轴长度超出正常范围，但角膜和晶状体等眼其他屈光成分基本在正常范围内。

②根据病程进展和病理变化分类。

A.单纯性近视：眼底无病理变化，近视进展缓慢，远视力矫正正常，其他视功能指标也多正常。

B.病理性近视：视功能指标明显异常，远视力和近视力矫正多不理想，可发生程度不等的眼底病变。

③根据近视度数分类。

A.低度近视：–0.50D～–3.00D；

B.中度近视：–3.25D～–6.00D；

C.高度近视：＞–6.00D。

2. 远视

（1）临床表现与诊断要点。看远、看近都模糊。为了看清物体，患者看远或者看近时都要运用调节力量，看近目标时更为需要，因此常常发生视疲劳症状。

（2）分类。

①根据调节状态分类。

A.显性远视：在无睫状肌麻痹验光过程中可以表现出来的远视。

B.隐性远视：在无睫状肌麻痹验光过程中不会发现的远视，这部分远视是由于睫状肌生理性紧张所致。

C.全远视：总的远视量，即显性远视与隐性远视的总和，是睫状肌麻痹状态下所能接受的最大正镜的度数。

D.绝对性远视：调节作用不能克服的远视，即超出调节幅度范围的远视，只能通过正镜片矫正。

E.随意性远视：为自身调节所掩盖，但在无睫状肌麻痹验光过程中可以被发现的远视，即显性远视与绝对性远视的差值。

②根据远视度数分类。

A.低度远视：≤+3.00D；

B.中度远视：+3.25D～+5.00D；

C.高度远视＞+5.00D。

3. 散光

（1）临床表现及诊断要点：看远、看近都模糊，甚至会出现重影。散光患者为了提高视力常有眼睑半闭眯成缝隙、斜颈等习惯，持续的调节会引起视疲劳。

（2）分类。

①根据两条主子午线的相互位置关系分类。

A.规则散光：最大屈光力子午线和最小屈光力子午线相互垂直。

B.不规则散光：最大屈光力子午线和最小屈光力子午线不相互垂直。

②根据两条主子午线聚焦点与视网膜的位置关系分类。

A.单纯近视散光：一条主子午线聚焦在视网膜上，另一条主子午线聚焦在视网膜前。

B.单纯远视散光：一条主子午线聚焦在视网膜上，另一条主子午线聚焦在视网膜后。

C.复合近视散光：两条主子午线均聚焦在视网膜前，但聚焦位置前后不同。

D.复合远视散光：两条主子午线均聚焦在视网膜后，但聚焦位置前后不同。

E.混合散光：一条主子午线聚焦在视网膜前，另一条主子午线聚焦在视网膜后。

4. 屈光参差

屈光参差是一种特殊类型的屈光不正。由于人眼调节活动是双眼等同性的，屈光参差者在未矫正状态下，常表现为视物一眼清晰、一眼模糊。

（二）相关检查

1. 视力检查

（1）远视力。

①视力表：常用国际标准视力表或国际标准对数视力表（E字视标）。空勤人员体检采用兰德特氏（Landolt）视力表、投影式或其他类型视力表中C字视标。

②检查方法：受检者坐在距离视力表5m处，不应采用2.5m加反光镜方法，其眼与视标等高；先测右眼，再测左眼，由大到小指点视标，嘱受检者分别用一眼辨认视力表上的视标缺口方向，并以打手势的方式指示。

结果判定：受检者应在3秒钟内认出视标；空勤人员检查时要求全部认出一行视标才认为符合这行视标代表的视力，以全部认出的一行加紧邻的视标开口更小的一行的视标个数作为检查记录。

注意事项：视力表通常应采用人工光源照明或自然光线照明；视力表背景光强度不低于80cd/m^2，室内环境照明强度一般为30～60cd/m^2。检查时，遮眼板不能压迫眼球。

（2）近视力。

常用标准近距对数视力表（E字视标）查30cm的近视力。

2. 屈光检查

屈光检查主要内容是验光。验光是一个全面的、综合的眼科临床诊疗过程。完整的验光过程包括收集患者眼睛屈光状况的基本资料（包括病史、眼部常规检查、角膜曲率计检查、客观验光、镜片度数检查）、使用综合验光仪进行主观验光、双眼平衡和试镜架测试。

（1）电脑验光：是一种客观验光方法，操作简单，主要用于筛查。电脑验光是对眼部屈光状态进行初步判断，因此结果只能供临床参考，并不能直接用于开具配镜处方。其误差主要是近视度数偏高、远视度数偏低、散光轴差位。

（2）检影验光：属于一种客观验光方法，需要由有经验的验光师在暗室完成。但它的结果并不能反映患者的主观感受，也不能对患者进行全面的视觉评定，所以它提供的验光数据也不能直接用于开具配镜处方。

（3）主观验光：是确定配镜方案最常用的方法。验光的主要目的就是为患者找到既符合最佳视觉评定要求，又使患者自我感觉舒适的矫正镜片。

（4）睫状肌麻痹验光：屈光检测的准确性受眼调节的直接影响，在验光过程中必须使眼调节放松。睫状肌麻痹验光可使人眼调节放松，因其麻痹睫状肌的同时常常伴有散大瞳孔的作用，又常被称为散瞳验光。临床上，常采用1%阿托品眼膏或凝胶、1%盐酸环喷托酯滴眼液等来防止儿童验光过程中调节的发生，而对成人则常采用加雾视镜的方法。睫状肌麻痹验光的结果虽然可提供患者屈光状态的大量信息，但其结果仍不能直接用于开具配镜处方。

（三）治疗与预防

1. 矫治原则

（1）近视。

低度近视（-0.50D～-3.00D）和中度近视（-3.25D～-6.00D）：采用合适的凹透镜进行矫正，在患者可耐受的前提下给予全矫镜片。

高度近视（＞-6.00D）：常表现为病理性近视的临床特点，可导致永久性视力损害，甚至失明，是我国第二大致盲原因。高度近视患者由于常伴发眼底改变，应重视眼底病变的定期筛查，以便进行相应的处理。

（2）远视。

远视可用凸透镜进行矫正，矫正的一般原则：轻度远视者，若无症状和体征，不需要矫正，但仍要对其进行随访观察，一旦有视疲劳等症状，就需要进行矫正。

（3）散光。

为了达到最佳视觉质量，应同时矫正散光的度数和轴向。患者在初次配镜或散光变化量很大时，往往不易耐受散光，此时常用等效球镜转化原理，给予相应的球镜度数或者欠矫验配。散光患者配镜后应经常戴用，避免引起视疲劳等症状。

（4）屈光参差。

屈光参差患者应进行同视机三级视功能检查，若有双眼视功能损害应及时治疗。儿童屈光参差患者尽早矫正全部屈光不正，以维持正常的双眼视功能，防止斜视、弱视的发生、发展。青年屈光参差患者若有双眼单视和交替视力，并伴有视疲劳，可进行全部矫正。老年屈光参差患者若无视疲劳症状，可不进行全部矫正。屈光参差患者用眼镜矫正时可产生双眼物像不等，一般屈光参差小于2.50D可耐受，用角膜接触镜矫正效果优于框架眼镜。

2. 治疗

屈光不正矫正的最终目标不仅是使患者获得最佳的视觉效果，还要使其获得最舒服的视觉感受。

（1）矫正镜矫正。

近视者需要佩戴矫正镜，但轻度的远视或散光者并不一定需要佩戴矫正镜。

①框架眼镜：日常生活中最常见、最简便、最安全的矫正工具，建议每年复查屈光度数，及时调整眼镜度数。

②角膜接触镜：又称隐形眼镜，矫正原理与框架眼镜基本相同，但其与角膜直接接触，使镜片后表面与角膜顶点距离缩短，减少了框架眼镜所致的像放大率改变等问题，因而具有良好的矫正效果和视觉功能，且美观而使患者易于接受。角膜接触镜又分为软镜和硬镜。

软镜的优点是柔软、舒适、含水量低，但由于软镜佩戴易引起蛋白质、脂类等沉淀于镜片表面，使用不当常引起眼部感染等并发症，因此，其更换周期不宜过长。

硬镜能矫正角膜规则散光和角膜不规则散光。各类屈光不正均可使用硬镜矫正，尤其是圆锥角膜及角膜瘢痕等所致的不规则散光，可优先选择硬镜矫正。硬性透氧性角膜接触镜（RGP）属于硬镜的一种，它的优点是透氧性高、表面抗蛋白沉淀能力强、护理方便、光学成像质量佳，但它对验配的要求较高，且需要一定的适应期。角膜塑形镜（OK镜）也是硬镜的一种，它是一种可以改变眼屈光状态的角膜接触镜，是一种物理矫形方法，优点是透氧性高、方法可逆，常于夜间使用，日间摘取，通过压平角膜中央区域弧度可暂时性降低近视度数，但它降低度数的效果有限且日间视力不稳定，停戴一段时间后，视力及角膜曲率将恢复至原来水平。

需要注意，由于角膜接触镜片直接接触角膜、结膜、泪膜，容易影响眼表生理，也容易导致炎症。如有眼部急性炎症或影响佩戴的全身性疾病以及生活工作环境卫生差或个人卫生不良、对护理液过敏、不能定期复查等问题，均不适宜使用角膜接触镜。

（2）手术矫正。

主要方法有激光角膜屈光手术和有晶状体眼人工晶状体植入术，也常常分别称为角膜屈光手术和眼内屈光手术。屈光不正手术矫正主要适用于18岁以上，度数稳定的屈光不正患者，术前需要严格按照各类手术的禁忌证和适应证进行筛查和实施。

激光角膜屈光手术：适用于屈光度数稳定2年以上，精神及心理健康，具备合理的摘镜愿望和合适的术后期望值者。术前检查指标如角膜厚度、屈光度数及预设切削深度等符合规定的条件方可进行手术。手术方式主要有两类：激光板层角膜屈光手术和激光表层角膜屈光手术。

有晶状体眼人工晶状体植入术：适用于屈光不正度数较高、不愿意戴眼镜但又不适合激光角膜屈光手术者。这种手术方法是在保留自然晶状体的情况下，在前房或后房植入人工晶状体。

3. 屈光不正的预防

近视是空勤人员最常见的屈光不正，健康管理的重点是预防。

（1）减少近距离持续工作的时间，保持适当的阅读距离。近距离工作是公认的近视危险因素，与近视的发生、发展呈正相关。提倡近距离工作持续时间不超过45分钟，阅读距离不小于33cm。

（2）增加户外活动时间。户外活动时间与近视的发病率和进展量呈反比，户外活动时间越少，近视的发病率越高，进展越快。增加户外活动时间可有效预防近视的发生和进展。不管成人还是儿童，都应提倡增加户外活动时间，有条件的鼓励每天增加1小时户外活动时间。对于儿童来说，每天2小时或每周10小时的户外活动能有效降低近视的发病率。

（3）纠正不良的读写习惯。不良的读写习惯主要包括歪头写字、握笔时指尖离笔尖小于2cm等。良好的读写习惯应为坚持握笔时指尖离笔尖一寸（约3.3cm），胸部离桌子一拳，书本离眼一尺（约33.3cm），保持坐姿端正，不在行走、坐车或躺卧时读写。

（4）应在采光良好、照明充足的环境中读写。读写时结合时间长短、工作类别、字体大小、是否使用电子屏幕等进行眼部调整，以避免产生视疲劳等症状加剧近视的发生、发展。

（5）其他：应尽量减少使用电子产品的时间；多吃蔬菜水果，多吃富含维生素A、维生素B等微量元素的食物；坚持做眼保健操，行远眺疗法等。

四、行业要求

（一）职业危害

1. 对身体的危害

评价视功能的主要指标包括视力、视野、光觉等。其中，视力是评价视功能的重要指标，包括远视力、近视力、中间视力等，清晰的视力是一切视功能的基础。屈光不正最大的危害是视物模糊。中度近视患者、低度近视患者通过矫正通常可以获得良好的视力。高度近视患者可能存在看近、看远都模糊的问题，且矫正视力不尽如人意，还可能存在眼底病变，如视网膜变性、视网膜裂孔等。与正常人相比，高度近视患者发生严重眼底疾病的危险性要大得多。远视患者除了视功能不良，还常伴头痛，特别是额部胀痛、眼球酸痛、看书写字不能持久等视疲劳现象。散光患者除视物模糊、扭曲变形外，还易出现视疲劳。屈光参差患者一是损害双眼单视功能，二是导致单眼弱视及外斜视。积极矫正屈光参差，有助于维持患者良好的双眼视功能。近视性屈光参差患者使用低度数近视眼或正视眼注视远处目标，使用高度数近视眼注视近处目标，一般不会引起弱视，但由于缺乏融像机会，容易出现双眼视功能异常。远视性屈光参差患者使用低度数远视眼或正视眼清晰注视目标，而高度数远视眼则视物模糊，高度数远视眼易发展成为弱视眼。屈光参差患者由于视网膜成像不等有可能造成融像困难，从而出现头晕、阅读模糊等相关症状。

2. 对航空安全的危害

视力是评价视功能的重要指标，良好的双眼视功能是空勤人员安全履职的基础。航空工作环境极其复杂，在履职时空勤人员需要通过视觉获取绝大多数信息。飞行员在飞行过程中几乎所有的操作都需要靠视觉引导来完成，如飞行员需要随时观察舱内仪表，舱外地形、地貌、视标等，尤其是在飞机着陆时，当飞机降到一定高度飞行员需要凭借视标来判断飞机的速度和高度，而完成这些工作需要拥有良好的双眼视功能。其他空勤人员，如空中乘务员、航空安全保卫员、空中交通管制员在履职时也需要视觉引导来完成自己的任务。大多数空勤人员的屈光不正属于单纯性的中低度近视，可以通过矫正视力来获得良好的双眼视功能，从而安全履职。

（二）履职要求

1. 屈光不正的管理

（1）密切观察，自我检测。空勤人员应对自己的视力、屈光状态进行动态监测，若发现有视力下降，应及时报告航空医师，进行眼科咨询、检查及治疗。

（2）寻找病因，积极预防。空勤人员在明确屈光不正的诊断后，应寻找引起屈光不正的原因，积极进行病因预防。

（3）积极治疗，维持良好视功能。当空勤人员患有不同程度的屈光不正，而裸眼视力低于标准或有屈光不正所致的视疲劳等症状时，使用矫正镜是有效的治疗手段和措施。矫正镜能为屈光不正的空勤人员提供良好和舒适的视功能，矫正镜镜架结构应以不影响视野为前提。空勤人员在使用角膜接触镜时应注意部分人佩戴角膜接触镜时不能耐受，可能导致轻度的角膜薄雾而改变眼的屈光特性，长时间佩戴可造成角膜缺氧，不注意清洁可导致感染等情况，因此应结合自身情况决定是否使用角膜接触镜。角膜接触镜在飞行中还可能滑落、产生气泡、引起刺激感和感染等，使用者必须非常注意并进行必要的训练。并且，由于角膜接触镜镜片脱落或遗失后难以替换，飞行员和空中交通管制员在履职期间，应备有一副随时可取用的、与所戴矫正镜度数相同的框架眼镜。飞机驾驶舱内空气较为干燥，易引起角膜接触镜脱水使屈光度改变而降低视力，故低含水量的软镜可能更适合飞行。如果空勤人员有散光，且能够佩戴具高透氧性的硬性接触镜，那么硬性接触镜也可作为空勤人员屈光矫正的一种选择。空勤人员使用改变眼屈光状态的角膜塑形镜时，应停戴接触镜至角膜表面形态恢复后再进行视力鉴定。有空勤人员为了通过体检，过度矫正视力，这是不被提倡的，因为过度矫正会导致调节过度，加重近视发展，所以应当避免。若空勤人员想通过激光角膜屈光手术和有晶状体眼人工晶状体植入术矫正视力，那么一定要注意其适用范围、适用标准及术后视功能评价等。

2. 航空医学鉴定

中国民用航空局：

各级体检合格证申请人只要符合医学标准的矫正视力要求、满足视功能要求即可履职。

（1）满足空勤人员远、中、近视力标准。

（2）需戴框架眼镜矫正视力的空勤人员需在履职时佩戴矫正镜；应使用一副可同时满足远视力、近视力和中间视力要求的矫正镜；备有一副随时可取用的、与所戴矫正镜度数相同的矫正镜。

（3）对于需戴角膜接触镜矫正视力的空勤人员，要求角膜接触镜镜片为单焦点、无色；镜片佩戴舒适；在履职期间，应备有一副随时可取用的、与所戴矫正镜度数相同的框架眼镜；使用角膜接触镜后，能够同时满足远视力、近视力和中间视力要求。

（4）飞行员及空中交通管制员因高度屈光不正而矫正视力时，必须使用接触镜或高性能普通眼镜。

（5）空勤人员使用改变眼屈光状态的角膜接触镜时，应停戴角膜接触镜至角膜表面形态恢复后再进行视力鉴定。

（6）目前对现役空勤人员角膜屈光手术的要求主要是满足履职的视力要求，使屈光度稳定，无影响视功能的手术后并发症或后遗症。其中，飞行员接受角膜屈光手术时，术后至少观察6个月，术前屈光度不超过5D（等效球镜）。

（7）目前现役的飞行员、航空安全保卫员不应接受有晶状体眼人工晶状体植入术。

思考题

1.空勤人员最常见的屈光不正是哪种类型？应如何预防？

2.屈光不正的治疗方式有哪些？飞行员和空中交通管制员可以使用的治疗方式有哪些？

3.屈光参差有什么危害？

（刘欢）

第二节 斜视

斜视是眼科常见病、多发病。正常情况下，双眼能够协调一致地对焦在同一个物体上，形成正常的双眼单视。双眼视觉是认识环境的一种高级的、完善的、适应的表现。当双眼无法同时精准对焦到同一个物体时，一只眼出现偏离的情况就是斜视。斜视的本质就是双眼视觉的紊乱，不仅影响双眼外观，还会影响视功能。正位视是一种理想的双眼平衡状态，是一种很少能见到的眼位，大多数人都有小度数的隐斜视，斜视的患病率约为1%～6%。内斜视在儿童中更为常见，约占儿童斜视的50%。外斜视中最常报告的类型是间歇性外斜视。我国一项流行病学调查显示，间歇性外斜视的发病率为3.42%～3.90%。

一、定义及分类

斜视是指双眼注视物体时，物像不同时落在双眼的黄斑中心凹上，即一眼注视目标时，另一眼偏离目标。

目前，临床尚无完善的斜视分类，常用的有以下几种分类方式。

（一）根据融合状态分类

（1）隐斜视：是指被双眼融合机制控制的潜在眼位偏斜。当融合存在时能保持眼球正位，但当融合被打破时，如遮盖一眼或眼前放置马氏杆，眼位就会出现偏斜；融合的破坏因素一旦去除，偏斜眼位会自动回到正位。90%的人有隐斜视，无症状时不做临床诊断。

（2）显斜视：是一种不能被融合机制控制的眼位偏斜。

（3）间歇性斜视：是一种部分时间可被融合机制控制的眼位偏斜，属于显斜视范畴，是隐斜视和显斜视之间的过渡状态。

（4）恒定性斜视：是一种任何时间都不能被双眼融合机制控制的眼位偏斜。偏斜的角度可大可小，但双眼视觉方向是不一致的，双眼注视物体时，物像不同时落在双眼的黄斑中心凹上，即一眼注视目标时，另一眼偏离目标。

（二）根据眼轴偏斜方向分类

（1）水平斜视，又分为外斜视和内斜视（图8–3）。

（2）垂直斜视。

（3）旋转斜视。

（4）混合性斜视。

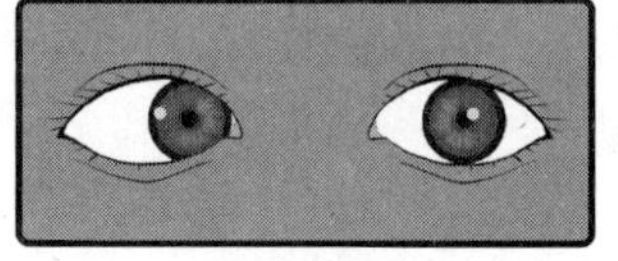
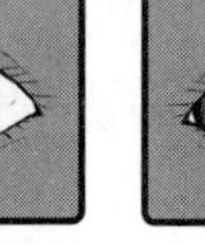

A. 内斜视

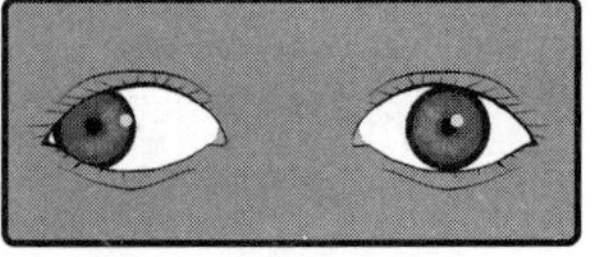

B. 外斜视

图 8–3 斜视

（三）根据注视眼情况分类

（1）交替性斜视：可以自主地由一眼注视交替到另一眼注视。

（2）单眼性斜视：只选择一眼注视。

（四）根据斜视发生的年龄分类

（1）先天性斜视：出生后早期发现的斜视，可能与出生时存在的缺陷有关，因为很少为出生后即存在斜视，故称为婴儿型斜视更合适。

（2）后天性斜视：出生后较晚发生的斜视，一般发生在正常视觉功能发育一段时间以后。

（五）根据眼球运动及斜视角有无显著变化分类

（1）共同性斜视：眼位偏斜不随注视方向的改变而变化，也不因注视眼的改变而变化，眼球运动无明显限制。

（2）非共同性斜视：眼位偏斜随注视方向的改变而变化，也因注视眼的改变而变化。大多数非共同性斜视为麻痹性或限制性。眼球运动存在不同程度的限制。

二、病因

隐斜视的病因主要包括解剖因素、调节因素、神经因素等。解剖因素主要与眼外肌附着点异常、肌肉走行异常等相关。调节因素主要包括以下方面：未矫正的远视眼者可因过度使用调节而诱发过度集合，引起内隐斜视；戴镜矫正后内隐斜视完全消失者为完全调节型，内隐斜视部分消失者为部分调节型；未经矫正的近视者由于近距离不使用调节常引起外隐斜视；双眼屈光参差者由于经常使用屈光度较低的眼，影响双眼融合功能也易导致外隐斜视；高度远视者尽力使用调节仍视物模糊，则可能放弃调节而引起外隐斜视。神经因素包括以下方面：人类休息时眼位多数处于外斜位状态，但在清醒状态下注视物体时双眼必须依靠集合兴奋维持视线平行，保证双眼单视，因此集合兴奋总是处于过强状态，而融合机制则在一定范围内起着抑制这种集合兴奋过强的作用。遗传特质、神经内分泌不平衡、精神紧张等可能导致这种神经因素性集合兴奋过强而诱发内隐斜视。多数学者认为大脑存在集合中枢，各种异常因素导致集合中枢张力减弱，集合功能不足引起外隐斜视。

内斜视的病因中最常见的是调节因素，其他还包括神经源性因素、解剖因素、机械因素、屈光异常、遗传因素等，屈光参差在0.50D及以上和2.00D以上的远视是共同性内斜视的主要危险因素。

外斜视的确切病因尚未完全清楚，目前多认为与眼眶解剖因素和机械因素相关，如眼眶的方向、大小、形状、瞳距，以及眼眶组织的形态和物理性质等。此外，异常神经支配导致集合与分开功能之间的平衡失调、遗传因素均与外斜视的发生有关。近视、1.00～5.00D的远视、0.50～1.00D的远视散光和近视散光是共同性外斜视的独立危险因素。对现役136名共同性外斜视飞行员的调查研究发现，飞行时长及屈光状态也对外斜视患病率有显著影响。

三、健康管理

（一）疾病诊断

1. 隐斜视的临床表现和诊断要点

（1）临床表现：羞明、阳光下喜闭一眼；视物不能持久，视疲劳，内隐斜视较外隐斜视更容易产生症状；有时可有复视。轻度隐斜视多无自觉症状，较重者可有头痛、头晕、眼痛、看字模糊不清及间歇性复视、立体感和定位感缺乏等症状，垂直位的隐斜视较水平位的隐斜视症状严重。

（2）诊断要点。交替遮盖法：眼位有移动；遮盖/去遮盖法：单眼遮盖，对侧眼无移动，被遮眼出现眼位偏斜，去遮盖后偏斜眼立即回到正位；患者有症状；三棱镜中和眼位可缓解症状。

2. 内斜视的临床表现和诊断要点

内斜视是指双眼融合功能不能控制视轴正位，导致视轴发生偏斜，在注视一个目标的时候，一只眼看向目标，而另一只眼的视轴出现向内偏斜的斜视。

（1）先天性（婴儿型）内斜视：发病多在出生后6个月以内，斜视度数大；多数患者双眼视力相近，呈交替注视，多为轻度远视眼，戴镜无法矫正眼位。

（2）调节性内斜视。

①屈光调节性内斜视：多在2～3岁发病；发病早期可呈间歇性；多为中高度远视眼，戴镜矫正后眼位正，可伴有弱视。

②非屈光调节性内斜视：多在1～4岁发病；多为轻度远视眼；看近度数明显大于看远度数。

③部分调节性内斜视：戴镜可减少斜视度数，但不能完全矫正眼位。

（3）非调节性内斜视：常在2岁以后发病；斜视角较先天性内斜视小，但随年龄增长可变大；没有明显调节因素；单眼斜视可合并弱视；眼球运动无明显限制。

3. 外斜视的临床表现和诊断要点

外斜视是指双眼融合功能不能控制视轴正位，导致视轴发生偏斜，在注视一个目标的时候，一只眼看向目标，而另一只眼的视轴出现向外偏斜的斜视。招收飞行学员体检中进行外眼检查时，淘汰率最高的是外显斜视。空勤人员年度体检时发现的斜视多为外隐斜视、小度数间歇性外斜视或恒定性外斜视。

（1）间歇性外斜视：是一种过渡型斜视，介于外隐斜视和恒定性外斜视之间。患者多在精神不集中、疲劳、视远时出现，多有复视。临床上可见患者在阳光下喜眯一眼以避免复视和混淆的干扰。

临床表现：眼球若能控制正位，有部分双眼视功能；眼位偏斜时，偏斜眼可以有抑制，能保持正常视网膜对应，没有或很少有弱视；眼位偏斜与屈光不正关系不大。

诊断要点：多在4～5岁发病；斜视度数与年龄呈正相关，随着年龄增大斜视度数会逐渐增加；由于受融合的影响，斜视度数变化较大，疲劳、疾病、精神紧张及充分破坏融合时斜视度数增大。

（2）恒定性外斜视：较间歇性外斜视少见，是指任何时间融合机制都不能控制的眼位向外偏斜。

临床表现：出生后即可出现或由间歇性外斜视进展而来；5岁前出现眼位偏斜者可以有抑制存在；5岁后发病可以有复视存在；常为双眼交替偏斜，当合并屈光参差或单眼斜视时，可出现弱视；外斜程度变化较大，单眼视力较差时，偏斜度数较大；可以合并垂直斜视。

诊断要点：外斜视恒定存在，眼位不能被融合机制控制；先天性恒定性外斜视常合并神经损害；应进行屈光检查，以发现屈光参差或弱视。

（二）相关检查

1. 斜视的检查

斜视的检查分为一般检查和专科检查两部分。一般检查包括询问病史和主诉、视力检查和屈光检查。专科检查包括眼外肌检查、双眼单视功能检查等。

（1）眼外肌检查：主要包括头位评估、眼位检查和斜视度测量、眼球运动检查、调节性辐辏/调节（AC/A）数值等。

①眼位检查（图8–4）。

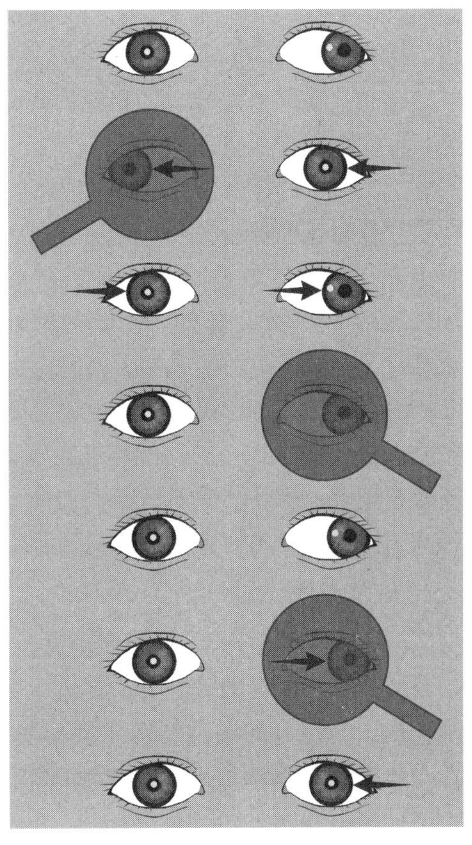

图 8–4 眼位检查示意图

A.交替遮盖法：眼位检查方法之一，可破坏融合。检查及判定方法：遮盖板迅速从一只眼移到另一只眼，再回来，反复多次，观察眼球是否移动。若眼球有移动，则表明被检者患有显斜视或者隐斜视。

B.遮盖/去遮盖法：眼位检查方法之一，可破坏融合。检查及判定方法：遮盖任一眼观察对侧眼在遮盖的瞬间是否有眼球移动，如有眼球移动，说明对侧眼存在显斜视；去遮盖时，观察被遮眼的眼球移动情况，如被遮眼有返回注视位的眼球运动，说明被遮眼为隐斜视。用于判断被检者是显斜视还是隐斜视。

②斜视度测量。

角膜映光法：斜视度测量方法之一，在受检者正前方置一灯光，嘱其注视，观察受检者角膜反射点，用于粗略估计斜视的度数（图8–5）。

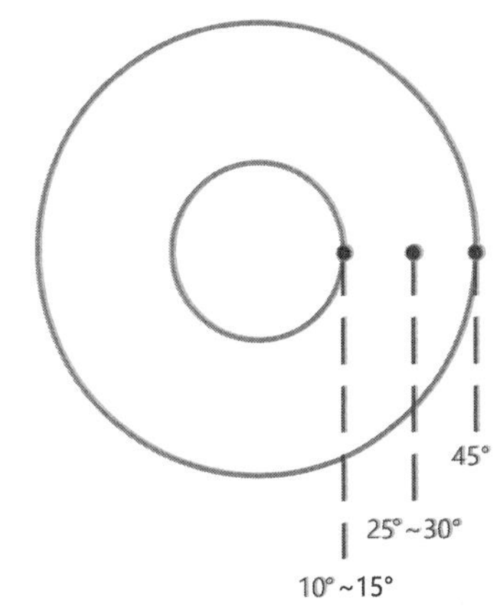

图 8–5 角膜映光法光点的位置与斜视度示意图

注意事项：检查需在远近距离分别进行，因为眼位偏斜不一定在所有距离都存在；眼位检查时遮盖不宜过快，要保持3～5秒，以充分破坏融合；必要时戴远视力矫正镜检查，确保看近时动用正常的调节性集合。

（2）双眼单视功能检查：目的是判断斜视发生后双眼视功能的改变。检查结果对斜视治疗方案的选择和恢复双眼视功能的预测及评价治疗效果具有重要意义。主要包括知觉性融合（Worth四点试验）、同视机功能检查、立体视觉检查等。同视机功能检查可以进行同时知觉、知觉融合、运动融合及立体视觉检查。

2. 隐斜视的检查

隐斜视检查是空勤人员眼科体检的特色检查，特别在招收飞行学员体检时有重要意义。

（1）检查环境及设备：检查应在暗室进行；采用台式或手持隐斜计检查，隐斜计由三棱镜和马氏杆组合而成；距隐斜计6m处设置一个直径为1cm的点光源，其高度与隐斜计目镜同高。

（2）检查方法：将马氏杆和旋转三棱镜放置在受检者的非主视眼前，受检者双眼通过隐斜计目镜向点光源和垂直/水平光线注视，并旋转三棱镜的转钮，使光线正好与点光源重合，分别检查受检者的水平隐斜视和垂直隐斜视情况。

（3）记录：检查者读取隐斜计刻度盘上数值并记录。记录方法采用三棱镜度“△”记载，先记录内隐斜视或外隐斜视度数，再记录上隐斜视度数。

注意事项：点光源应保持足够亮度，附近应无其他光源；检查时每隔1秒在受检者放置马氏杆眼前干扰一次，使其仅能间歇地看到条状光线，以干扰其融合作用，获得准确的检查结果；检查结果不稳定者，可重复检查3次或休息20分钟后复查，必要时可将马氏杆和三棱镜分别放置在受检者双眼前交叉检查。

（三）治疗与预防

治疗的目的是恢复双眼视觉功能。斜视一经确诊即应开始治疗。早期治疗可以在矫正眼位、恢复外观的基础上，促进视力发育和双眼视觉功能的建立。早期的诊断治疗对维持内斜视患者的眼位和双眼视功能极其重要，因为内斜视会导致双眼视觉的快速破坏。外斜视患者即使年龄较大也有希望通过手术矫正斜视而恢复双眼视觉功能。

1. 非手术治疗

（1）弱视的治疗：包括精确的配镜和对单眼弱视患者优势眼的遮盖。

（2）光学治疗。

①框架眼镜：度数浅的屈光不正不需要矫正；对于内斜视伴有明显远视的患者，应给予全矫处方矫正；对于高AC/A患者，佩戴双光镜可以放松调节的，亦可配镜矫正。

②三棱镜：佩戴三棱镜可使有复视的斜视患者双眼视轴平行，进而消除复视。

（3）药物治疗：散瞳剂、缩瞳剂、A型肉毒素等。

（4）视功能训练：矫正前完成双眼视觉与眼球运动相关的各项检查，在此基础上进行正位视功能训练，如集合近点训练、融合训练、三棱镜训练等，以获得良好的双眼视功能。双眼视功能分三级，分别是同时视功能、融合功能和立体视功能。只有在建立同时视功能和融合功能的基础上，才能建立立体视功能。融合功能和立体视功能对于空勤人员履职具有重要作用。

①集合近点训练：适用于集合不足导致的外隐斜视，通过集合近点训练增加患者的自主集合功能，缓解症状。最简单的方法为笔尖训练，这是目前最简便、经济的方法，即将一支铅笔或其他目标置于眼中线稍偏下方点，距眼约一臂距离远处，双眼同时注视

此目标，然后将其慢慢由远移近，直至看成双影再退回远处，如此反复训练，每天2～3次，每次5～15分钟。

②融合训练：使用同视机融合画片，嘱患者移动同视机手柄使物像融合，然后使其分离后再次融合，如此反复训练，提高融合性集合功能。

③三棱镜训练：使用带文字或图案的调节视标，双眼同时注视此目标，将底向外三棱镜置于一眼前，由低度数开始逐渐增加度数直至出现复视，如此反复训练，提高融合性集合功能。

2. 手术治疗

手术治疗主要包括眼外肌减弱术、眼外肌加强术、水平肌肉垂直移位术等。空勤人员如因斜视影响视功能需接受眼外肌疾病手术治疗，经观察、病情稳定及双眼视功能正常后，才可继续履职。

四、行业要求

（一）职业危害

1. 对身体的危害

隐斜视者随年龄增加眼位会呈外向性增加。大部分隐斜视者能被融合很好地控制而没有症状，但因隐斜视需要持续融合力，可造成视疲劳、头痛、眼痛、视物模糊等症状，隐斜视失代偿时还可出现复视。疲劳、药物、夜间或高空飞行等可能影响隐斜视者融合功能。显斜视除了影响美观，还会导致弱视、复视、视疲劳、双眼视功能不同程度的丧失、双眼视野改变、交替性斜视、注视目标移位等症状。

2. 对航空安全的危害

轻度隐斜视常无症状，对航空安全无明显影响。但当隐斜视尤其是上隐斜视和外隐斜视度数过大时，由于工作紧张、过度疲劳、高空近视或高空缺氧等原因，空勤人员会出现头晕、头痛、视物模糊或复视等症状而影响飞行操作，尤其是着陆时可因目测距离不准而出现偏差、动作过猛等情况。既往有研究发现外隐斜视者目测距离比实际距离近，着陆易偏高；内隐斜视者目测距离要比实际距离远，飞行着陆时容易出现撞地趋势。正常的同时视和立体视功能可以判断飞机的位置、距离和着陆情况，正常的双眼融合功能可以防止复视的出现。显斜视可导致双眼视功能异常，改变双眼视野，内斜视使双眼总视野缩小，外斜视使双眼总视野扩大，但双眼重叠视野缩小，还会导致交替性斜视、注视目标移位、复视、视疲劳等现象，这些都会影响航空安全。

（二）履职要求

1. 斜视的管理

（1）明确诊断，寻找病因。明确斜视诊断后要积极寻找病因，并根据病因采取有效的预防和治疗措施。

（2）积极治疗，恢复视功能。与普通患者不同，空勤人员需要进行体检鉴定，及时发现斜视。目前空勤人员体检鉴定中发现的斜视多为外隐斜视、小度数间歇性外斜视或恒定性外斜视，此时患者的双眼视功能一般尚未受到明显破坏，代偿功能还未丧失，若及时干预，积极训练、治疗，可保持视功能正常。

2. 航空医学鉴定

中国民用航空局：

斜视属于眼外肌疾病。各级体检合格证申请人只要满足医学标准的视功能要求，病情稳定即可履职。

（1）空勤人员患有影响视功能的显斜视、隐斜视或眼球运动受限等眼外肌疾病，应鉴定为不合格。

（2）飞行员和空中交通管制员接受眼外肌疾病手术治疗后，观察期结束、病情稳定、双眼视功能正常，可鉴定为合格。

（3）飞行员和空中交通管制员疑有隐斜视异常时，可要求其进行隐斜视检查。如隐斜视检查异常但双眼视功能正常，可鉴定为合格。

思考题

1.斜视对人体的危害有哪些？

2.空勤人员如在年度体检中发现斜视应该怎么办？

（刘欢）

第三节　视疲劳

视疲劳是一组常见的眼疾病综合征。随着电脑、手机等视频终端的广泛普及，近距离用眼不断增多，临床上视疲劳的发病率也在逐年升高，尤其是大学生已成为视疲劳发生的重点人群。对2016—2017学年全国6000名大学生的随机调查发现，大学生视疲劳发生率为53.5%。空勤人员由于高空缺氧的工作环境、长时间近距离的屏幕操作、大负荷的工作强度，视疲劳发生的概率大大增加。视疲劳症状隐匿，不易发现，不仅能诱发近视及引起近视度数加深，还会引起眼部及全身的各种症状，干扰患者的视觉及生活质量。因此，视疲劳的病因、发病机制及防治越来越受到人们的关注。

一、定义

视疲劳是由于各种病因使得人眼视物时超过其视觉功能所能承载的负荷，导致用眼后出现视觉障碍、眼部不适或伴有全身症状等，以致不能正常进行视作业的一组症候群。视疲劳是一类以患者自觉眼部症状为基础，眼或全身器质性病变与精神（心理因素）相互交织的综合征，并非独立的眼病，又被称为眼疲劳综合征。

二、病因

（一）眼部因素

1. 屈光不正

未矫正或未给予准确矫正的远视或散光患者出现视疲劳症状是因为其为了看清楚物体要不断过度或不当进行调节和辐辏。高度屈光参差患者产生视疲劳的原因是其双眼视网膜成像倍率不等，使其双眼融像功能受到影响。

2. 双眼视功能异常

长时间用眼后，隐斜视度数较大或融合储备功能低下等双眼视功能异常者，因需要持续融合力会出现眼胀、眼痛或眼部不适等视疲劳症状。

3. 干眼

干眼患者出现视疲劳主要是由于泪膜情况不稳定、角膜上皮损伤及角膜表面不光滑导致视觉功能受损。

4. 调节功能异常

持续近距离工作或阅读可引起调节功能异常，导致视疲劳的发生。

5. 眼科术后

角膜屈光手术、斜视手术和白内障手术等各类眼科术后早期患者均可能出现不同程度的视疲劳症状，但一段时间后是可以恢复的。虽然角膜屈光手术提高了大多数患者的裸眼视力，但术后早期部分患者可能会出现不同程度的视疲劳。斜视术后由于双眼视觉不协调等问题，患者也会出现视疲劳。

6. 老视

老视是人眼的调节功能逐渐下降引起的，老视患者未经合理矫正且长时间近距离工作就容易出现视疲劳。

7. 某些眼科疾病

当某些眼科疾病影响双眼视功能时，如眼部感染、睑板腺功能异常等，会引起视疲劳症状。

（二）环境因素

（1）各种光线与色觉的异常刺激。光线不足和过强都会导致视疲劳；色觉搭配失调或异常等也可能导致视疲劳。

（2）使用电子设备过多。Kim等研究显示，电子设备的使用增加与视疲劳症状的加剧相关，最典型的就是视频终端综合征。

（3）长时间近距离用眼。视疲劳的发生率、症状的轻重与近距离连续用眼时间成正比，连续用眼时间越长，用眼负荷越大，视疲劳症状就越重。

（三）精神、心理和全身因素

某些精神、心理和全身因素与视疲劳的发生密切相关。精神压力大、神经衰弱或有神经官能症的人更易出现视疲劳。副交感神经与视皮质的高度兴奋也与视疲劳有关。此外，某些特殊时期（如月经期、怀孕期、哺乳期、更年期等）也可能出现视疲劳。

三、健康管理

（一）疾病诊断

1. 临床表现

（1）视觉障碍：近距离工作或阅读不持久，出现暂时性视物模糊或重影。

（2）眼部不适：眼胀、眼痛、眼干、眼烧灼感、流泪、眼痒、眼异物感及眼眶疼痛。

（3）全身症状：易疲劳，头痛、头晕，记忆力减退，严重时出现全身症状，包括恶心、呕吐、焦虑、烦躁及其他神经官能症等症状。一般认为，症状局限在眼部为轻度视疲劳，而兼有全身症状则为重度视疲劳。

2. 诊断要点

患者的主观症状是视疲劳诊断的关键，但在明确诊断视疲劳和进行治疗之前必须通过各种检查找到引起视疲劳的病因。主观诊断标准包括：不耐久视、暂时性视物模糊；眼部干涩、灼烧感、发痒、胀痛、流泪；头痛、头晕、记忆力减退、失眠。在明确视疲劳病因的前提下，用眼后出现上述症状即可诊断为视疲劳。

（二）相关检查

1. 筛查

在排除其他眼科疾病的基础上，可通过调查问卷、门诊检查、询问病史等方式筛查视疲劳患者。

2. 检查方法

（1）视力检查：检查矫正或未矫正远视力和近视力，明确未矫正或未给予准确矫正的屈光不正是否为视疲劳的原因。

（2）眼位检查和双眼视功能检查：检查视远眼位、视近眼位、隐斜视、双眼视功能，分析造成视疲劳的原因是否为斜视所致的双眼视功能异常。

（3）调节和集合功能检查：检查视远、视近的集合功能，检查调节功能和AC/A值，进一步分析造成疲劳的原因是否是调节和集合问题。

（4）观察用眼习惯：观察被检者的阅读习惯和阅读距离，明确是否有被检者自身习惯所致的视疲劳。

（5）疾病检查：检查有无相关眼科疾病，如高度屈光参差、干眼症、眼科手术后、眼部感染、睑板腺功能异常或上睑下垂等；检查有无精神、心理疾病或其他全身疾病。

（三）治疗与预防

1. 视疲劳的治疗

最主要的是对因治疗，其次才是对症治疗。治疗是针对眼部及全身疾病的综合治疗。

（1）对因治疗。

①矫正屈光不正是治疗视疲劳的首要措施。给予尚未矫正或原配镜不准确的屈光不正患者合适的矫正，维持双眼视功能。

②对于双眼视功能异常者，应给予相应的眼位矫治或视功能训练。视功能训练包括集合近点训练、融合训练、三棱镜训练等。通过矫治和训练，视疲劳症状可明显减轻。

③其他：对于眼科疾病引起的视疲劳患者，给予积极治疗；对于使用视频终端引起的视疲劳患者，则应少用或者停用；对于精神、心理和全身因素引起的视疲劳患者，应进行精神、心理疏导，治疗全身疾病。

（2）对症治疗。

①药物治疗：可使用润滑眼球、改善眼部调节功能、减轻眼部干涩的药物，还可以使用睫状肌麻痹药物及中药等治疗。

②非药物治疗：主要是指一些能使眼部放松、改善眼周循环的辅助的物理疗法，如眼保健操、远眺法等。

2. 视疲劳的预防

视疲劳发生的原因是多样的，因此，需要通过多种积极的策略来预防视疲劳的发生及缓解视疲劳症状。

（1）改善环境：避免环境中的光线太强或不足、闪烁、不均等，应调整光线亮度，松弛眼肌状态；避免色觉的异常刺激。

（2）规范用眼习惯：近距离持续工作时，注意用眼时间，保持适当的用眼距离。长期面对视频终端时，应注意光屏亮度，保持适当的距离，多眨眼（约20次/分钟）以保持眼球湿润，间隔1小时休息5分钟，还可转动眼球、远眺或做眼保健操。

（3）合理饮食：注重补充富含各种微量元素的食物，特别是富含维生素A和维生素B的食物。

（4）适当运动：加强锻炼，增加户外活动时间，预防因视疲劳而产生的近视。

四、行业要求

（一）职业危害

1. 对身体的危害

视疲劳患者可出现不耐久视、暂时性视物模糊等视功能异常症状。有研究发现，大学生在使用电子产品的过程中普遍会有眼胀、眼痛、流泪、眼干、眼异物感、重影等症状。如果眼睛长时间处于视疲劳状态就容易导致睫状肌持续收缩时间过长，使眼睛长期处于疲劳近视的病态，会引起假性近视。假性近视如果不及早治疗就会变为真性近视。

2. 对航空安全的危害

视疲劳是空勤人员常见的症状之一，表现为不耐久视、暂时性视物模糊等视功能异常症状。飞行员视疲劳可能会导致进近着陆时视线不能在远近物体之间及时切换，出现空间定位障碍，增加不稳定进近等着陆风险，同时，还可能导致其在夜航或仪表飞行时误读仪表信息。空勤人员处于航空工作环境中，长时间注视仪表、显示器，长期处于精神紧张状态，高空缺氧、干燥等均可能会导致视疲劳加重，危及航空安全。

（二）履职要求

1. 视疲劳的管理

（1）密切观察，自我管理。

空勤人员应密切观察自身眼部症状及视力情况，若发现视疲劳症状，应进行眼科咨询及检查、治疗。

（2）寻找病因，积极治疗。

在排除眼科其他病变以后，寻找引起视疲劳的原因，并针对病因，通过各种方法进行有效的预防和治疗，缓解视疲劳眼部症状，调节视疲劳所致全身症状，延缓视疲劳所致近视的发生和发展。

2. 航空医学鉴定

目前中国民用航空局制定的现役空勤人员体检鉴定标准和招收飞行学员体检鉴定标准中并无对于视疲劳的具体鉴定原则，但由于视疲劳症状在人群中极为常见，症状普遍，长期视疲劳状态易致近视发生和发展，而且空勤人员由于自身工作环境的问题更易出现视疲劳症状，故应引起重视。

思考题

1.视疲劳的临床表现有哪些？

2.应该如何治疗视疲劳？

（刘欢）

·第九章 传染病·

本章要点

1. 掌握我国对法定传染病的分类管理要求。

2. 掌握传染病流行的基本条件。

3. 掌握 HIV 感染者和艾滋病患者的定义。

4. 掌握艾滋病的传播途径及预防和管理措施。

5. 了解传染病的防控措施。

6. 了解肺结核的主要症状和主要传播途径。

7. 了解诺如病毒的主要传播途径和预防措施。

人类历史是一部与传染病相随、相争的历史。在人类历史的长河中，曾暴发过几次大规模的传染病，不仅导致数以千万人的死亡，甚至还影响和改变了历史的走向。随着疫苗的出现，天花成为第一个被人类消灭的传染病，许多曾严重危害人类健康的传染病也逐渐被控制。尽管全球包括中国在内的许多国家都已进入慢性病为主的时期，但仍未摆脱传染病流行的阴影。《2019世界卫生统计报告》显示，全球因传染病死亡人数呈下降趋势，但下呼吸道感染仍居全球十大死因的第4位，在中低收入国家十大死因中，其中有6个仍是传染病。随着全球化时代的到来，人类社会的联系和交往越来越紧密，全球大流行的风险也比以往更加复杂，一些新发传染病，如艾滋病、严重急性呼吸综合征（SARS）、埃博拉病毒病、寨卡病毒病、中东呼吸综合征（MERS）等不断涌现，给人类带来了严峻的挑战。

本章将从传染病的基本概念出发，围绕传染源、传播途径及易感人群三个方面介绍空勤人员可能会遇见的几种常见传染病，如艾滋病、肺结核、诺如病毒感染性腹泻。不同的传染病对人体健康危害程度不同，可引起的职业危害不同。了解传染病的基本知识及防控措施，才能够有效预防传染病的发生，保障身体和职业健康。

第一节 传染病概述

在我国，为预防、控制、消除传染病的发生与流行，保障人们的健康和公共卫生安全，1989年，全国人民代表大会常务委员会第六次会议通过了《中华人民共和国传染病防治法》。根据《中华人民共和国传染病防治法（修订草案）》，将法定传染病按照对人体健康和生命安全的危害程度、对经济和社会的影响程度等特征，分为甲类、乙类和丙类，进行分类管理。根本目的是早发现、早报告、早诊断、早隔离、早治疗，防止传染病在人群中扩散。

2016年提出的《“健康中国2030”规划纲要》中，对传染病的防治，如艾滋病、乙肝、流感及结核病等的防治，提出了个人、社会和政府应采取的主要举措，以达到维护人群健康的目的。

一、定义

感染性疾病是指病原体侵入人体后，引起机体感染的一类疾病，可分为传染病和非传染病。与非传染病不同的是，传染病由特定病原体引起，被感染者可将病原体传播给其他人或动物，导致疾病可在人与人、人与动物、动物与动物之间相互传播，甚至还可发生人与物之间的传播。

传染病是指由病原体，如病毒、细菌、真菌、螺旋体、支原体、衣原体、立克次体和寄生虫，通过一定途径感染人体后，引起的具有传染性的，并可能会造成流行的疾病。

二、传染病的流行过程

传染病的流行就是传染病的发生、发展和终止的过程。传染病能够在人群中流行需要具备三个基本条件，即传染源、传播途径和易感人群，三个条件缺一不可。

（一）传染源

传染源是指能够向外界传播病原体的人或动物。病原体进入人体或动物后，可在机体内生长、繁殖并排至体外，再通过一定方式传播给其他人或动物。传染源通常可分为以下几类。

1. 患者

患者体内含有大量且具有毒力的病原体，是大多数传染病的主要传染源。不同疾病时期，传染性的强弱可能不同。通常，处于发病早期的患者，其传染性最强；慢性传染病患者则可长期排出病原体，传播给他人。

2. 隐性感染者

病原体进入机体后，引起感染，仅使机体产生特异性抗体，抗体能够预防机体再次发生感染，但不会引起明显临床表现，或仅导致较轻微的损害。在体内病原体未被清除前，隐性感染者是很重要的传染源。如脊髓灰质炎，90%～95%传染源均为隐性感染者。

3. 病原体携带者

病原体进入机体后，停留在侵入的部位或迁移至其他器官并生长繁殖，但机体未发生感染，无特异性抗体产生，无明显的临床表现，可长期携带病原体，并排出病原体，具有很重要的流行病学意义，如细菌性痢疾。

4. 动物传染源

因动物而感染的传染病称为动物源性传染病。动物传染源可分为患病动物和病原体携带动物，病原体主要存在于动物身上，通过一定途径可传播给人类。如狂犬病即为人兽共患的传染病，狂犬病病毒可使犬、猫等动物发病，人如果被受感染的犬、猫等咬伤也可感染；流行性乙型脑炎为经蚊传播的传染病，病原体被蚊虫携带，蚊虫并不发病，但人类如果被该类蚊虫叮咬就可被感染。地区、气候等自然因素对动物传染源影响较大，故动物源性传染病一般存在于某些特定地区，且具有严格的季节性。如经伊蚊传播的登革热，该病的流行与伊蚊的消长相关，通常多发于高温多雨的季节。在我国，该病的发病高峰期为7～9月。

（二）传播途径

传播途径是指病原体离开传染源后到达易感者体内的方式，一种传染病可有多种传播途径。

传播分为水平传播和垂直传播两大类。母婴传播属于垂直传播，母亲感染疾病后，母亲体内的病原体可进入子宫内的婴儿体内，并复制繁衍，造成婴儿感染。如乙肝、梅毒、艾滋病等可通过垂直传播由母亲传给婴儿。水平传播包含以下几类。

1. 呼吸道传播

患者或病原体携带者通过大声说话、咳嗽、打喷嚏、吐痰等方式，排出含有病原体的飞沫或气溶胶，易感者通过吸入空气中带有病原体的飞沫或气溶胶而感染疾病，如流感、新型冠状病毒感染、肺结核等。

2. 消化道传播

病原体随患者或病原体携带者的排泄物（如呕吐物、粪便等）排至体外，通过生活接触等方式污染水和（或）食物，易感者摄入这些被污染的水和（或）食物而感染疾病，如细菌性痢疾、伤寒等。

3. 接触传播

通过直接或间接的方式，与病原体接触而导致感染。在日常生活中，手作为传播媒介，有着重要意义，如用污染的手接触食物，可发生肠道传染病（如伤寒和副伤寒）；接触被病原体污染的水或土壤而感染疾病，如血吸虫病；伤口被污染时，可感染破伤风。

4. 虫媒传播

病原体可通过昆虫或其他节肢动物使易感者感染。如被受病原体感染的节肢动物叮咬而感染疾病，如按蚊可传播疟疾、鼠蚤可引起鼠疫等。根据这些昆虫或节肢动物的习性，虫媒传播的传染病往往具有严格的季节性，甚至可能与感染者的职业或地区有关。

如经蜱传播的森林脑炎，多见于林区作业和旅游的人员。

5. 血液、体液传播

病原体存在于患者或携带者的血液、体液（精液、阴道分泌物、伤口渗出液等），机体通过使用被污染的血制品，或通过分娩、性行为的方式感染，如艾滋病、乙肝等。

6. 医源性感染

医源性感染在医疗活动中，人为因素造成的某些传染病的传播，如使用被污染的器械或血制品、药品等，如艾滋病、乙肝等。

（三）易感人群

易感人群是指对于某种传染病缺乏特异性免疫的人。人群易感程度的高低是某种传染病能否在人群中发病、流行的主要决定因素。如果人群的易感程度高，同时存在传染源和合适的传播途径，那么就容易造成某种传染病的流行。

传染病按照一定时间间隔规律流行，称为传染病的周期性，通常与易感人群数量的累积及易感人群与传染源接触程度相关。如在麻疹疫苗普遍使用前，通常是2年出现1个流行高峰，当推行疫苗接种后，人群对麻疹的易感程度降低，从而阻止了麻疹的周期性流行。

疫苗的使用可帮助人体建立对某种传染病的抵抗力，降低人群对该种传染病的易感程度，从而有效防止疾病在人群中流行。

三、传染病的特点

传染病与其他疾病的本质区别在于它具有以下特点：有特定的病原体、有传染性、有流行性、有地方性、有季节性、感染后有免疫性。

（一）病原体

每一种传染病都有其特定的病原体，可以是病毒、细菌、真菌、螺旋体、支原体、衣原体、立克次体和寄生虫等。如果能在病原学检查中检测出某种特定的病原体，对传染病的诊断、控制和管理有着重要的意义。

但病原体进入人体后，是否引起感染，与病原体致病能力和机体的免疫力相关。病原体的致病能力主要包括侵袭力、毒力、数量和变异性。侵袭力能够使病原体进入机体，并复制繁殖。毒力决定了病原体能够引起机体患病的能力，表现为机体患病的频次和症状的轻重。只有一定数量的病原体进入机体，才能够引起感染，不同传染病致病的数量不同，如诺如病毒，仅18个病毒粒子即可引起感染，而伤寒则需要10万个。变异性是指病原体可因环境、遗传及药物等因素，遗传物质发生改变，从而使病原体结构、生理性质、代谢等方面发生变化。通常，经过多代的人工培养，病原体的致病能力会减弱，可用于制备疫苗，如甲肝减毒活疫苗；而变异性强的病原体，则可使机体反复感染致病，如诺如病毒。

（二）传染性

传染性是传染病与其他疾病最主要的区别，意味着病原体可以通过某种途径传播给其他的人或动物。如由病原体引起的肺炎，一般情况下，大多数肺炎都不具备传染性；但如果病原体是结核分枝杆菌、冠状病毒，则具有较强的传染性，需要采取隔离措施进行治疗。是否具有传染性对疾病的控制措施有着重要的影响。

（三）流行病学特征

1. 流行性

根据传染病的流行病学强度，即疾病的播散范围，传染病的流行性可分为散发、暴发、流行和大流行。

（1）散发：表示某种疾病在某地区常年发病率一直处于平均水平以下；同时，在时间或空间上没有显著的关联性，说明该疾病不容易传播或人群对其的易感程度低，也可能表示疾病的隐性感染较多。

（2）暴发：表示在短时间内突然在某一局部地区或单位内出现大量的某种疾病病例，且在时间或人群中具有相关性。

（3）流行和大流行：表示某种疾病在某地区的发病率显著超过了历年来的平均水平。当疾病在短时间内迅速播散至全国，甚至全球范围，则称为大流行。

2. 季节性

部分传染病的发生与季节相关。冬春季多发呼吸道传染病，如流感；夏季多发虫媒和消化道传染病，如流行性乙型脑炎、细菌性痢疾。

3. 地方性

地方性是指某些疾病受自然或社会因素的影响，仅某个地区内发生或呈现出较高发病率的情况。主要是因为该地区适宜病原体的生长发育，或与昆虫媒介的生存相关。该类疾病亦可称为地方性传染病，如血吸虫病、棘球蚴病等。

4. 外来性

外来性主要指经外来人口或物品传入某些地区的传染病，如霍乱。

（四）感染后免疫

感染后免疫是指病原体感染机体后，机体能够产生针对该病原体及其产物（毒素等）的特异性抗体，可防止机体再次受到该病原体的感染。检测血清中特异性抗体的滴度，就能够知道机体是否具有针对该传染病的免疫力。

感染后免疫持续时间在不同的传染病中有着很大的差异。如麻疹的感染后免疫持续时间较长，甚至可保持终生；而诸如病毒感染性腹泻的感染后免疫持续时间则较短。对于感染后免疫持续时间较短的传染病，机体容易再次被同种或不同种病原体感染。

四、传染病的发现与管理

传染病具有可传染、危害性大、发展迅速等特点。传染病管理的核心在于早发现、早报告、早诊断、早隔离、早治疗，防止疾病在人群中发生、扩散。

（一）流行病学史

每种传染病都有其独特的流行病学特征，主要表现为在不同地区、不同时间、不同人群的发生率不同。流行病学史有助于人们对疾病的认识，为临床诊断和治疗提供重要的线索。

1. 传染病的地区分布

传染病的发生受自然环境和社会环境的影响。一些传染病的传播需要特定的传播媒介。人员密度大的相对密闭的空间，有利于呼吸道传染病的传播。

2. 传染病的时间分布

一些传染病的发生具有较强的季节性。如呼吸道传染病虽然一年内均有发生，但冬春季是其发生的高峰期；流行性乙型脑炎常发生于夏秋季，是因为其传播媒介为蚊虫，其高发时期与蚊虫的生长繁殖时间相关。

3. 传染病的人群分布

传染病的发生还与人们的年龄、性别、职业等密切相关。如不同职业的人群，易患的传染病不同，如牛奶加工厂的工人易患布鲁氏菌病，野外工作者中出血热多见。

（二）临床表现

不同传染病引起的组织、器官损害不同，但大多数传染病都有一些常见的症状和体征，在诊疗过程中，详尽的病史和细致的体格检查，有利于临床医师做出正确的诊断，对疾病的发现有着重要的意义。常见的临床症状与体征如下。

1. 发热

发热是大多数传染病都具有的症状，且其常因发热而被早期识别。发热程度通过测量舌下、腋下及直肠的温度确定。其中，腋下温度为临床最常用指标。还可通过24小时或几天的体温监测，绘制体温曲线图，以鉴别诊断不同的传染病。

以腋下温度为标准，可将发热分为以下类型，见表9–1。

表 9–1　发热类型

腋下温度范围	类型
37.3 ～ 38℃	低热
38.1 ～ 39℃	中度发热
39.1 ～ 41℃	高热
＞ 41℃	超高热

常用的体温计有电子体温计和水银体温计，在航班上配备的体温计为非接触式电子体温计。常见的体温测量方式如下：

（1）腋下体温测量方式。

①将体温计的头端放入被测者腋下，让被测者用上臂夹住体温计，5～10分钟后取出读数（如使用水银体温计，使用前，水银柱需要降到36℃以下）。

②测量时，保持腋窝干燥、无冰袋或热水袋等，避免测量结果出现误差。剧烈运动、饮用热水后，需休息15分钟再进行测量。

（2）额温测量方式。

①电子体温计开机后，对准被测者额头，在距离被测者额头5～10cm处测量后读数。

②测量时避开风扇、空调等风口，以减少环境对测量结果的影响。

（3）其他测量方式。

还可通过测量舌下温度、耳温及直肠温度，获得机体温度数值。其中直肠温度最接近机体内部核心温度。

2. 发疹

许多传染病在引起发热的同时，往往还可伴有皮疹。可根据皮疹的出疹时间、形态、部位和先后顺序，鉴别诊断不同的传染病。如水痘的皮疹主要分布于躯干，而麻疹的皮疹最先出现于面部及耳后，再向躯干和四肢蔓延。

3. 毒血症症状

由病原体及其代谢物引起的除发热外的其他症状，如乏力、头痛、肌肉疼痛，严重者甚至引起意识障碍、休克、呼吸衰竭等情况。

4. 单核－吞噬细胞系统反应

临床上主要表现为肝、脾和淋巴结的肿大。

（三）相关检查

实验室检查对传染病的诊断有着重要的意义，如某些病原体可以通过相应的检查被分离出，直接用于疾病诊断；或通过免疫学检查辅助疾病的诊断。常见的检查方式如下。

1. 一般检查

主要为血液常规检查、尿液常规检查和血液生化检查，利用不同的技术手段检测血液或尿液中的白细胞、红细胞及各种酶和机体代谢产物等的变化情况，辅助疾病的诊断。

2. 病原学检查

（1）可通过肉眼或显微镜直接观察病原体。

（2）分离培养病原体，即采集血液、尿液、粪便等标本，使用人工培养基，将病原体从标本中分离出。

（3）特异性抗原或特异性核酸的检测，即通过免疫学检测的方法提供病原体存在的证据。

可通过上述三种手段进行病原体检查，辅助疾病诊断。如肺结核最特异性的诊断方法为使用显微镜在经培养过的痰液中找到结核分枝杆菌。

3. 特异性抗体检测

特异性抗体检测是检测血清中特异性抗体，如艾滋病的确定性诊断。但在感染HIV早期，特异性抗体在血清中尚未出现或滴度很低，经过一段时间后，特异性抗体的滴度显著增高，两次血清检测抗体情况为由阴转阳，对疾病的诊断有着重要的意义。

4. 其他检查

如胃镜检查、肠镜检查、支气管镜检查、超声检查、组织活检等。

（四）诊断

传染病的诊断需要依据流行病学史、临床表现、实验室检查等综合进行。

（五）治疗与预防

1. 治疗

治疗的目的除帮助患者早日康复外，更重要的是通过对传染源的控制和管理，防止疾病的扩散，主要治疗方式如下。

（1）一般治疗：根据患者所患传染病的传播途径和病原体的排出方式，按照不同的隔离要求（空气传播、接触传播等），对患者进行隔离治疗，并随时做好消毒工作；为患者提供舒适清洁的环境，使患者能够得到良好的休息；关心和鼓励患者，有助于提高患者战胜疾病的信心。

（2）支持治疗：主要是通过提供富含营养的饮食补充液体和盐类，以及给氧等方式，保证机体的基本需求。

（3）病原治疗：主要是针对不同的病原体，如细菌和真菌的抗菌治疗、病毒的抗病毒治疗、原虫和蠕虫的抗寄生虫治疗，达到消灭病原体、控制传染源的目的。

（4）免疫治疗：是指通过增强或抑制机体的免疫反应以达到治疗疾病的目的。如治疗破伤风时，向机体内注射破伤风抗毒素，可直接对破伤风起到抵抗作用。

（5）对症治疗：主要是指在发病过程中，就机体出现的各种复杂症状，进行针对性处理，以达到保护重要器官、减少机体损耗的目的。如急性胃肠炎的典型症状，呕吐、腹泻会带走机体的水分和电解质，当症状较轻时，可通过口服糖盐水或口服补液盐弥补机体丢失的水分和电解质，防止机体发生脱水和电解质紊乱。

（6）康复治疗：针对某些传染病引起的后遗症，可通过理疗、高压氧、康复训练等康复治疗措施，促进机体的恢复。

（7）中医治疗：中医治疗传染病主要是在疾病不同的发展时期，因时因症因人，通过“辨病”及“辨证”，确立治则治法，设立专方、专药来治疗。如“葛根芩连汤”既解表又清里，用于治疗急性细菌性痢疾，中医名“协热痢”；“银翘散”“荆防败毒散”等清热解毒、疏风解表，治疗“流感”及如“水痘”等发疹性疾病的初起之时；在抗击“非典”及新型冠状病毒感染中，中医也都发挥了重要作用，取得了很好的临床治疗效果。

2. 预防

对传染病的管理，除在发生病例之后及时进行隔离、治疗，防止其扩散外，对疾病进行早期的监测和报告，采取相应的措施，防止疾病发生、发展，也可达到对传染病进行管理的目的。预防主要是针对传染病流行过程中的三个环境，主要通过控制传染源、切断传播途径、保护易感人群三个方面实现。

（1）控制传染源：早发现，才能够及时对传染病进行控制，防止其传播。所以，传染病的监测与报告尤为重要。根据《中华人民共和国传染病防治法（修订草案）》要求，发现法定传染病后，应按照规定的时限通过网络或电话的形式上报，并根据传染病的特点，对相应人员采取一定的控制措施；如发现甲类传染病患者或者疑似患者时，应当于2小时内进行网络报告；乙类传染病患者、疑似患者，要求在诊断后24小时内进行网络报告。同时，还需尽可能地在人群中筛查出病原体携带者，对其进行观察、治疗和随访，防止疾病的扩散。

不仅如此，对于被传染病病原体污染的物体、场所等，需采取有效的化学、物理方法杀灭或者消除环境中的病原体；对于受感染的动物，进行相应的治疗或捕杀等，以达到阻断疾病传播的目的。

（2）切断传播途径：即采取一定的有效措施，阻止病原体转移到易感人群，达到阻断疾病传播的目的。切断传播途径在预防传染病的过程中通常可起到主导性作用，尤其是针对经消化道、虫媒传播的疾病。主要措施包括隔离和消毒。

①隔离：指将患者或携带者妥善安置于指定的隔离区域，暂时与人群隔离，对患者和携带者进行积极治疗，直到不再具有传染性。采取的隔离方式主要与疾病的传播途径有关。如对于细菌性痢疾、诺如病毒感染性腹泻等经消化道传播的疾病，可将患同种疾病的患者收治在一个病房内。接触这类传染病患者前后，都应做好个人防护及手的清洁、消毒工作；对患者的排泄物（呕吐物、粪便等）进行严格消毒，并做好日常的高频接触部位的清洁、消毒工作。

②消毒：指对患者或携带者的排泄物（呕吐物、粪便等）或被病原体污染的环境，采用有效的化学、物理方法杀灭其中的病原体，防止病原体向外扩散。具体的消毒方法可根据病原体的属性进行选择。如对于诺如病毒，常用的消毒酒精对其无灭活作用，但高浓度的含氯消毒液能够将其杀灭。

（3）保护易感人群：通过特异性和非特异性保护方式，提升易感人群的免疫力。

①非特异性方法：主要是通过锻炼身体，改善营养，提高生活水平来增强人体的免疫力。在传染病流行期间，及时发现和管理好病例，避免易感人群与其接触。加强宣传教育，使全民了解传染病的防治知识，必要时做好个人防护。

②特异性方法：预防接种，是通过注射或口服的方式，让具有免疫原性或免疫效应的物质进入人体，激活机体的免疫系统，使机体产生特异性免疫应答，获得能够抵抗某种传染病的免疫力，提高人群的特异性免疫水平，从而达到预防、控制传染病的发生、流行目的。

我国从1978年开始，在儿童中开展计划免疫，即按照规定的免疫程序，对适龄儿童及时有效地进行预防接种。随着计划免疫的推行和全覆盖，在我国脊髓灰质炎接近被消灭。为适应我国预防接种工作发展的需求，免疫规划的概念被引入，即按照国家或省、自治区、直辖市确定的疫苗品种、免疫程序或接种方案，在人群中有计划地进行预防接种，以预防和控制特定传染病的发生和流行。国家免疫规划的实行不仅是对儿童计划免疫的完善和发展，更有利于控制我国疫苗可预防传染病，提高人们的健康水平。

思考题

传染病流行的基本条件有哪些？

（陈帆）

第二节 艾滋病

从人类历史上首例艾滋病患者于1981年在美国被发现至今，艾滋病已在全世界流行40多年，我国首例艾滋病患者发现于1985年。艾滋病的流行和蔓延，曾一度引发全球恐慌。截至2020年底，据联合国艾滋病规划署（UNAIDS）估算，全球约有HIV感染者/AIDS患者3770万，且当年新增HIV感染者约150万，其中2750万人正在接受抗病毒治疗。我国HIV感染人数已超过105万例，性传播比例在95%以上，其中很大部分为18～25岁年轻人。因此青少年时期艾滋病的防控显得尤为必要。

WHO于1988年将每年的12月1日定为世界艾滋病日。设立世界艾滋病日的目的是宣传艾滋病的相关知识，倡导在政府的领导下，让民众了解、认识艾滋病，从而参与对疾病的防控，消除恐惧、歧视艾滋病心理，给予患者更多的关怀。通过全球各国政府的合作与努力，艾滋病的蔓延势头得到了有效的控制，在2021年6月8日，联合国艾滋病规划署作出了在2030年前实现“三个95%”目标的承诺：让95%HIV感染者能及时得到确诊，95%的确诊者能获得抗病毒治疗，95%接受治疗者体内病毒得到抑制，并承诺经母婴传播艾滋病在2025年之前消除，最终实现到2030年终结艾滋病流行的目标。

一、定义

艾滋病，亦称为获得性免疫缺陷综合征（Acquired Immunodeficiency Syndrome，AIDS），是感染人类免疫缺陷病毒（HIV）所致的一种复杂的慢性病，HIV为后天获得而非先天具有，主要攻击人体免疫系统，导致免疫功能逐渐减退或丧失，进而引起各种机会性感染、肿瘤等，严重危害人类身体健康。HIV感染者是指感染HIV后尚未发展到艾滋病期的个体。艾滋病患者是指感染HIV后发展到艾滋病期的患者。

二、病原体

HIV属于反转录病毒科慢病毒属，为直径约100～120nm的球形颗粒。HIV为RNA病毒，有多个亚型且变异性强，疫苗研制和治疗困难。HIV进入人体后主要侵入$CD4^{+}$T淋巴细胞，导致$CD4^{+}$T淋巴细胞大量受损，最终损害人体的免疫功能。

HIV对热敏感，56℃下30分钟可灭活，50%乙醇或乙醚、0.2%次氯酸钠、0.1%家用漂白粉、0.3%过氧化氢、0.5%煤酚皂溶液（来苏尔）处理5分钟即可灭活，但紫外线不能将其灭活。

三、流行病学特征

HIV及艾滋病呈全球性流行分布，无明显的季节性及地域性，人群普遍易感，且感染后不能形成有效的免疫保护，故应在疾病传染各阶段阻断其传播。

（一）传染源

艾滋病传染源为HIV感染者和艾滋病患者。其中无症状HIV感染者，包括窗口期感染者［即人在感染HIV后一段时间内（约2～6周），HIV抗体检测可为阴性，故称为窗口期感染者］，因极具隐匿性，是艾滋病流行难以控制的主要原因。

（二）传播途径

HIV广泛存在于人体各种体液，如血液、精液、阴道分泌物、伤口渗出物、乳汁、胸水、腹水、脑脊液、羊水中，可通过这些体液接触传播。传播途径主要包括以下几种。

1. 性接触传播

性接触是主要传播途径，包括同性、异性和双性性接触。感染因素与性伴侣的数量、性伴侣的感染阶段、性交方式和性交保护措施等相关。

2. 血液及血液制品传播

感染的直接途径：①输入受HIV污染的血液或血制品等；②共用受HIV污染的注射器和针头，如静脉吸毒者共用注射器，医疗器械受HIV污染未彻底消毒；③破损的皮肤接触到HIV感染者或艾滋病患者的血液及伤口渗出物，共用牙刷、剃须刀等私人物品等；④接受HIV感染者或艾滋病患者的骨髓或器官移植等。

3. 母婴传播

感染HIV的孕妇可经胎盘将病毒传给胎儿，也可经产道及产后血性分泌物、哺乳等将病毒传给婴儿。与前两种传播途径不同，母婴传播可由母代传给子代，故亦称垂直传播。

尽管在人体其他体液如唾液、泪液、汗液及尿液中可分离出病毒，但目前尚无充分的证据表明可通过这些体液交换传播艾滋病，亦无充分证据表明可经食物、水、昆虫（如蚊虫叮咬）等传播艾滋病。日常生活接触如皮肤无破损情况下的握手，共同进食，使用公共厕所、公用游泳池，拥抱及礼节性接吻等亦不会导致艾滋病传播。

（三）易感人群

人群普遍易感。男性同性恋者、多性伴者、静脉药物依赖者、多次受血及血制品者等均为高风险感染人群。存在高风险职业的人群，如警察、医护人员、消防人员等也容易暴露于HIV感染者的血液及体液环境而容易感染。

四、发现与管理

艾滋病的控制有赖于及时发现HIV感染者，并采取有效的措施，纳入管理。由于无症状感染者若不主动检测，常难以发现，故提倡主动检测，特别是高危人群。

（一）流行病学史

艾滋病呈全球流行特点，尤其存在下列行为活动者，如有高危性行为（如随机性行为，同性恋、多性伴性行为）者、高风险职业活动者（如警察、医护人员、消防人员等可能接触到HIV感染者的血液、伤口渗出液等）、长期受血者及静脉注射毒品者等，更易感染HIV。

（二）临床表现

感染HIV后，患者在不同时期常表现出不同的复杂的临床表现。

（1）急性期：临床表现指感染者暴露于HIV后出现的HIV血症和免疫系统急性损伤相关的临床表现，以发热最为常见，可伴有咽痛、盗汗、恶心、呕吐、腹泻、皮疹、关节疼痛、淋巴结肿大及神经系统症状，大多患者临床症状轻微，持续约1～3周后症状自行缓解。在此期间，血液中可检测到HIV RNA和p24抗原，$CD4^+$T淋巴细胞计数一过性减少，$CD4^+$/$CD8^+$T淋巴细胞比值倒置。部分患者可有轻度白细胞和血小板减少或肝生化指标异常。但也有部分感染者可不出现症状。通常在感染HIV 6个月内。

（2）无症状期：可从急性期转入，亦可在无明显的急性期症状出现的情况下直接进入此期，持续时间一般为4～8年，时间长短与感染病毒的数量和型别、感染途径、个体免疫状况、营养条件及生活习惯等因素有关。也有部分患者未主动检测，未发现此期。在无症状期，由于HIV在感染者体内不断复制，免疫系统受损，$CD4^+$T淋巴细胞受损，计数逐渐下降；患者也可出现淋巴结肿大等症状或体征。

（3）艾滋病期：为感染HIV后的终末阶段。此期患者$CD4^+$T淋巴细胞计数多少于200/μL。临床表现为多种多样，主要表现与HIV感染相关的症状、体征及各种机会性感染和恶性肿瘤。

① HIV感染相关症状、体征：主要表现为持续1个月以上的发热、盗汗、腹泻，体重减轻10%以上。有些患者表现为神经精神症状，如性格改变、头痛、记忆力下降、精神淡漠甚至癫痫、痴呆等。部分患者出现全身多处淋巴结持续性肿大，其特点为：除腹股沟以外有2个或2个以上部位的淋巴结肿大；且淋巴直径≥1cm，无压痛，无粘连，持续3个月以上。

② 机会性感染：指一些致病力较弱的病原体，在人体免疫功能正常时不能致病，但当人体免疫功能降低时，其乘虚而入，侵入人体内，导致各种疾病。如由于艾滋病患者免疫力低下，正常人通常难以发生的感染，艾滋病患者均有可能发生。致命性感染疾病如真菌引起的肺部感染，因此类感染很难控制，艾滋病患者易死于此类感染。非致命性感染疾病如各种病原体引起的消化系统感染，如白念珠菌食管炎、鹅口疮、毛状白斑、皮肤的带状疱疹、传染性软疣等，以及眼部的病毒性和弓形虫性视网膜炎等。此类感染因未危及重要器官，故不致命。毛状白斑常为HIV感染者或艾滋病患者进展到艾滋病期的标志性症状。

③ 各种肿瘤性疾病：艾滋病患者因免疫力受损，肿瘤细胞可逃脱免疫监视，在某些条件的诱发下可发展为肿瘤，如恶性淋巴瘤、卡波西肉瘤。

（三）相关检查

HIV/AIDS主要的实验室检查包括HIV抗体检测、HIV核酸定性及定量检测，以及细胞免疫缺陷检查（$CD4^+$T淋巴细胞计数）。其他如血液、生化检查及影像学检查，可根据患者病情阶段不同及相关合并症酌情使用。

（四）诊断

HIV感染者或艾滋病患者的诊断需结合流行病学史、临床表现和实验室检查等综合进行，应慎重。HIV抗体筛查试验阳性和病原学检测阳性是确诊HIV感染的依据。

（五）治疗与预防

1. 治疗

目前尚无特效药物。治疗主要包括抗病毒治疗、免疫治疗及并发症的治疗。

（1）抗病毒治疗：抗反转录病毒治疗（ART）是针对病原体的特异性治疗，是目前最主要也是最有效的治疗方法。如鸡尾酒疗法，原指“高效抗反转录病毒治疗”（HAART），是通过3种或3种以上的抗病毒药物联合使用来治疗艾滋病。该疗法的应用可以减少单一用药产生的抗药性，最大限度地抑制病毒的复制，使被破坏的机体免疫功能部分甚至全部恢复，从而延缓病程进展，延长患者生命，提高患者生活质量，并减少其传播。抗病毒药物治疗需要掌握良好的治疗时机，合理用药。

（2）免疫治疗：使用免疫调节剂调节机体的免疫功能，相关药物如干扰素、白细胞介素、粒细胞和巨噬细胞集落刺激因子等。

（3）并发症治疗：对不同的并发症应采用与之相适的治疗方案。如艾滋病患者合并肺结核，需要规范的抗结核治疗；合并单纯疱疹病毒感染，需要进行抗病毒治疗。

2. 预防措施

根据《中华人民共和国传染病防治法（修订草案）》，对艾滋病患者或HIV感染者采取综合关怀政策，按乙类传染病管理。我国目前遵循隐私保密原则，采取加强对HIV感染者或艾滋病患者的随访，并及时给予规范的综合治疗（包括抗病毒治疗和对症治疗、支持治疗等），同时提供必要的心理和医学咨询（包括预防HIV感染者或艾滋病患者继续传播HIV的知识与措施）等全程管理措施。

（1）控制传染源。

及时报告疫情，推行艾滋病自愿咨询检测（VCT），加强入境检疫，严防HIV传入等措施，对发现的HIV感染者或艾滋病患者，及时向所在地疾病预防控制中心报告疫情，并采取相应的措施，全程跟踪管理。艾滋病管理中心应对高危人群如HIV感染者或艾滋病患者的配偶和性伴、与HIV感染者或艾滋病患者共用注射器的静脉药物依赖者，以及HIV感染者或艾滋病患者所生的子女，进行HIV相关检测，并提供相应的咨询服务。

（2）切断传播途径。

由于HIV感染者或艾滋病患者尚不能治愈，须终身治疗，严重影响生活质量，且费用昂贵，因此预防依然是阻断艾滋病流行最重要的措施。主要预防措施包括：

①倡导正确使用安全套，采取安全的性行为。

②教导青少年远离毒品，不共用针具，不共用剃须刀、牙刷等私人物品。

③督导血站对献血人群进行HIV筛查，加强血制品筛查管理。

④加强医院感控管理，严格执行消毒制度，控制医院交叉感染，预防职业暴露与感染。

⑤计生部门应控制母婴传播，女性艾滋病患者应避免妊娠。

（3）保护易感人群。

相关医疗机构对HIV感染高风险人群，在知情同意及高依从性前提下提供抗病毒药物来进行相应的暴露前预防（Pre–exposure Prophylaxis，PrEP）、暴露后预防（Post–

exposure Prophylaxis，PEP）。

暴露分为职业暴露和非职业暴露，其中职业暴露指卫生保健人员、警察或空勤人员等在职业工作中与HIV感染者或艾滋病患者的血液、组织或其他液体等接触而具有感染HIV的危险。发生HIV暴露后的处理：

（1）第一时间处理伤口。用肥皂水和流动清水清洗被污染的局部，存在伤口时应从近心端向远心端尽可能挤出损伤处血液，再用肥皂水和流动清水冲洗伤口，然后用酒精或碘伏对伤口局部消毒，并尽早用药。

（2）尽可能在最短时间内（2小时内）预防性用药，最好在24小时内，不要超过72小时，连续服用28天，阻断成功率可达80%，但药物仅能通过专业部门及机构获取。

（3）暴露后立即、4周、8周、12周和24周后检测HIV抗体。

此外，可针对群众进行艾滋病相关知识的宣教，以及对高风险从业人员进行专业的预防及处理等相关培训。

五、行业要求

（一）职业危害

HIV感染者或艾滋病患者机体免疫力降低，容易发生各种感染如肺结核感染或继发其他疾病如恶性肿瘤，出现各系统的功能和器质性损害，且很难治愈，甚至死亡，也易产生心理上的巨大压力，有造成连续传播的风险，严重影响飞行安全及空勤人员的安全。

（二）履职要求

（1）国际民用航空组织。

《国际民用航空公约》附件1规定，I级、II级和III级合格证申请人患有HIV血清阳性的不合格，除非根据最佳医学做法对申请人的状况进行了调查和评估，并鉴定认为不大可能妨碍申请人安全行使其执照和等级所授予的权利。

（2）中国民用航空局。

各级体检合格证申请人应无下列传染病或临床诊断：AIDS、HIV阳性。

思考题

1.艾滋病的传播途径有哪些？应如何阻断艾滋病的传播？如何预防？

2.HIV职业暴露后处理措施有哪些？

3.HIV感染对飞行员及空勤人员的职业影响有哪些？

（黄健）

第三节 梅毒

梅毒是由梅毒螺旋体引起的系统性疾病，16世纪初由欧洲经印度传入我国广东，随后蔓延至全国。在新中国成立初期，梅毒为最主要的性传播疾病，1964年基本被消灭。20世纪80年代，梅毒在我国重新出现，20世纪90年代末以来，全国梅毒报告病例数明显增加，呈现快速上升趋势。

一、流行病学特点

（一）病原体

梅毒螺旋体细长，形似弹簧，发育周期与所致疾病周期、隐伏发作及慢性病程有关。梅毒螺旋体系厌氧微生物，离开人体不易生存。其耐寒力强，不耐热，41℃可存活2小时，100℃立即死亡。干燥、阳光、肥皂水和一般消毒剂（汞剂、石碳酸、乙酸）很容易将其杀死。

（二）传染源

显性和隐性梅毒患者是传染源，梅毒患者的皮损及其分泌物、血液中含有梅毒螺旋体。感染后的前2年患者最具传染性，4年后性接触的传染性大为下降。

（三）传播途径

（1）性接触：占95%，主要通过皮肤黏膜破损处传染。早期梅毒最具传染性。梅毒螺旋体大量存在于皮肤黏膜表面，其他体液如唾液、乳汁、精液、尿液中也存在。

（2）垂直传播：

①母婴传播：梅毒孕妇在妊娠4个月左右可经胎盘将梅毒螺旋体传给胎儿，以致发生胎传梅毒、流产、早产、死胎。

②产道感染：新生儿常在头部或肩部擦伤处发生感染，属于后天获得性梅毒。

（3）其他：接吻、哺乳，接触患者污染的衣物、毛巾、餐具、医疗器械和输血也可能发生感染。

二、发现与管理

梅毒是人类独有的疾病，感染主要与高危性活动史及不洁性交史相关，从梅毒螺旋体侵入人体、经过潜伏到疾病发生，可经历不同的疾病期及有不同的表现。

梅毒可经历：①入侵与初疮，即一期潜伏梅毒；②螺旋体血症期，即二期早发梅毒；③潜伏与复发，即二期复发梅毒；④晚期梅毒。每个阶段均有不同的特征性临床表现。随着时间的推移，极少数患者梅毒血清滴度下降，最后转阴。

（一）相关检查

主要为梅毒相关的血液检查，包括抗原、抗体检查及病原体检测。

（二）诊断

梅毒螺旋体检查：取病损分泌物做涂片，在暗视野显微镜下见到可活动的梅毒螺旋体即可确诊。血清学检查包括非螺旋体试验和螺旋体试验。非螺旋体试验中抗体滴度与梅毒活动期相关，可用于疗效评价。

（三）治疗及预防

1. 治疗

必须早期、足量、正规、按计划完成疗程，性伴侣必须同时治疗；治疗期间禁止性生活。首选药物为青霉素，根据分期和临床表现决定剂型、剂量和疗程，切勿私自用药。对早期梅毒患者应及时进行充分的治疗，30%可以根治，一期梅毒治愈率可达100%，晚期梅毒患者出现骨、关节、心血管及神经系统损害，预后较差。

2. 预防措施

加强对梅毒防治知识的宣传，婚前、产前进行梅毒检查，保证安全性行为及使用避孕套等。

三、履职要求

中国民用航空局：

各级体检合格证申请人患有梅毒应鉴定为不合格。

（黄健）

第四节　肺结核

结核病（Tuberculosis，TB）是由结核分枝杆菌引起的危害人体健康的慢性病。自2007年以来，它一直居单一传染病死因之首。根据WHO发布的《2020年全球结核病报告》，2019年，全球患有结核病的人数约为1000万，成人占90%，且男性多于女性；其中，我国属于全球30个结核病高负担国家之一，新发病人数占全球的8.4%，位列第三。据估算，2019年，我国结核病发病率总体呈下降趋势，但仍有新发结核病患者83.3万。耐药结核病感染让结核病防治面临更大挑战。

肺结核（Pulmonary Tuberculosis，PTB）是结核病的一种，是经呼吸道传播的疾病，人群普遍易感。治疗不及时或未经规范治疗，可引起呼吸功能的衰竭，甚至死亡。近年来，我国学生中肺结核的发病率整体呈下降趋势，其中15～24岁人群占学生发病人数的85%，18岁左右的占比最高。空勤人员接触人员广、工作时所处的机舱环境密闭而狭小，更容易引起肺结核的传播。

我国历来都高度重视结核病防治工作，全国结核病疫情呈逐年下降的趋势。《“健康中国2030”规划纲要》对结核病防治提出了明确要求，通过全民参与、提升诊疗服务质量、强化重点人群和重点地区结核病防治工作、遏制耐药结核病、提升结核病科学研究和防治能力等，达到发病人数和死亡人数进一步减少的目的。在我国传染病防治法中，结核病被列为乙类传染病进行报告和管理。

一、定义

结核病是由结核分枝杆菌引起的慢性病，可侵害人体除毛发、指甲以外的各种器官，危害人体的健康。侵袭的部位为肺组织、气管、支气管和胸膜，引起的病变均称为肺结核。侵袭人体其他部位，如脑、肝脏、骨骼、眼、皮肤等器官引起的病变均称为肺外结核病（Extra Pulmonary Tuberculosis）。其中，肺结核最为常见，占各类型结核病的80%～90%。

二、病原体

结核分枝杆菌是引起结核病的病原体，属于分枝杆菌科、分枝杆菌属，可分为人型、牛型、田鼠型和非洲型等分枝杆菌。其中引起人患病的病原体为人型结核分枝杆菌。该菌为需氧菌，最适宜的生长温度为37℃，所以结核分枝杆菌最常侵犯的就是含氧量高、营养物质丰富的肺部。

结核分枝杆菌对湿热环境敏感，65℃加热30分钟或95℃加热1分钟可被杀灭。但是，它对干热环境抵抗力较强，能够在干燥的痰中存活6～8个月，附着在尘土上可保持8～10天的传染性。此外，结核分枝杆菌对紫外线、医用酒精敏感，故紫外线、医用酒精可用于结核病患者的衣物、书籍等消毒。

三、流行病学特征

（一）传染源

结核分枝杆菌可在痰液中找到，能够在痰液中找到结核分枝杆菌的患者是肺结核的主要传染源。

（二）传播途径

呼吸道传播为肺结核的主要传播途径。当患者咳嗽、打喷嚏、大声说话时，会排出含有结核分枝杆菌的飞沫，易感者吸入这样的飞沫后，可发生感染。

（三）易感人群

人群普遍易感。但感染结核分枝杆菌的人群中，仅有约5%～10%的感染者会发病并表现出临床症状，主要和人体的免疫力相关。肺结核的高危人群主要有以下几类。

（1）在卫生条件差、通风不良环境中工作和生活的人群。

（2）免疫力低下，对结核分枝杆菌抵抗力较弱的人群，如老人、婴幼儿及HIV感染者等。

（3）与肺结核患者有密切接触的人群，如患者的家庭成员、与患者有接触的医务人员等。

四、发现与管理

肺结核是一种可治、可控、可防的传染病。可疑症状的就诊、高危人群的筛查及宣传教育，有利于肺结核患者的早发现、早报告、早诊断、早治疗、早隔离，达到有效防控结核病的目的。

（一）流行病学史

肺结核全年均可发生，尤其是长期生活在通风不良的环境中的人群、与肺结核患者有接触的亲属或医务人员，以及免疫力低下、营养不良的人群，感染肺结核的风险较其他人群高。

（二）临床表现

发生咳嗽、咳痰时间≥2周，或咯血、痰中带血，均应戴好口罩，前往医院就诊，排除肺结核。

肺结核患者主要临床表现如下。

1. 全身症状

全身症状较局部症状出现得早，多数表现较轻微。

（1）全身不适、倦怠、乏力，易烦躁，食欲减退，体重减轻，月经不正常等。

（2）发热：最常见的早期症状，多数表现为长期低热，于下午和傍晚开始发热，次晨体温降至正常，可伴随倦怠、乏力等；也有表现为体温不稳定，轻微的劳作后可引起体温升高，休息半小时也不能恢复正常；也有月经前体温升高，月经后也不能恢复正常；当病灶迅速进展、扩散时，可发生高热。

（3）盗汗：常见于重症患者，表现为入睡后全身出汗，睡醒时停止出汗。

2. 局部症状

局部症状主要由病灶损害引起。

（1）咳嗽、咳痰：发病早期咳嗽症状较轻微，一般无痰或有少量黏液痰。若有空洞形成，痰量增多，且呈脓性。合并支气管结核时，咳嗽症状加剧，可伴随呛咳、哮鸣等。

（2）咯血：约有1/3～1/2的患者可出现咯血或痰中带血，主要是因炎症使毛细血管通透性增高。

（3）胸痛：主要是由于神经反射或炎症累及胸膜所致。

3. 体征

主要取决于病灶的位置、范围和程度等。可出现患侧呼吸运动功能减退、触诊震颤增强、听诊有湿啰音和支气管肺泡呼吸音、叩诊呈浊音等体征改变。病灶较轻微时，可无明显体征变化。

（三）相关检查

1. 胸部影像学检查

主要通过胸部CT、X线等观察胸部病灶表现，病灶的变化情况主要取决于病变的类型和性质。

2. 实验室检查

（1）痰结核分枝杆菌检查：是确诊肺结核的“金标准”。通过收集可疑症状者的即时痰、夜间痰和晨痰3份痰标本，进行抗酸染色涂片，然后在显微镜下观察是否有结核分枝杆菌。

（2）结核菌素皮肤试验（TST）：目前，结核菌素皮肤试验是我国常用的筛查手段。新生入校体检或校园内出现肺结核患者时的密切接触者筛查，均采用此方法。

该试验是在左前臂内侧中上1/3处皮内注射0.1mL结核分枝杆菌素纯蛋白衍生物（PPD），48～96小时（一般为72小时）后观察局部硬结直径，结果判定见表9-2。

表 9-2 结核菌素皮肤试验结果判定

硬结直径或表现	结果
＜ 5mm	阴性
5 ～ 9mm	一般阳性
10 ～ 14mm	中度阳性
≥ 15mm 不足 15mm 但有水泡、双圈、坏死及淋巴管炎	强阳性

出现结核菌素皮肤试验阳性时，也不必紧张，要确认是否得了结核病需要综合临床表现、痰液细菌学检验和X线检查等进行分析，最后做出判断。在接种卡介苗后，虽无结核感染，也可出现结核菌素皮肤试验假阳性，因此结核菌素皮肤试验特异度较低。在免疫功能低下的人群中，如HIV感染、营养不良等人群中，则缺乏足够的灵敏度，易发生假阴性。

在完成结核菌素皮肤试验时，需注意以下事项：

①注射后的皮试部位，不能用手抓、擦，以免感染发炎，也不能涂抹任何药物和花露水、风油精、肥皂水等。

②注射后应就地休息片刻（30分钟），无不适再离开，特别是过敏体质者要注意有无过敏反应。

③虽然一般无不良反应，但仍要密切观察试验后反应。曾患过结核病者或过敏体质者，局部可能出现水泡、浸润或溃疡，有的出现不同程度发热，一般能自行消退或自愈。严重者应及时到医院做局部消炎或退热处理。

④疾病发作期、有多种药物过敏反应史、有癔症史、患全身性皮肤病及临床医师判定暂不适合进行结核菌素皮肤试验的人员应暂不进行结核菌素皮肤试验。

（3）γ-干扰素释放试验（IGRA）：较结核菌素皮肤试验有更好的灵敏度和特异度。通过检测全血γ-干扰素水平或结核分枝杆菌特异性效应T细胞斑点数，反映体内是否存在结核分枝杆菌感染。

（四）诊断

肺结核的诊断是以病原学检查结果为主，结合流行病学史、临床表现、胸部影像学检查、相关辅助检查及鉴别诊断等经综合分析得出。

（五）治疗与预防

1. 治疗

我国推行的治疗措施是以标准化治疗方案为主的规范性治疗，即遵循“早期、联合、适量、规律、全程”的原则，根据患者的药物敏感试验结果对患者开展有针对性的治疗。一旦确诊为肺结核，应立即开始抗结核治疗，按照治疗原则，多种药物联合使用，规律服药，不擅自停药或更改药物剂量，避免出现耐药。但在治疗过程中出现较严重的药物不良反应或过敏时，应及时就医。

抗结核治疗的疗程较长，一般为6～9个月。初次治疗失败的患者、慢性排菌患者/复治失败患者等的治疗周期会更长。所以必须全程坚持服药，以达到杀灭结核分枝杆菌，防止复发的目的。

2. 预防

早发现、早报告、早诊断、早治疗，及时管理肺结核患者，有效减少肺结核在人群中的传播，是防控肺结核的主要原则。具体防控措施如下。

（1）控制传染源。

①通过健康体检、主动筛查及因症就医的方式早期发现肺结核患者。因为，即使以前得过肺结核，同一个体依旧能够再次感染后发病，所以，治愈的肺结核患者和易感人群均需定期参加健康体检。

②肺结核患者需主动配合治疗，治疗期间，应单独居住，并保持室内空气流通。

（2）切断传播途径。

做好日常清洁、消毒工作，使用紫外线照射，过氧乙酸熏蒸、喷洒或擦拭，含氯或含溴消毒剂喷洒或擦拭等方式杀灭环境中的结核分枝杆菌。

（3）保护易感人群。

①建立健全结核病防治体系，加强健康促进，使全人群参与到结核病防治工作中，养成良好的卫生习惯，熟知肺结核可疑症状，主动及时就医。

②易感人群要注意日常生活习惯，增加营养、规律作息、保持锻炼，增强自身抵抗力。

③做好卡介苗的接种工作。卡介苗是WHO推荐的用于预防结核病的唯一疫苗，对预防儿童发生结核性脑膜炎、播散性结核病有很好的作用，能够降低儿童感染重症结核病的风险，新生儿接种后，可获得10～15年的保护作用，但对成人的预防效果欠佳，对已感染结核分枝杆菌的患者无效。

五、行业要求

（一）职业危害

感染肺结核后，患者可出现咳嗽、咳痰、咯血等症状，还可通过呼吸道传播的方式，引起疾病的流行。因此，为避免传染给机组成员或旅客，一旦确诊肺结核，应暂停工作，并及时、规范、全程完成治疗。若在治疗过程中不遵医嘱、不按时服药、不规范化治疗，可导致耐药性结核病的发生，治疗周期将从6～9个月变成至少2年，且治愈难度增大，甚至可导致肺功能受损，使工作能力受到影响。

（二）履职要求

（1）国际民用航空组织。

《国际民用航空公约》附件1规定，I级、II级和III级合格证申请人患有活动性肺结核的不合格。确诊为结核或病症可能来源于结核，但已治愈或结核已处于非活动状态的，可合格。

（2）中国民用航空局。

空勤人员患有结核病时应立即暂停工作，居家休息，积极配合，规范化治疗。结核病规范化治疗、治愈后，经体检鉴定无并发症和后遗症，肺功能正常，可鉴定为合格。

思考题

1.感染了结核分枝杆菌就一定会发病吗？为什么？

2.若学生中有人确诊为肺结核，应该怎么做？

（陈帆）

第五节　诺如病毒感染性腹泻

诺如病毒感染性腹泻因其发病具有明显的季节性，常见于冬季，故又称为“冬季呕吐病”。因诺如病毒易变异、环境抵抗力强、致病剂量低（18个病毒粒子即可引起感染），感染后潜伏期短、病毒排出时间长、免疫保护时间短，以及人群普遍易感和传播途径多种多样等特点，所以在人员密度大的公共场所，如学校、医院等，容易引起大范围的感染，导致暴发流行。

近年来，我国学校和托幼机构报告的诺如病毒感染疫情整体呈上升趋势。2014—2016年，报告有322起除霍乱、痢疾、伤寒/副伤寒外的其他感染性腹泻引起的突发公共卫生事件，其中由诺如病毒感染引起的事件占86.14%。诺如病毒感染不仅对人体健康和生命安全构成威胁，同时还会造成巨大的经济损失和社会影响。所以，在我国传染病防治法中，将其列为丙类传染病中的“其他感染性腹泻（除霍乱、痢疾、伤寒/副伤寒外）”进行报告和管理。

一、定义

诺如病毒感染性腹泻是由诺如病毒引起的，以腹泻和（或）呕吐为主要症状的常见的急性肠道传染病。

二、病原体

诺如病毒是引起全球范围内人类非细菌性急性胃肠炎的主要病原体，为无包膜单链RNA病毒，属杯状病毒科。病毒粒子呈对称的正二十面体球形，直径27～40nm。诺如病毒变异速度快，每2～3年可因变异或重组形成新的、引起全球流行的病毒株。

诺如病毒对外界环境抵抗力强，能够耐受60℃及以下的温度；对酸性环境也有较强耐受性，可在pH值2.7的室温环境下生存3小时；使用较高浓度的含氯消毒剂，如10mg/L的含氯消毒液可将其灭活。值得注意的是，常见的消毒剂，如酒精和免洗洗手液等，对诺如病毒无灭活效果。

三、流行病学特点

（一）传染源

患者和隐性感染者是引起诺如病毒传播的主要传染源。病毒可通过患者的粪便和（或）呕吐物排出，通常发病后2～5天为病毒排出的高峰期，持续时间可达2～3周，免疫力低下的感染者排毒时间更长。

（二）传播途径

主要经粪–口途径传播，具体表现如下：

（1）吸入患者的粪便和（或）呕吐物产生的气溶胶可引起感染。

（2）通过人与人接触，或间接接触被污染的环境传播，如通过被污染的手、物体等传播。

（3）可通过摄入被病毒污染的食物、饮用水而传播，如食物或饮用水在准备、加工、生产、运输、分发等环节中被病毒污染。通过食物、水源传播常引起诺如病毒的暴发流行。

（三）易感人群

人群普遍易感，患者常见于成人和大龄儿童。

诺如病毒抗体保护作用时间较短，有研究表明抗体保护作用时间为6～24个月。所以即使曾经感染过诺如病毒，也可再次被同一或不同毒株的诺如病毒感染。

四、发现与管理

根据患者的流行病学史、临床表现和相关实验室检查，如血常规、粪便常规及病原学检查等，可及早对患者进行正确的诊断、有效的治疗和及时的隔离，有助于防止诺如病毒感染性腹泻的扩散。

（一）流行病学史

诺如病毒感染性腹泻全年均可发生，但10月到次年3月最为常见。有不洁饮食史或接触过患者的粪便和（或）呕吐物等行为的人群感染诺如病毒的风险将增加。

（二）临床表现

感染诺如病毒后，潜伏期较短，一般为1～2天。

发病后症状以轻症为主，通常表现为呕吐和（或）腹泻，也可出现恶心、腹痛、头痛、发热、畏寒和肌肉痛等症状。粪便多为水样便或黄色稀水样便，无脓血便。成人中腹泻更常见，儿童通常先出现呕吐，再出现腹泻。

（三）相关检查

针对急性胃肠炎常见的检查方法如下：

1. 血常规

白细胞总数多正常，少数可有白细胞总数稍增高。

2. 粪便常规

粪便主要为黄色的水样便。显微镜下检查无脓细胞和红细胞，有时可有少量的白细胞。

（四）诊断

根据患者的排便或呕吐次数，以及伴有性状改变的大便，结合相关实验室检查可得出诊断。

（五）治疗与预防

1. 治疗

目前尚无特效治疗药物，主要是对症治疗，维持机体的水、电解质平衡。诺如病毒感染性腹泻属于自限性疾病，病程短，且大多数患者的病情较轻，症状持续2～3天即可自愈。可通过口服糖盐水或口服补液盐，补充呕吐和（或）腹泻时丢失的体液，维持水、电解质平衡，避免脱水、电解质紊乱情况的发生。

仅少数患者，如伴有基础疾病的老人和免疫力低下的人群，可出现严重的呕吐和（或）腹泻症状，导致水、电解质紊乱，病情加重，恢复时间延长，甚至出现死亡病例。所以症状较重时，需要及时就医。

2. 预防

目前，针对诺如病毒尚无特异的抗病毒药物和疫苗。

鉴于诺如病毒的高度传染性和快速传播能力，发现诺如病毒感染的人员后，应及时、规范地对人员进行管理，阻断传播途径，是预防本病最有效和重要的措施。

（1）管理传染源：根据病情，患者需居家或入院隔离至症状完全消失后3天。隐性感染者，即诺如病毒检测呈阳性，但未出现呕吐和（或）腹泻症状的人员，也建议居家隔离3天。

（2）切断传播途径：是预防本病最有效和重要的措施，主要措施如下：

①加强食品和饮用水安全管理，保护水源不被诺如病毒污染。

②保持良好的个人卫生习惯，不吃生冷变质的食物。尤其是从事食品生产加工行业的人员，应持健康证上岗，患病期间需暂停工作。

③对诺如病毒患者的呕吐物和粪便，以及污染的环境、物体及时消毒，一般推荐使用含氯消毒剂。

（3）保护易感人群：可通过加强宣传，做好食品、饮用水安全管理，以及日常环境清洁、消毒等方式，保护易感人群。

①做好健康宣传及教育工作，倡导良好的卫生习惯和饮食习惯，如餐前便后洗手、规律作息、积极锻炼，提高自身免疫力。

②加强食品、饮用水的安全管理。特别是要加强食品行业从业人员的管理，如患病，需暂离工作岗位，症状消失3天后再返回工作岗位。

③做好日常清洁、消毒工作。定期对公共场所（如教室、宿舍、食堂、图书馆、卫生间等）、重点部位（如门把手、楼梯扶手、水龙头、电梯按钮等）进行通风换气、清洁及消毒。

④对相关人员开展消毒和传染病知识培训。

五、行业要求

（一）职业危害

空勤人员感染诺如病毒后，会影响履职，甚至将疾病传播给旅客，造成疾病流行的风险；旅客若感染诺如病毒，亦可影响到航班的安全运行。有研究显示，如在飞机上发生呕吐或机舱内环境被污染，可造成诺如病毒的持续传播。

（二）履职要求

如感染了诺如病毒，需在症状完全消失后才能参加飞行活动。

思考题

1.诺如病毒的传播途径是什么？

2.如何预防诺如病毒感染？

（陈帆）

第十章 急进高原相关疾病

本章要点

1. 掌握习服及适应的定义。
2. 掌握急性高原病的分类及急性轻型高原病的定义与预防。
3. 掌握高原肺水肿的定义。
4. 掌握高原航线空勤人员健康管理的相关履职要求。
5. 了解高原习服与高原适应对机体的影响。
6. 了解急性轻型高原病的病因及评分系统。
7. 了解高原肺水肿的发病机制及临床症状。
8. 了解高原脑水肿的发病机制及临床症状。
9. 了解高原脱适应的定义及治疗。

耸立的高原构成了特殊的地理单元，高原主要集中在南美洲和亚洲。我国是世界上最大的高原之国，高原面积约占国土面积的1/2，主要集中在西部地区，其中以青藏高原最具代表性，平均海拔达4000m，是世界上最高的高原，也是中国最大的高原，以“世界屋脊”“第三极”著称。特殊的高原环境会导致人体生理功能发生改变，降低生命质量，甚至危及生命安全。我国是最早认识高原病的国家，“青海标准”是以我国为主拟订并通过的国际通行标准，标志着中国高原医学研究达到了国际水准。

低压、低氧是高原对人类的挑战。目前常见高原病分为急性高原病与慢性高原病两类，如图10-1所示。其中急性高原病进一步分为急性轻型高原病、高原肺水肿与高原脑水肿。研究表明，在3000～5300m高海拔地区，急性轻型高原病的发病率为12%～86%，高原肺水肿的发病率为0.5%～2.0%，高原脑水肿的发病率为1%～2%。其中，高原肺水肿和高原脑水肿起病急骤、病情凶险，如未及时治疗，死亡率可高达25%～37%。

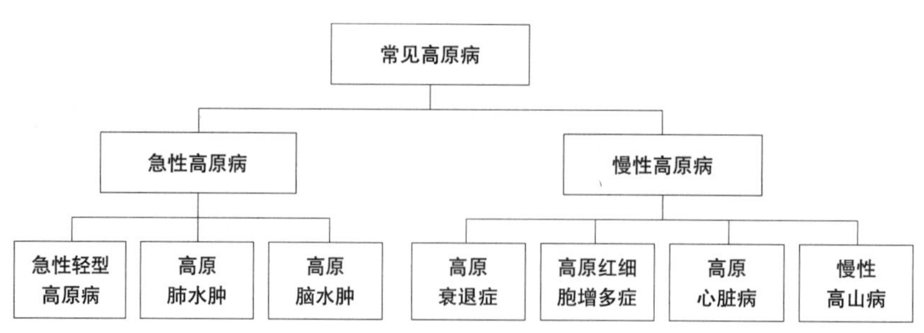

图 10-1　常见高原病分类

随着我国西部大开发和西部地区经济的发展，高原地区航班运输量日益增长，伴随而来的是高原航线航空卫生安全保障问题。根据中国民用航空局统计，我国拥有世界上最多的高高原机场，复杂的地形、多变的天气和缺氧等环境使得高原航线超限事件发生率远超一般航线；与长驻高原人群相比，高原航线空勤人员同时面临飞行环境中气压变化及骤然进入高海拔地区的低压、低氧环境的双重挑战。该挑战给民用航空运行带来了极大的安全隐患。我国民用航空高原航空医学研究尚处于起步阶段，从1956年开通成都-拉萨航线后，至今还没有建立起完善的民用航空高原航线医学放行标准。因此，积极开展高原航空医学研究，推动高原航线空勤人员全生命周期的主动健康管理，对于增强高原航空运行保障能力、实现民用航空强国战略目标具有重要的现实意义。

本章以急进高原相关疾病为主要内容，以认识高原环境、了解高原低氧习服与低氧适应的基本概念、熟悉常见急性高原病及掌握高原航线空勤人员健康管理为主线，为急进高原人群提供以临床医学原则为基础的预防、诊断与治疗手段，旨在提升空勤人员对急性高原病的认识，提高自我防护意识，掌握科学的防护方法，保证民用航空飞行安全。

第一节　高原低氧习服与低氧适应

一、高原及其特殊环境

因相关疾病发生的临界海拔高度大多在2500m，医学上高原的定义中海拔高度通常在2500m以上。我国1999年的一项研究发现，海拔2200m是高原危重病急症病死率上升的拐点。

高原与平原的主要区别在于高海拔、低压和低氧，周边以明显的陡坡为界。而高原与高山的区别在于面积大、地形开阔，顶面起伏较小，外围有较陡的高地。我国是高原大国，主要包括世界上最高最大的青藏高原、广袤而平坦的内蒙古高原、沟壑纵横的黄土高原及崎岖不平的云贵高原。

（一）低氧、低压

高原地区受物理条件变化和垂直地带性影响，大气压随着海拔高度的增加而降低，一般海拔每上升1000m，大气压降低58.88mmHg，空气中的氧分压也随之降低。大气中相对含氧量随海拔高度增加而递减，吸入人体肺泡内的气体氧分压也随之降低，因而动脉血氧分压和血氧饱和度也随之降低。

（二）温差大

高原环境对人体的威胁还有寒冷。气温随海拔高度的升高而降低，海拔每上升1000m，气温平均下降6.5℃。高原大部分地区空气稀薄、干燥、少云，白天地面接收大量的太阳辐射，近地面层的气温上升迅速，晚上地面散热较快，地面气温急剧下降。因而，高原一天当中的最高气温和最低气温之差很大。低氧和低温的双重作用极易导致冻伤和高原病的发生。

（三）风大、干燥

高原风大，体表散失的水分明显高于平原，尤以劳动或剧烈活动时呼吸加深、加快及汗水散出更明显。高原大气压低，水蒸气压也低，空气中的水分随着海拔高度的增加而递减，故海拔越高气候越干燥。如青藏高原年平均相对湿度在29%～80%之间，平均相对湿度不到50%。同时由于缺氧及寒冷等因素的影响，机体水分含量减少，致使呼吸道黏膜和全身皮肤异常干燥，防御能力降低，容易引起咽炎、干咳、口唇干裂、鼻出血和手足皲裂等。

（四）强紫外线

高原地区的干旱、强紫外线等对机体也有影响。在高原由于空气稀薄，水蒸气及尘埃较少，大气吸收紫外线减少，导致辐射强度增加。在海拔4000m以上的高原，紫外线辐射量较平原增加2.5倍。在雪线以上和冰雪覆盖的高山，由于辐射增加，人体所接收的紫外线辐射量和强度明显增加。海拔越高紫外线强度越大，海拔1500m以上时，每升高100m，紫外线强度增加1.3%。

二、高原习服

人类适应高原环境分为平原人群进入高原的习服与世代居住高原人的适应，其适应机制和表现是不同的。

平原人进入高原后，机体在神经–体液调节下发生一系列的代偿适应性变化，以适应高原环境，这个过程称为习服（图10–2）。对高原低氧环境的短时间适应称为高原低氧习服。

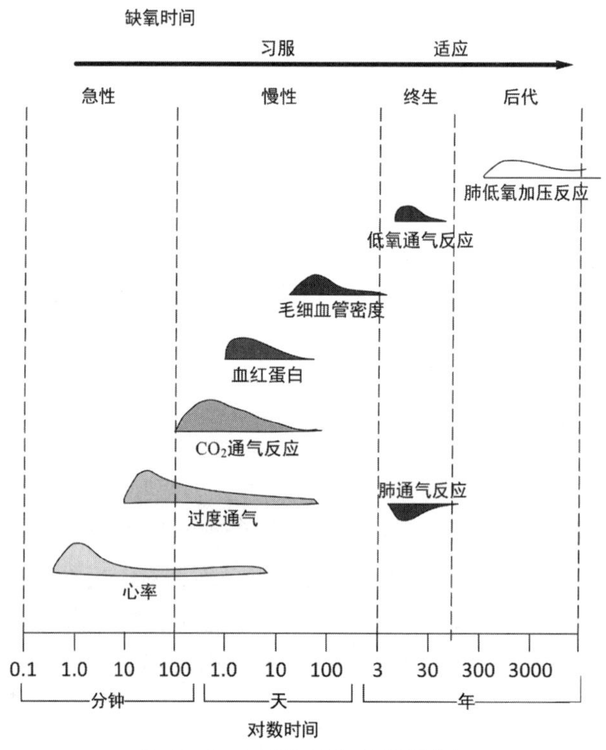

图 10–2　习服和适应的相互关系

注：每个反应的曲线表示变化的速度，通常均为先快后慢。

（一）高原低氧习服对机体的影响

1. 神经系统

急进高原后，脑是受影响最早的器官之一，神经系统对缺氧的耐受性较差，中枢神经系统对缺氧的耐受性更差。

2. 呼吸系统

肺通气是氧气运输的第一步，肺通气量随着海拔高度的上升而增加。

3. 循环系统

（1）体循环：初到高原，低氧刺激交感神经系统，心跳加速、心肌收缩力增强、心输出量增加，动脉血压有一定程度的增高。

（2）肺循环：急进高原后低氧性肺血管收缩，肺动脉压迅速升高。

（3）血液循环：随着海拔的升高，红细胞数量增多、血红蛋白含量增加。

4. 消化系统

高原缺氧影响消化道黏膜功能；同时缺氧对神经–体液调节的不良影响，促使消化系统功能紊乱。既往高原相关消化系统疾病的相关报道较少，但流行病学证实消化系统疾病较常见，就连高原消化道出血症也并不罕见，且常导致死亡。

5. 其他

高原习服对泌尿系统和内分泌系统等也有影响。

（二）高原低氧习服的影响因素

1. 海拔高度和攀登速度

机体缺氧程度与海拔高度密切相关，攀登速度越快机体缺氧越严重，低氧习服就越差。

2. 个体对缺氧的敏感性

大量研究表明，在健康人群中存在高原病易感者，他们对高原低氧特别敏感，一旦进入高原极易发生高原病。因此，筛选该类人群对提高整体习服具有重要的实用价值。

3. 机体状况

年龄、身高、体重等均有影响，一般年老体弱、患有心肺等慢性病或体型肥胖者更易发生习服不良或反应时间延长。

4. 急进高原的时间和海拔高度

进入高原海拔越高、所花时间越短，习服能力越差。

5. 高原停留时间

在高原停留时间越长，习服能力越强。

6. 气候

气温低与昼夜温差大是高原地区的主要气候特点。寒冷会使外周血管收缩，增加机体的耗氧量，诱发高原病，降低机体的习服能力。

7. 精神心理因素

初入高原，对未知因素的恐惧而产生紧张等情绪，亦是促进高原病发生的关键因素，会降低机体的习服能力。

8. 劳动强度

过大的劳动强度可诱发高原病的发生，因此进入高原后应循序渐进地增大劳动强度。

9. 营养状况

应以高糖、高蛋白、低脂肪饮食为主，适当补充维生素，以提高习服能力。

（三）促进高原低氧习服的措施

1. 进入高原前

消除对高原的恐惧心理，呼吸道感染者应治愈后进入高原；妇女不宜在月经前期进入高原；建议阶梯性习服后进入高原；可以服用预防性药物，通过提高机体高原缺氧耐力、减少或减轻急性高原病发生，促进高原习服。

进入高原前进行适当的适应性锻炼尤为重要。大量研究证明，进入高原前积极地进行适应性训练对提高高原缺氧耐力、加快高原习服非常有效。以结合实际、全面锻炼、循序渐进、持之以恒为锻炼原则，结合自身条件选择负重走、登山、中长跑、游泳、球类等提高心肺功能的有氧项目。由低到高，在不同海拔适应1～2周，在对当前高度适应后进入下一高度，二者相差以500～1500m为佳，每一高度适应3天为宜。低压氧舱、高原低氧模拟呼吸器、远隔缺血、低氧面罩等低氧环境模拟训练方法可诱导机体产生多种保护机制，提高机体对高原缺氧的耐力。

2. 进入高原后

避免过度负荷的劳动和剧烈活动，防止兴奋；积极预防上呼吸道感染，注意保暖；保持合理的膳食结构；减少吸烟与饮酒，保持充足的睡眠；进入高原后3天内避免洗澡，防止感冒等疾病的发生；如有头晕、头痛和恶心等急性轻型高原病等症状，应及时休息、及时吸氧，必要时就诊。

三、高原适应

高原适应是指高原上的人群或动物世代在高原低氧环境下自然选择所获得的发生在种系上的一种低氧耐受，具有解剖上和生化上的遗传基础特征，从而更好地在高原上生活。世代生活在高原低氧环境中获得遗传基础的变化而适应低氧环境称为高原低氧适应。

（一）高原低氧适应对机体的影响

1. 神经系统

长期低氧对于人的记忆、嗅觉、味觉、视力和听力均有不同程度的影响，而且低氧对神经系统的影响及其内在机理非常复杂，其机制尚未阐明。

2. 呼吸系统

肺容量和肺弥散量的增大是人体对低氧环境最佳适应的初始机制。

3. 心血管系统

（1）心脏：世居高原人群心率相对缓慢，心输出量接近或略低于平原人群水平，若伴有肺动脉高压，患者右心往往会出现代偿性肥大。

（2）体循环：动脉血压特别是收缩压明显降低，但舒张压仅轻度下降或基本不变，因此高原适应的世居高原人群基础血压偏低。

（3）肺循环：缺氧是导致高原地区发生肺动脉高压和肺血管壁增厚的直接原因，但是世居高原人群的肺动脉压并不增高、肺血管壁不增厚，仍保持在平原人群的水平。研究发现，该变化是他们在长期的自然选择过程中获得高原低氧适应的表现。

4. 血液系统

世居高原人群在低氧环境中似乎并不以增加血红蛋白来提高携氧量和组织摄氧量，而以改变血红蛋白—氧亲和力来适应环境。

（二）高原低氧适应的机制

世居高原人群长期建立起来的高原低氧适应机制主要表现为提高对氧的摄取、运输和利用能力。迄今为止，对高原适应的遗传机制还缺乏深入的研究和认识，但是通过已有的生理学、遗传学等研究结果的分析，推测该机制的发生是多层次、多环节的，主要表现在以下几个方面。

1. 肺体积和肺通气

高原适应人群的胸围和肺体积更大，肺容量、肺活量和残气量也更高，胸围与肺活量成正比，有利于提高肺的通透性和动脉氧分压。

2. 肺血管对低氧的反应性

该特性具有明显的遗传学特征，世居高原人群肺动脉压力和阻力显著低于移居高原者。

3. 血红蛋白含量

世居高原人群血红蛋白浓度较低，推测是由于他们呼吸功能较强，缺氧程度较低。

4. 对氧的利用率

世居高原人群骨骼肌纤维利用葡萄糖的效率更高，高原上运动时颈动脉血流速度增快，大脑的氧供应增多，而习服的移居者没有这种反应。

四、高原脱适应

高原脱适应（De-adaptation to High Altitude）是近年来高原医学研究的一个新课题，目前没有一个规范的定义。学者们认为，平原人群进入高原生活一段时间后，机体在功能、代谢和结构上会发生一系列改变以适应高原环境，当他们返回平原后，也会出现一系列功能、代谢和结构的改变，即所谓“脱适应”，亦有人称之为“醉氧症”。“脱适应”的提法比较笼统，既包括高原移居者返回平原后的脱习服（Deacclimatization），也包括世居高原人群到平原后发生的一系列生理功能、代谢和结构的改变。

（一）高原脱适应对机体的影响

1. 高原移居人群的脱适应

平原人群进入高原后，在习服的过程中，机体从整体、系统、器官、细胞与分子水平均发生一系列改变，但这些改变均是可逆的。返回平原后，由于高原环境刺激因素的消失，机体又重新进行调整，逐步失去了对高原的习服能力。该类人群的脱适应临床症状主要包括嗜睡、反应力和记忆力下降、脉搏减慢、食欲增加、乏力、头晕、呼吸加快、肺通气量加大等。该类脱适应症状的持续时间不一，绝大部分症状可在3年内消失。脱适应的症状出现频率与移居高原时间无明显关系，与返回较低居住地海拔相关，返回居住地海拔越高，脱适应症状发生率越低。

2. 世居高原人群脱适应

世居高原人群到平原生活后的脱适应仍然是一个高原医学研究的新课题。已有研究报道，虽然从高原移居平原后机体会有一些脱适应的反应和症状，个别人可能会发生不可忍受的感觉而不得不回到高原，但是从目前的研究和实践出发，高原脱适应是机体功能、代谢和结构恢复正常生理状态的自然过程，期间出现的变化不足以对人体构成危险。现有研究发现，对世居高原人群不利的因素仅在于脱适应过程中血浆容量增加，重返高原时易发生高原肺水肿。

（二）高原脱适应的治疗

对高原脱适应者可行高压氧治疗。高压氧可以迅速提高机体血氧张力和血氧含量，增加组织内氧的弥散距离，降低血液黏稠度，维持有效脑灌注，使脑功能趋于正常。

1. 一氧化氮治疗

一氧化氮能扩张血管，改变肺循环的血流动力学，进而改善心肺功能及体循环，促进心脏、血管功能及时改善，使血流动力学迅速恢复。

2. 药物治疗

高原脱适应防治药物研究源于对防治急性高原反应药物的综合评价。具有防治急性高原反应、促进高原习服作用的药物有复方党参、复方红景天、复方刺五加和银杏叶等。

3. 其他治疗方式

正确认识脱适应，消除恐惧心理；按阶梯式下降返回平原；注意生活规律，增加适当运动；规律饮食。

（杨天阔）

第二节　急性轻型高原病

急性轻型高原病是常见急进高原相关疾病，其主要症状在进入高原后6～24小时内出现，未接受治疗的个体，通常在高海拔的第2天和第3天最严重，第4天或第5天消失，但在上升到更高海拔时可能再次出现。该病发病率取决于上升海拔的速度与到达的海拔高度。该病在海拔2000m以下发病率较低，但在急进至3800m以上海拔地区时非常常见。无论什么性别、年龄，该病均可发生，至今还没有任何因素被确认能够预测从未进入高原个体发生急性轻型高原病的易感性。

一、定义

急性轻型高原病（Acute Mountain Sickness，AMS）是平原人群急进海拔2500m以上高原地区时，对高原低压、低氧产生的一系列临床症候群，一般在数小时至数天内发病，病程较短，临床表现包括头痛、厌食、恶心、呕吐、缺乏活力和睡眠障碍等一系列症状。

二、发病机制及病因

（一）发病机制

急性轻型高原病的发病机制仍不清楚。缺氧是急性轻型高原病的关键因素，暴露于高海拔几分钟，肺泡气、动脉血和组织氧分压下降，延迟至少6～24小时后急性轻型高原病发作。目前研究认为该病的发病机制可能与以下假说相关：脑水肿、颅内压增高；体液平衡改变；脑血管血流与自身调节；大脑血流量差异；炎性反应、自由基和活性氧的改变（图10–3）。

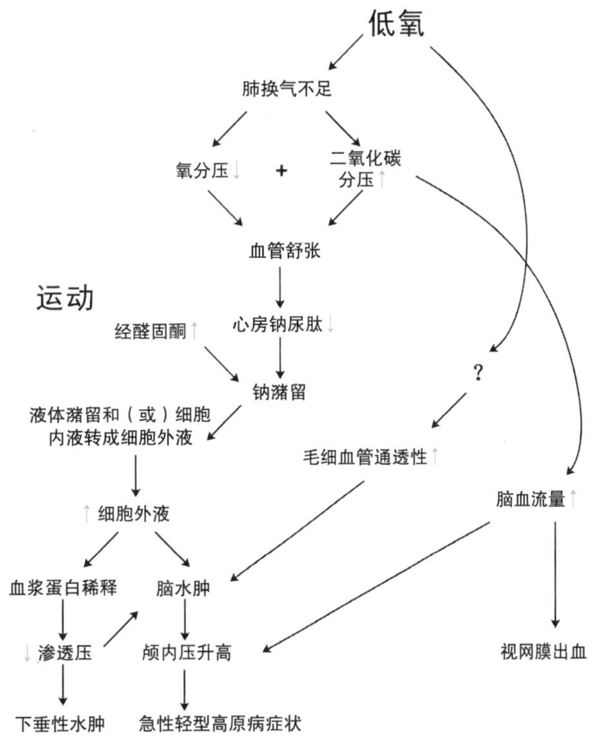

图 10–3 急性轻型高原病可能的机制

注：↑、↓分别代表数值的升高和降低；⟶代表“导致”。

（二）病因

目前，急性轻型高原病发生最主要的原因是进入海拔过高、速度过快。除了这一重要原因，还有以下因素可能诱发人体发生急性轻型高原病。

1. 个体易感性

对于任何给定的海拔高度或特定的时间，个体易感性存在显著差异。这种差异可能是由固有遗传因素引起，但目前为止与此相关的特定遗传多态性还未被证实。

2. 体质

一个常见的误解是良好的体质可以预防各类高原病。但目前研究结果提示，利用最大摄氧量评估的健康状况与在高海拔地区的首日急性轻型高原病症状评分之间没有相关性。同样，有研究报道41名登山运动员，他们在20～22小时内到达4559m海拔，发现健康体质评估和急性轻型高原病症状评分之间亦没有相关性。尽管体质和急性轻型高原病发病风险之间缺乏联系，但在急进高原中保持良好的体质仍然很重要，因为它提高了在高海拔地区的运动耐受，并可以防止身体疲劳。

3. 性别、年龄和体型

关于性别和年龄对急性轻型高原病发病风险的影响研究报告的数据不一致。

在性别方面，有研究显示在穿越尼泊尔Thorong山口（海拔5400m）的徒步旅行者中，女性的急性轻型高原病的发病率高于男性（69% vs 57%）。而另外一组研究发现性别在该病的发病率上没有差异。

就年龄的影响而言，有学者认为老人比年轻人患急性轻型高原病的风险更低，但也有学者发现儿童和成人的急性轻型高原病的发病率相似。这些研究中观察到年龄相关差异可能是由于急性轻型高原病的非特异性症状，其可导致急性轻型高原病的漏报。

关于体型影响的研究数据一致性较高。多项研究表明，肥胖人群比正常体重人群患急性轻型高原病的风险更大。导致这一现象的原因尚不清楚，推测可能与正常体重人群平均每分钟通气量更低有关。

4. 吸烟与饮食

登山者中有一种现象，吸烟者急性轻型高原病患病率低于不吸烟者。研究发现，与非吸烟者相比，吸烟者急性轻型高原病的主观症状较少，但目前没有系统的研究结果支持这种观察现象，可能与吸烟可以减弱急性低氧引起的呼吸性碱中毒有关。虽然高碳水化合物饮食在高海拔地区可能有一些生理上的益处，是许多急进高原人群的首选，但并没有明确的证据表明其可以降低急性轻型高原病的发病风险。

5. 低氧性肺血管收缩

在肺循环中，肺泡缺氧触发低氧性肺血管收缩，导致肺动脉压升高。虽然这种现象在高原肺水肿的发展中起到了明显的作用，但对急性轻型高原病的发病率没有明显的影响。研究表明，硝苯地平（一种具有肺血管舒张特性的钙通道阻滞剂）可预防高原肺水肿的发生，但不能预防急性轻型高原病的发生。

6. 锻炼

急进高原后经常被建议避免剧烈运动，但目前仍不清楚运动是否与急性轻型高原病的病程进展有关。

三、健康管理

（一）疾病诊断

急性轻型高原病是一种自限性疾病，个体之间有所差异，非常易感的人群在低海拔出现症状，而部分人到更高的海拔才出现症状。在上升到特定海拔高度后的6～24小时内，受影响的个体会逐渐出现一系列症状，包括头痛、厌食、恶心、呕吐、疲劳、头晕和睡眠障碍，但无神经症状。在未接受治疗的个体中，症状通常在第2天、第3天达到高峰，在第4天或第5天消失，并且只要个体保持在相同的高度就不会复发。

根据病史及临床症状，一般不难做出诊断。近期有海拔增加的经历，如果是通过汽车、飞机或缆车等快速上升，可能会经过几个小时才出现症状；如果是通过登山或远足逐渐提升，可能在到达一定高度后立即出现症状。精神状态检查非常必要，须排除高原脑水肿或其他诊断。急性轻型高原病的症状是非特异性的，如运动相关性低钠血症、脱水、偏头痛或一氧化碳中毒等都有可能引起这些症状。

目前暂无急性轻型高原病特异性检查，在一些报道中提到急性轻型高原病可能出现听诊时爆裂音、外周水肿、体温变化、血氧饱和度变化和舒张压升高等。

目前国内外有多种形式的高原病评分系统应用于急性轻型高原病的诊断。其中，国际上加拿大路易斯湖评分系统（Lake Louise Scoring System，LLSS）应用较多，国内《急性高原反应的诊断和处置原则》（GJB 1098–91）应用广泛。两者的差异主要在于前者的诊断标准比较简洁，注重头痛在高原病诊断中的意义，后者症状更为全面。

空勤人员可以通过急性高原反应症状分度与评分表进行自身的初步评估（表10–1）。

表 10-1 急性高原反应症状分度与评分表

症状	分度	评分（分）
头痛		
1. 头痛不明显，无痛苦表情，不影响日常活动	±	1
2. 头痛轻，无痛苦表情，服一般止痛药后明显好转，不影响日常活动	+	2
3. 头痛较重，有痛苦表情，服一般止痛药有所缓解，影响日常活动	++	4
4. 头痛较重，不能忍受，卧床不起，服一般止痛药无效	+++	7
呕吐		
1. 每天呕吐 1 ～ 2 次，呕吐物以食物为主，服用一般止吐药后明显好转，不影响日常活动	+	2
2. 每天呕吐 3 ～ 4 次，最后呕吐物为胃液，服用一般止吐药后有所缓解，影响日常活动	++	4
3. 每天呕吐 5 次及以上，卧床不起，服用一般止吐药无效	+++	7
其他症状		
头晕、恶心、心悸、气促、视物模糊、失眠、嗜睡、食欲减退、腹胀、腹泻、便秘、口唇和指甲发绀、手足发麻等		各记 1 分

该评分系统主要以呕吐、头痛症状的严重程度进行评分，在其他症状中，每有1个症状加1分，按照总分对应急性高原反应分度及诊断表（表10-2）可初步判断是否发生急性高原反应及其严重程度。评分越高，表明急性轻型高原病病情越严重。

表 10-2 急性高原反应分度及诊断表

分度	评分
基本无反应（±）	总分 1 ～ 4 分
轻度反应（+）	头痛（+），或呕吐（+），或总分 5 ～ 10 分
中度反应（++）	头痛（++），或呕吐（++），或总分 11 ～ 15 分
重度反应（+++）	头痛（+++），或呕吐（+++），或总分 16 分及以上

（二）相关检查

1. 心脏功能相关检查

（1）心电图检查：心率改变较为常见，绝大部分患者心率显著加快，极个别表现为心动过缓；可出现ST-T改变，病情越重，改变越明显；部分患者出现窦性心律不齐，不完全右束支传导阻滞等。

（2）超声心动图检查：主要用于判断心脏结构及左心室功能。患者左心室舒张末径治疗后明显缩小，右心室舒张末径、右心室流出道内径及肺动脉内径发病时明显扩张。关于心脏功能的研究结论目前不一致，多数认为心脏功能保持正常，一些研究发现等容收缩时间缩短也提示心肌的收缩力是在加强而不是减弱；也有研究认为心脏功能有一定程度的降低。

2. 血气分析

发病时pH和动脉血二氧化碳分压正常，动脉血氧分压及动脉血氧饱和度降低，表明患者有低氧血症存在。

3. 肺功能检查

肺容积相应扩大，通过流速加快和弥散功能加强，摄氧量明显提高。

4. 电解质

部分患者可以出现低钾血症、低钠血症及低氯血症。

（三）治疗与预防

1. 治疗

将急性轻型高原病患者下降到低海拔一直是该病最好的治疗方法，但通常没有必要，除非个体出现高原肺水肿或高原脑水肿症状，或者对恰当的治疗没有反应，在大多数情况下仅需休息就可以缓解急性轻型高原病的症状。受影响的个体应尝试自我补充水分，以消除脱水症状。通过模拟海拔下降与补充氧气可改善症状，需要注意的是，氧气的使用实际上会阻碍患者习服。

2. 预防

对于急性轻型高原病而言，防胜于治。在大多数情况下，急性轻型高原病可以通过非药物措施来预防。值得牢记的是，对高海拔的生理反应和对高原病的易感性不同，个体之间存在显著差异。因此，对一个人有效的策略可能不适合另一个人。

让身体适应高海拔是预防急性轻型高原病的最佳手段。急性轻型高原病只在特定海拔的最初几天发生。然而，适应环境是有限度的，这在个体之间是不同的。即使个体在较低海拔习服，当上升到较高海拔时也可能面临急性轻型高原病、高原肺水肿或高原脑水肿的风险。

（1）上升速度。减缓上升速度可为适应环境提供足够的时间，也是预防急性轻型高原病的最好方法。缓慢的上升在预防急性轻型高原病方面很重要，但个体间易感性差异较大，很难武断地确定急进高原人群应遵循的精确上升速度。

（2）液体摄入。目前没有明确的实验数据支持多喝水可以预防急性轻型高原病。据推测，个体保持足够的液体摄入量可以防止脱水，脱水的症状通常与急性轻型高原病的症状相似，由于高海拔地区湿度较低，个体将面临更高的脱水风险。虽然补充液体非常重要，但过多的液体摄入也可能成为危险因素。水分过多不仅会产生类似于急性轻型高原病的症状，而且在缺乏足够的盐摄入的情况下，过多的水摄入会导致持续运动期间出现低钠血症。

（3）预适应。研究证实，急进高原前进行低氧暴露会降低急性轻型高原病的患病风险，前提是这些暴露应发生在相对于计划急进高原的特定时间范围内。预适应的实施具有挑战性，原因在于产生预适应“效益”所需暴露的精确时间和方案目前仍不清楚。

四、行业要求

（一）职业危害

高原环境对人体影响显著。高原航线运行中空勤人员将面临缺氧、频繁的海拔高度变化、高原短时习服、突出的心理压力、疲劳等问题。急性轻型高原病症状可轻可重，与机体对缺氧的耐受性有关。大脑是对缺氧最为敏感的器官，研究显示，低压、缺氧环境下，脑组织有不同程度的缺氧，大脑皮质的调节功能减弱，对劳动能力影响非常显著。随着海拔增高，人体脑–体活动能力大幅下降。在海拔1500m以上，海拔每升高1000m，劳动能力下降10%，严重影响空勤人员的工作能力。急性轻型高原病的典型症状头痛、胃肠道症状、疲乏无力和头晕目眩，都会影响空勤人员的操作能力。患急性高原病时缺氧还会造成工效降低、注意力下降、警觉性降低、记忆困难、理解和判断能力降低等，均对飞行安全带来极大隐患。

（二）履职要求

1. 严格执行用氧规定

在地面如果发生急性轻型高原病，应暂缓执行飞行任务，并进行休息和治疗，好转后经体检医师和航空医师评估后再决定是否继续履职。在空中飞行阶段，应严格按照《大型飞机公共航空运输承运人运行合格审定规则》（CCAR–121）规定执行，在座舱气压高度3048m（10000ft）以上至3658m（12000ft）（含），驾驶舱内值勤的每一机组成员应当用氧。

2. 严格筛查不宜执行高原航线飞行任务者

针对高原病，目前国内还没有完善的民用航空医学体检鉴定标准，目前主要是针对可能的风险严格筛查不宜执行高原航线飞行任务者以确保飞行安全。2015年中国民用航空局飞行标准司下发了《关于航空单位高原飞行运行航空卫生保障工作要求的通知》，用于高原机场运行的机组身体把关。2018年发布的《西南地区高高原机场飞行运行机组成员航空卫生工作管理办法》规定，心血管疾病、脑血管疾病、严重心律失常、贫血、空腹血糖受损和（或）糖耐量异常、胸肺疾病及后遗症、特许体检鉴定合格这七种情况人员不得参与高高原机场运行。

（杨天阔）

第三节 高原肺水肿

高原肺水肿（High Altitude Pulmonary Edema，HAPE）是一种高原特发性非心源性肺水肿，以发病急、病情进展迅速、危害大为特点，救治不及时，患者可在较短时间发展至昏迷，甚至死亡，但如果能及时发现并及时治疗，则预后良好。

Hultgren和Spickard在1960年5月出版的《斯坦福医学公报》上发表了标题为“秘鲁医疗经历”的研究论文，该论文中报道了41例在低海拔地区停留5～21天后返回高原发生急性肺水肿的病例，并且提出其发病机制不是左心室衰竭，而是与肺动脉高压有关。这一重要的观察结果在当时没有得到认可，但引起了《医学世界》编辑Houston的注意，随后他在《新英格兰医学杂志》上发表了关于“高海拔急性肺水肿”的里程碑式研究论文。

一、定义

高原肺水肿是指急速进入高海拔地区，由于缺氧导致肺动脉压突然升高、肺血容量增加、肺循环障碍、微循环内体液漏出至肺间质和肺泡引起的一种高原特发病。

它是一种潜在的致死性高原病，与急性轻型高原病一样，多发生于未经习服快速进入高原的易感人群。临床表现为呼吸困难加剧、咳嗽，有白色或红色泡沫痰，明显的肺水肿征象，并可出现发绀，严重者可出现昏迷，如不及时治疗，可导致死亡。患者可伴有轻度发热和白细胞增多，并有特征性的X线表现。在死亡病例中，病理表现为肺部斑片状水肿。

很难获得关于高原肺水肿发病率的数据。与急性轻型高原病一样，其发病率取决于上升速度和所达到的高度。Hackett和Rennie在278名徒步旅行者中发现了7例病例，他们在前往珠峰大本营的途中经过了Pheriche（海拔4243m），高原肺水肿的发病率为2.5%，同组急性轻型高原病的发病率为53%。在这些研究队列中，只有在症状明显的病例中才能做出高原肺水肿的诊断。值得注意的是，如果对所有初到高原人群的胸部进行听诊，对于许多原本不会被诊断为高原肺水肿的患者，都会听到爆裂声，许多受试者在剧烈运动后的胸部X线检查中也会出现放射学征象。

二、发病机制及病因

高原肺水肿是非心源性肺水肿，其发病机制与病因至今尚未充分阐明，很难以单一机制来解释其发病机制。以下因素或假说可能与该病发生相关。

（一）发病机制

（1）Hultgren过度灌流解说。高原肺水肿患者肺动脉高压的程度明显高于未患肺水肿患者，肺血管床血栓性阻塞，肺血容量增加。

（2）West毛细血管应激性衰竭学说。心导管检查发现高原肺水肿患者的肺动脉压明显增高，而肺毛细血管楔压正常，说明是非心源性肺水肿。同时肺动脉内皮层的基底膜常呈暴露状态，吸附并激活血小板及中性粒细胞，形成肺水肿。

（3）遗传因素。流行病学统计调查提示，种族差异、家庭易感性、个体易感性与高原肺水肿的发生密切相关。

总之，高原肺水肿是一种高渗出性肺水肿，水肿液中蛋白含量高，其可能是缺氧或者缺氧伴随炎症介质导致肺毛细血管床血管壁通透性增加，再加上肺动脉高压等综合因素作用的结果。

（二）病因

1. 海拔高度

高原肺水肿常发生在海拔2500m以上的地区，随着海拔高度的升高，发病率亦增高。

2. 种族差异

研究表明，世居高原藏族人群患高原肺水肿者比移居高原汉族人群少。

3. 初入或重返高原

无论初入或重返高原，高原肺水肿多在进入高原1～7天内发病，短至3小时，长达10天以上，乘飞机急进高原多在3天内发病。有研究报道，世居高原人群在平原停留3～6个月后返回高原同样是该病重要的致病因素。

4. 进入高原的方式。

随着我国高原及高高原机场数量的增加，乘坐飞机急进高原的人数不断增多，导致患高原肺水肿的人数显著增多。近年来，青藏铁路开通，乘坐火车成为阶梯式进入高原的主要途径之一，其高原肺水肿患病率明显低于乘坐飞机。

5. 职业及劳动强度

高原环境中不论进行何种工作，均有患高原肺水肿的风险，但重体力劳动、剧烈体力活动、过度疲劳等会明显增加高原肺水肿的发病率。

6. 季节和气候变化

任何季节、月份均可患病，但冬季与春季发病较多。寒冷是该病发生的主要致病因素之一。

7. 呼吸道感染、急性轻型高原病

呼吸道感染是诱发高原肺水肿的重要危险因素。同时，急性轻型高原病患者如未得到及时的休息及治疗，少数患者可能发展成高原肺水肿。

8. 个体易感性

曾经患过高原肺水肿的人群从平原返回高原后仍然有患高原肺水肿的风险。有病例报道，某进藏汽车队工人曾先后8次患高原肺水肿。

三、健康管理

（一）疾病诊断

1. 早期及现场诊断标准

（1）近期抵达海拔3000m以上高原，静息时出现呼吸困难、胸部压塞感、咳嗽、咳白色或粉红色泡沫状痰，出现全身乏力。

（2）一侧或双侧出现湿啰音或喘鸣，中央性发绀，呼吸加快，心动过速。

（3）胸部X线检查表现为肺纹理增粗，也可呈点片状阴影、磨玻璃样或弥漫性改变。

（4）经检查，排除心肌梗死、心力衰竭、肺炎等其他心肺疾病。

（5）经卧床休息、吸氧、转移至低海拔等治疗后好转。

2. 鉴别诊断

肺炎和呼吸道感染可以诱发高原肺水肿，而高原肺水肿又容易并发肺炎，所以在高原肺水肿的诊断及治疗时应注意与心源性肺水肿、肺炎或肺部感染、成人呼吸窘迫综合征等疾病区分。

（二）相关检查

1. 血象检查

白细胞总数大多正常或轻度增高，细胞分类中中性粒细胞正常或轻度偏高。

2.X 线检查

常肺双侧或单侧呈现点片状或云絮状阴影。

3.CT 检查

肺早期呈现纹理增粗、毛玻璃样改变。单侧或双侧肺点片状影。

4. 血气检查

高原肺水肿患者的动脉血氧分压、动脉血氧饱和度明显低于急性轻型高原病患者，呈现明显的低氧血症。

5. 肺功能检查

主要表现为通气血流比或弥散功能降低。

6. 血流动力学检查

肺动脉压力明显增高，左心房压力正常，肺毛细血管楔压及心脏循环指数正常或稍低。

（三）治疗与预防

1. 风险人群

高原肺水肿的病因与急性轻型高原病相似，所有年龄和性别均易感。有研究报道，年轻人比老人更容易患高原肺水肿。高原肺水肿的个体易感性比急性轻型高原病更明确，曾经患过高原肺水肿的敏感受试者很可能在随后的高原旅行中出现类似问题。

2. 缓慢上升

高原肺水肿常发生在尚未习服高原环境的个体中，亦可发生于患有急性轻型高原病的个体，因此，如果进行足够慢的上升，则可以避免急性轻型高原病和高原肺水肿的发生。

3. 预适应

对高原肺水肿易感的受试者，研究认为肺动脉压越高，高原肺水肿的风险越大。有研究表明在高原健康受试者中，剧烈运动导致支气管肺泡灌洗液中出现红细胞与白细胞。白细胞的出现表明内皮受损，其在炎症中发挥作用。高原肺水肿可以在没有剧烈体力活动的情况下发生，建议必须快速上升到高海拔的人群避免2天或更长时间的高强度体力消耗。

高原肺水肿的预防应推荐在有既往相关病史的个体中进行。如果条件允许，鼓励缓慢上升以适应环境。条件不允许时，尤其是在高原肺水肿易感人群中，建议使用硝苯地平或其他肺血管扩张剂，以及上升时使用增加肺泡液体清除率的药物。

轻度到中度的高原肺水肿患者，如果容易得到医疗帮助，可以通过吸氧和观察进行治疗。对于症状严重的患者或在无法获得医疗帮助的地区，最谨慎的方法是尽快将患者降到尽可能低的海拔高度。在等待撤离时或无法撤离时，可以给予氧气或高压氧治疗，建议硝苯地平缓释片20mg，并考虑使用广谱抗生素。

四、行业要求

高原肺水肿在空勤人员中较为罕见，其对航空医学的意义主要在于是否对肺功能造成损害，影响空勤人员在履职时向组织提供充足的氧气，影响飞行安全。空勤人员预防和治疗高原肺水肿的措施同普通人群，但由于工作的特殊性，空勤人员更强调合理用氧，尤其对于新近进入高原地区的空勤人员，科学、合理地吸氧可以防止发生高原肺水肿，要做好高高原航线空中和地面停留期间的用氧。

高高原航线多飞往高原、高高原地区，在高原地区，无论工作还是生活，对身体和心理健康都有着更加严格的要求。患过高原肺水肿的人再次到高原时很容易再次发生，因此，曾经确诊过高原肺水肿者不能执行高原航线飞行任务。

（杨天阔）

第四节 高原脑水肿

高原脑水肿（High Altitude Cerebral Edema，HACE）是最为严重的一种急性高原病。它的特点是起病急骤、病情危重。该病通常发生在海拔高于3500m的高原，随着海拔的增高及劳动强度的增大，其发病率增高。该病死亡率较高，如果患者没有得到及时有效治疗，即使已经开始降低海拔或已采取其他干预措施，也可能死亡。Ravenhill称这种患者为“Puna（普纳）”神经质的人。他描述了3个被送到低海拔后恢复的案例。直到20世纪60年代，对这种严重的高海拔急性脑水肿的描述才出现。

一、定义

高原脑水肿是高原低压导致脑组织受损害、含水量增多所引起的脑体积与重量增加，以严重头痛、不适和疲劳为特征，可发展为共济失调、意识改变、幻觉、昏迷，可伴有轻度发热、发绀、脉搏和呼吸频率增快。留在高原未经治疗的病例，可在几小时或几天内死亡。

二、发病机制与病因

高原脑水肿的发病机制及其病因尚不清楚。它最初可能与急性轻型高原病的发病机制相同，但不是自限性的，而是发展到晚期，出现所描述的体征和症状，最终导致死亡。

（一）发病机制

高原缺氧是高原脑水肿发生的启动因素。最近关于高原脑水肿发病机制的观点是，高原脑水肿的发生既是血管源性的，又是细胞毒性的，并伴有血脑屏障通透性的增加，可能与以下因素有关。

（1）缺氧导致脑血管扩张，脑血流增加，脑循环流体静压升高，引起液体外渗。

（2）缺氧导致脑组织代谢紊乱，引起体液潴留，导致脑实质内体液增加。

（3）缺氧导致脑微血管内皮细胞受损，微血管通透性增加。

（二）病因

高原低氧同样是高原脑水肿的主要病因，但高原脑水肿发生受到多种因素的影响，这些因素对于该病的进程极为重要。

1. 感染因素

尤其是上呼吸道感染与肺部感染，局部炎症导致肺泡气体交换功能降低，从而导致呼吸缺氧。同时，由感染导致的机体发热可以增加机体的氧耗量，加重缺氧，使呼吸加深加快，动脉血二氧化碳分压下降导致脑血流量降低，使脑功能恶化。

2. 过度疲劳、剧烈运动

增加机体耗氧量，加重缺氧，导致脑水肿。体格强壮的平原人群进入高原后同样有发生高原脑水肿的风险。

3. 情绪异常

精神过度紧张、恐惧等均可引起机体代谢增强，增加耗氧量，使交感神经紧张性增强，加快高原脑水肿的发生。

4. 年龄和性别

与急性轻型高原病一样，研究表明没有一个群体对该病免疫。年轻的男性可能面临更大的风险。世居高原人群也可能成为高原脑水肿患者，但他们的发病率较低。

三、健康管理

（一）疾病诊断

高原脑水肿的发病率低于高原肺水肿，通常发生在海拔较高的地区，但许多患者的症状和体征混杂。高原脑水肿的预防与急性轻型高原病相同，缓慢上升，如果症状没有改善，则下降。根据病史和临床检查做出诊断，在有急性轻型高原病症状的患者中，如果出现任何神经体征或出现任何意识模糊或幻觉，则应考虑高原脑水肿。

急性轻型高原病的症状通常比高原脑水肿的症状早出现24～36小时，但在进展为高原脑水肿之前是否出现轻度脑水肿尚未得到证实。常见症状包括头痛、食欲不振、恶心、呕吐、畏光、脉搏加快、发绀等。研究显示，急性脑水肿对作业能力、精神、神经系统和心理影响较大。作业能力急剧下降，迫使患者停止任何活动，变得易怒、孤僻、行为怪异和不理智。从急性轻型高原病到高原脑水肿的临床转变通常很难确定，但共济失调、非理性、幻觉或意识模糊的出现往往提醒患者可能已患有高原脑水肿。患者出现的视物模糊，可能是由于视网膜出血或视盘水肿，有眼肌麻痹时伴有复视。深腱反射可能活跃，以后足底反射可能变为伸肌反射。值得注意的是，许多症状是非特异性的，可能继发于许多其他疾病，如肿瘤、精神疾病、代谢性疾病（低血糖、酮症酸中毒、低钠血症）、中毒、癫痫或脑血管疾病（脑卒中、出血、偏头痛）等。

如果病情继续发展，患者症状和体征会进一步加重，严重时会出现昏迷、呼吸不规律等。如不进行治疗，可能在几个小时或一两天内死亡。

根据1995年中华医学会第三次全国医学学术研讨会推荐，高原脑水肿的诊断标准大致如下：

（1）有近期急进高原史，海拔高度在3000m以上。

（2）有明显的神经精神症状及体征表现，如剧烈头痛、呕吐、表情冷漠、精神忧郁或欣快多语、烦躁不安、步态蹒跚等表现；随之神志恍惚、意识朦胧、嗜睡、昏睡以致昏迷；出现肢体功能障碍、脑膜刺激征和（或）椎体束征阳性。

（3）眼底检查可出现视盘水肿和（或）视网膜出血、渗出。

（4）脑脊液压力增加，细胞数及蛋白质含量无变化。

（5）应鉴别诊断排除急性脑血管疾病、急性药物或一氧化碳中毒、癫痫、脑膜炎和脑炎等。

（6）经吸氧、脱水剂、皮质激素等治疗及转入低海拔后症状缓解。

（二）相关检查

1. 血常规检查

血细胞计数和生化指标通常正常，但白细胞计数可能偏高。大多数患者白细胞及嗜中性粒细胞计数增高，伴随脑水肿好转后很快恢复正常。

2. 尿常规检查

少部分患者由于肾损伤可见少量蛋白尿，若肾脏发生缺氧性损伤，则会出现蛋白尿、血尿和少量管型。

3. 脑脊液检查

高原脑水肿患者脑脊液压力常有轻度到中度增高，脑脊液蛋白可轻度增加，而糖、氯化物及细胞数均正常。排除中枢神经系统感染或出血，腰椎穿刺显示压力升高，但脑脊液化学和细胞计数正常。

4. 眼底检查

常见视网膜水肿及视盘水肿、中心静脉瘀滞，部分患者可出现视网膜出血，且出血多为点片状或火焰状。

5. 头颅 CT 检查

头颅CT检查可发现大脑弥漫性密度减低，脑室池变小，脑沟消失。对12例高原肺水肿和高原脑水肿患者进行头颅CT检查显示出现脑水肿，并伴有整个大脑的弥漫性低密度和脑室受压。3例患者在1周内恢复正常CT表现，但2例患者异常表现持续1～2周。

6. 头颅 MRI 检查

高原脑水肿患者中发现了主要在胼胝体中的多个含铁血黄素沉积物，但在类似海拔暴露的严重急性轻型高原病患者中没有发现。这些发现提示高原脑水肿患者血管通透性增加，特别是在胼胝体中，其血管是未受肾上腺素能张力保护的小穿支动脉，可能更容易发生应激性衰竭。

7. 脑电图检查

高原脑水肿患者脑电图检查均呈异常表现，枕区α波急剧减少或消失，δ波为主的慢波占优势，并呈现弥漫性异常分布。

（三）治疗与预防

1. 治疗

高原脑水肿的治疗与高原肺水肿的治疗非常相似，患者应尽快前往较低海拔。

（1）昏迷前期治疗：安静卧床休息；观察意识状态变化；吸氧；脱水降低颅内压；针对兴奋、烦躁、精神异常患者给予镇静药对症治疗。

（2）昏迷期治疗：吸氧；脱水降低颅内压；补液；服用促进脑细胞代谢药物；纠正水、电解质紊乱及酸碱失衡；控制肺部感染；通过降低体温控制脑组织耗氧量；补给胃肠营养及胃肠外营养；针对高原肺水肿、急性心力衰竭、休克、高原红细胞增多、消化道出血等合并症治疗。

（3）恢复期治疗：继续严密观察患者生命体征和意识变化；间断性吸氧；对于中枢明显抑制的患者，适当给予中枢兴奋药；少量流质饮食，保证营养供给。

便携式高压氧袋在高原脑水肿患者中的使用记录较少。但是，如果条件允许，海拔下降必须延迟的情况下，则应尝试使用便携式高压氧袋。

2. 预防

（1）正确认识高原，在进入高原前避免受寒、感冒，到达高原后减少不必要的体力活动。对患有严重心肺疾病、肺功能受损和血液系统疾病患者，均不建议进入高原。

（2）进入高原2～3周前，增加耐低氧训练，如进行长跑、爬山、打球等体育锻炼。

（3）进入高原前1～2天，注意休息、避免劳累，禁烟酒，避免感冒。

（4）进入高原后不建议进行中强度以上的体力劳动，以免增加机体的耗氧量。值得注意的是，体温低多与高原反应有协同作用，保暖非常必要。

（5）加强高原卫生宣教工作，使进入高原的人增加对该病预防知识的了解，消除其紧张、恐惧心理。

（6）对于大批量进入高原者，特别是大批量同时进入者，医务人员应加强巡视。

四、行业要求

高原脑水肿在空勤人员中极其罕见。空勤人员患高原脑水肿后的治疗及预防同普通人群。由于高原脑水肿对于脑组织及神经系统等都有损伤，其对安全履职的影响主要取决于脑损害的程度，一般应提交专家委员会进行疑难鉴定。

（杨天阔）

第五节　高原航线空勤人员健康管理

世界上有人居住的高原主要集中在亚洲。我国幅员辽阔、山地众多，整体地貌呈东低西高的走势。其中海拔1500m以上的高原主要集中在西部地区。

随着我国社会经济发展及西部大开发战略的实施，近年来在高原地区建成并投入使用了很多高原机场，这些民用航空高原航线的开通，极大改善了边远高原地区的交通状况，促进了当地社会经济文化的发展，人民群众生活水平得到极大的提高。同普通机场相比，高原机场具有海拔高、空气稀薄、气候多变、地形复杂等特点；具有运行标准高、进离场程序复杂、航路安全高度高、飞机性能裕度小、操作困难、特勤处置难度大、备降机场少等特殊性。对航空人员生理、心理以及作业能力都有着重要影响，也给航空运行带来相应的风险和安全压力。因此，了解高原机场运行特点和航空医学相关基础知识，对民用航空空勤人员具有重要意义。

一、高原机场的定义

高原机场包括一般高原机场和高高原机场。一般高原机场是指海拔高度在1524m（5000ft）及以上，但低于2438m（8000ft）的机场；高高原机场是指海拔高度在2438m（8000ft）及以上的机场。

全世界的高原机场主要集中在南美洲和亚洲，而以我国最多。截至2021年12月，我国共有高原机场40个，其中一般高原机场20个（西南地区15个，西北地区5个）；高高原机场20个（西南地区12个，西北地区7个，中南地区1个），其中3000m以上的机场有15个，位于四川省甘孜藏族自治州的稻城亚丁机场有4411m的机场标高，是世界海拔最高的机场。截至2022年底，在建的还有西藏地区普兰机场等3个高高原机场，不久的将来，我国高高原机场将更多。高原机场航线及航班运行量在我国特别是西南地区具有重要意义。随着越来越多的高原机场的修建和航线的开辟，目前我国高高原机场运行已成为常态，高高原机场夜航和机组高原驻站（过夜）运行也已经实现常态化。

二、高原航线对人体的影响

（一）高原环境对人体的主要影响

高原环境具有持续缺氧、低压、温差大、寒冷干燥、强辐射等特点。从平原地区进入高原后，各种高原病发病率急剧增加。据统计，2500m时高原病发病率为6.3%，4000m时高达62.9%，甚至出现危及生命的高原肺水肿、高原脑水肿。随着高原停留时间的延长，慢性高原病如高原心脏病等也逐渐发生。此外，各种常见疾病发生在高原时都有不同于平原地区的特殊表现，如普通的上呼吸道感染可能演变成严重感染，甚至诱发致命性高原病。

另外，研究显示高原对人体的劳动能力影响非常明显。随着海拔的增高，人体脑—体活动能力大幅下降。与平原相比，劳动能力在海拔3000m处下降29.2%，在海拔4000m处下降39.7%，4500m仅为正常值的50%。此外，高原环境还可造成人体缺氧、疲劳、注意力分配下降、警觉性降低。

高原航线运行中，缺氧对人体的影响，体现在空勤人员体力与脑力活动能力往往是在不知不觉中逐步迟钝和丧失的，此时人的主观感觉往往很轻微，甚至可能觉察不到，无任何不适。而客观上缺氧的实际严重程度及当时身体的各种病理表现很不一致，容易使人失去正常的理解能力、分析能力、判断能力。

在一个实验中，16名被试者在低压舱内被急性暴露到7000m的高空缺氧环境中，虽然事先已告诉他们，当出现缺氧症状时，应立即戴好氧气面罩吸氧，实验结果是2人戴上了氧气面罩，2人只在记录本上写下了应当用氧却未戴上面罩，另外12人已经出现明显的智力和肢体协调障碍，但主观反映仍为“良好”，未戴上氧气面罩。从这个实验可以看出，发生急性缺氧时，人几乎没有明显的不适或异常痛苦感觉，致使飞行员容易低估其危险性甚至意识不到缺氧的存在，警觉性下降，进而可能导致更严重的情况发生。由此可见，在一定海拔高度，如果单单依据主观感觉，可能难以及时发现缺氧的存在，从而增加飞行活动的风险。

（二）缺氧对人体的影响

高原机场特别是高高原机场运行活动中，因暴露在高海拔环境中所致的缺氧，是由于吸入空气氧分压降低。根据暴露的海拔高度和缺氧的程度，缺氧可大致分为轻度缺氧（1500～3000m）、中度缺氧（3000～5000m）、重度缺氧（5000～7000m）。

（三）不同海拔高度对人的影响

人在不同海拔高度的症状表现比较复杂，具有决定意义的是海拔高度。根据暴露在不同的高度所表现的症状，可按照不同海拔高度对人体的影响，将高原分为四个区域，即无症状区、代偿区、功能障碍区及危险区。

（四）缺氧造成的人体机能障碍

1. 神经系统机能障碍

神经系统对缺氧的反应最敏感，也是缺氧时最先发生机能障碍的部位。脑组织占人体体重的1/50，血流量却占到心输出血流量的1/6，氧耗量占全身的1/5，因此脑对缺氧非常敏感。

急性缺氧引发的主要神经系统机能障碍如下。

（1）智力障碍：表现为计算能力下降、注意力转移和分配能力明显减弱，但自己却往往意识不到。

（2）记忆力减退：记忆力对缺氧很敏感，随着海拔增高，缺氧程度逐渐加重，记忆力逐渐减退甚至完全丧失。

（3）注意力下降：表现为注意力难以集中，出现注意力转移和分配障碍。

（4）运动协调机能降低：主要表现为平时熟练掌握的精细技术操作，在3000m高度开始变得笨拙，随着高度的进一步增加，运动协调障碍进一步加剧。

2. 感觉系统机能障碍

主要表现为对视觉的影响。视觉对缺氧极为敏感，夜间视力受影响最严重，从1200m高度起，即可出现，每升高600m，夜间视力下降5%，此外，几何图形分辨能力、眼肌调节能力、视野、空间视觉等也随高度上升逐步出现问题，但主观上不太容易察觉。随着供氧，这些机能障碍会较快消失。此外，随着海拔的升高，听力也有不同程度的降低，中度缺氧时可出现听力的敏感度下降，而重度缺氧时可出现耳鸣、重听等症状。

3. 对情绪和睡眠的影响

高原航线运行中发生缺氧时，可对人的情绪、情感造成影响，主要表现为情绪丰富、喜悦欣快感、说俏皮话、好动等，或是出现反应迟钝、感情淡漠，或敏感易怒等。对睡眠的影响表现为出现不同程度的睡眠障碍，例如入睡困难、易醒、失眠、睡眠质量下降等。

4. 对心理的影响

由于对高原环境不了解，加上高原特殊环境带来的身体不适，空勤人员在执行高原航线运行时往往会出现一定程度的心理应急反应，这种心理应急反应一般和海拔高度、停留时间有关，表现为不同程度的心理障碍，涉及认知能力、心理、运动、人格及睡眠等方面，往往通过生理反应表现出来，例如出现心血管反应、胃肠反应、支气管反应等，甚至出现低落、焦虑、恐惧、惊恐发作等。

（五）低压对人体的影响

1. 影响低压对人体损害程度的因素

低压对人体造成损害的程度取决于以下四个因素：一是气压值，气压值越低，造成的损害越大；二是气压变化速度，变化速度越快，造成的损害越大；三是低压持续的时间，时间越长造成的损害越大；四是人的身体状况，如感冒时执行飞行任务容易导致航空性中耳炎的发生。

2. 低压对人体的影响

高原航线运行中由于低压或气压剧烈变化可引起高空减压病、胃肠胀气、肺损伤、航空性中耳炎、航空性鼻窦炎等疾病。

三、高原航线运行的健康管理

（一）日常准备

空勤人员应了解和熟悉高原航线运行的特点，包括气候、地理特征，掌握高原缺氧、低压、寒冷干燥、强辐射、温差大等环境特征，以及高原缺氧等环境对人体的影响及相关防护知识。日常养成良好的生活习惯，养成运动习惯，增强体质，规律作息，保持良好睡眠，营养均衡，培养良好的心理素质，乐观自信，避免对高原反应的过度紧张情绪。

良好的身体素质有利于提高对高原环境及缺氧的适应能力，减少急性高原病的发生及减轻严重程度。体能训练可以采用以耐力型为主的有氧运动，如3～5km长跑、爬山、球类运动等，以增强心肺功能，提高身体素质。需要注意的是，飞行前1周内要避免运动过量引起过度疲劳，以保持良好的体力进入高原，减少急性高原病的发生。

另外，可以通过预缺氧的方式增加耐缺氧能力。在平原地区进行缺氧条件下运动，有利于机体对高原的习服，从而能更快地适应高原缺氧环境。训练的方式很多，主要分为低压缺氧训练和常压缺氧训练。低压缺氧训练多采用在低压舱内间歇性低氧预适应训练，常压缺氧训练常采用在氮气稀释的低氧房或面罩吸入低氧气体进行适应性训练，这两种方式均需具备相应的设施设备条件，在专业人员指导下进行。平时可以有意识地加快加深呼吸运动锻炼（正常人呼吸16次/分钟），增加肺通气量，排出较多二氧化碳，使呼吸每分钟增至40～50次，锻炼持续时间逐渐延长，开始锻炼时每次可进行20秒，以后逐渐增至30～40秒。每周锻炼3～4次，每次锻炼后可能有头晕和四肢麻木等感觉，但无大碍，停止后症状很快消失。此外，可在航空医师的指导下开展有氧训练及屏气训练，有条件者可在专业人员指导下开展低氧习服，运用低压舱开展缺氧耐受训练。

（二）航前准备及航前健康评估

参加高原航线运行前，应当保持良好的身体状态和心理状况，避免剧烈运动和疲劳，保证充足的睡眠。合理膳食，避免食用难消化和容易产气的食物（如牛奶等），多食蛋白质丰富食物和水果蔬菜等维生素含量高的食物，保持消化道通畅，避免饮酒和吸烟。注意防寒保暖，避免上呼吸道感染等疾病，如有感冒、鼻炎等身体不适，应当及时治疗，并如实向航空医师进行报告和咨询。

此外，太阳紫外线辐射强度与海拔相关，高原机场由于空气稀薄、气压低、水汽尘埃少，紫外线通过空气吸收少，地面的辐射强度大。在海拔4000m地区，波长300nm的紫外线辐射强度达到平原的2.5倍以上，且海拔越高辐射越强。紫外线对皮肤、眼睛等具有一定损害作用，因此高原机场运行特别是需停较长时间时，最好准备高原护肤霜、唇膏、偏振光墨镜等，以保护皮肤、嘴唇、眼睛等容易暴露部位。

药物预防是预防急性高原病的一种简单且快速的方法，有西药和中药两大类。西药中的乙酰唑胺是国内外广泛使用的一种急性高原病防治药物，也是国际野外环境医学推荐、美国FDA批准的针对这一适应证的唯一药物，但必须在医师的指导下使用。中药单剂如人参、红景天、西洋参、丹参、刺五等，以及复方红景天、复方丹参滴丸等均为非处方药，对急性高原病的预防和治疗具有较好效果。

运行前应按照规章要求进行航前体检及健康状况评估，身体状况不达标的不能执行高高原机场航班运行任务。航班运行前，由航空医师进行航前体检，完成包括心率、体温、血压、酒精测试等项目检查，进行飞行前健康状况评估。

高高原机场航班运行机组成员健康放行标准：

（1）无心脑血管疾病、冠状动脉硬化。

（2）无持续性心律失常，心率不小于50次/分钟，不大于100次/分钟。

（3）血压：①收缩压不持续高于140mmHg或低于90mmHg，舒张压不持续高于90mmHg或低于60mmHg。②无心脑肾损害征象。

（4）无贫血。

（5）无空腹血糖受损、糖耐量异常。

（6）无胸肺疾病及其后遗症。

（7）无头痛。

（8）无上呼吸道感染、发热，无急慢性呼吸道疾病。

（9）无耳压功能不良。

（10）无睡眠不良、睡眠障碍。

（11）无负面情绪。

（12）飞行前2小时内禁止饮用含酒精饮料，避免劳累或过量无氧运动，且有足够的睡眠。

（13）无其他影响高原运行的疾病或身体不适。

（三）运行中的注意事项及用氧

高原航线运行中，应当注意身体是否存在缺氧、低压相关症状，避免情绪紧张。运行中应当按照民用航空相关规章要求用氧。关于飞行机组用氧的部分要求如下：

（1）在座舱气压高度3048m（10000ft）以上至3658m（12000ft）（含），应当为在驾驶舱内值勤的飞行机组每一成员提供氧气，驾驶舱内值勤的飞行机组成员也应当用氧，并且对于在这些高度上超过30分钟的那部分飞行时间中，应当对其他机组成员提供氧气。

（2）在座舱气压高度3658m（12000ft）以上，应当为在驾驶舱内值勤的飞行机组每一成员提供氧气，驾驶舱内值勤的飞行机组成员也应当用氧，并且在此高度上整个飞行时间内，应当对其他机组成员提供氧气。

（四）高原机场驻站运行期间的健康管理

在高高原机场，机组成员在机场一般只做短暂停留过站，对停留时间较长或者短期驻站或过夜运行的人员，在此期间要保障充足的休息，减少体力活动，保证充足和高质量的睡眠，避免吸烟、饮酒，减轻高原低压对机体的影响。营养膳食的选择上应注意：提高碳水化合物比例，以有效保持机体血糖水平，延缓疲劳，可选择含糖面食，如甜花卷、糖包子及富含多糖的甘薯、马铃薯、藕等；适当增加氨基酸特别是必需氨基酸的供给，可选择富含优质蛋白质的鱼类、牛肉、蛋类等食物；减少脂肪的摄入，多吃新鲜水果、蔬菜，补充B族维生素以及维生素E和维生素C，适当增加黄豆、木耳等含铁食物的摄入，避免食用难消化和容易产气的食物。此外，由于高原机场紫外线强、风大、干燥等容易造成隐性失水，应当注意水分的补充。

在高原机场过站或过夜运行驻站期间，空勤人员应注意自我健康状态评估，注意有无头痛、头晕、睡眠困难、眩晕、胃肠道不适等症状，进行血氧饱和度水平和心率的监测。血氧饱和度是反映机体供氧的重要指标，与所处海拔高度呈负相关，在平原时一般在95%以上，海拔越高，人血氧饱和度越低，在3500m降至平均88%。如出现血氧饱和度降低、心率明显增快等，应当及时在航空医师的指导下进行吸氧，纠正缺氧状态。

富氧房能够较好地缓解空勤人员高高原机场驻站运行中缺氧对身体机能和工作能力造成的影响。西藏航空公司在拉萨贡嘎机场（海拔3650m，空气中氧含量仅为平原地区的66%左右）过夜基地房间内安装弥散供氧装置，保证房间持续供氧，可将空勤人员房间内空气中氧浓度由原来的不足20%提升至平均26.1%。在富氧房休息、睡眠后，入住人员心率、收缩压、舒张压均较入住前显著降低，血氧饱和度显著增高，疲劳得到有效缓解，睡眠质量明显提高，极大地改善了入住人员机体缺氧状况。近几年的实际使用证明效果良好，有效地保障了高高原机场运行空勤人员的身体健康和飞行安全。

（李琦）

思考题

1.高原航线空勤人员促进高原低氧习服措施有哪些？
2.浅析高原习服与高原适应的区别。
3.简述高原低氧、低压环境对机体的影响。
4.简述高原航线空勤人员健康管理的相关履职要求。

第四部分

紧急医学事件与应急救护

在航班运行中，常因各种因素（如旅客的个体因素、飞行因素等）突然发生一些紧急医学事件，影响正常航班计划，威胁机上乘员的生命安全。但机上医疗条件有限，为保障飞行安全和乘员的生命安全，国际民航组织缔约国除对旅客进行适航性评价外，也制定法规规定在机上配备必要的医疗设备，并对机组成员开展必要的现场应急救护培训。

第十一章 旅客适航性与机载应急医疗设备

本章要点

1. 掌握机载应急医疗设备的使用和管理。

2. 了解旅客适航性评价的意义。

飞机已成为人们日常出行的主要工具之一，虽然现代商业飞机的高性能和舒适性使乘坐飞机的禁忌证逐渐减少，但是空中紧急医学事件对旅客生命健康的威胁依然存在，一旦出现就会导致严重后果，轻者造成飞机延误、备降和返航，改变飞行计划，重者因病情严重、机上医疗条件有限，威胁患者的生命健康。因此，旅客适航性一直是航空医学界关注的重点之一。

根据我国《大型飞机公共航空运输承运人运行合格审定规则》（CCAR-121-R7）、《关于推广普及交通医疗急救箱伴行计划的指导意见》的规定，加强旅客适航性评价，完善机载应急医疗设备管理，提高机组成员应急救护能力，对于保障旅客生命安全、保证飞行安全尤为迫切。

第一节 旅客适航性

特殊的飞行环境，可对旅客造成生理应激，尤其是对伤病旅客存在不良影响，可能诱发疾病急性发作或加重。飞机的医疗资源配备极为有限，旅客一旦在空中突发疾病，无法得到及时有效的救治。因此，基于保障旅客身体健康、生命安全及飞行安全的目的，世界各国政府、国际航空运输协会等，对有健康问题、残障或佩戴医疗装置的旅客均实行适航性评价制度和管理。

1944年，52个国家在芝加哥国际民用航空会议上签署《国际民用航空公约》，首次制定旅客适航性管理条款。1949年，国际民用航空组织又制定了“标准和建议措施”（SARPs），指出航空承运人和机长有权力和责任劝阻或拒载威胁公共健康和安全的旅客。1996年，中国民用航空局颁布《中国民用航空旅客、行李国内运输规则》，对病残旅客、孕妇和患有传染病、精神病和严重疾病旅客等的适航性做出了规定。

一、定义

适航（Airworthy）在牛津词典里的解释是“safe to fly”，源自“适宜海上航行”的概念，即“Seaworthiness”。随着民用航空产业的出现，公众开始关注航空的安全性，由此，有了“适航性”（Airworthiness）的概念。

飞行安全的保障除“飞机”外，“人”的因素也极为重要。航空器的适航性是安全飞行的基础，驾驶员的适航性是安全飞行的关键，而旅客的适航性是安全飞行的条件。

旅客适航性（Passenger Airworthiness）是指旅客适于空中旅行的身心条件，是从航空医学的角度来判断旅客是否适于乘坐飞机，是对旅客空中安全的评估，也是航空医学上的一种风险评估。

二、影响因素

飞行过程中，很多环境因素如低压、缺氧、座位狭小、噪声、颠簸等都会对旅客身体造成一定的影响，尤其是对伤、病、老、弱等旅客产生一些不良影响，甚至成为诱发某些疾病急性发作或加重的危险因素。

（一）低压

虽然民用航空客机是增压座舱，但在巡航时，座舱高度通常维持在1524～2438m（5000～8000ft），此时气压明显低于标准大气压。这种低压对大多数人影响不大，但某些特殊旅客可能因为乘机飞行加重伤情。例如，视网膜脱离复位手术后，患者眼内填充气体材料一般在20天内自行吸收；气胸、肺大疱等患者，可因乘机飞行导致气体膨胀而使病情加重。

（二）缺氧

巡航时，乘员处于相对低氧的环境。轻微的缺氧，大多数旅客都能完全代偿，但对于年老体弱、患有基础疾病或中晚期妊娠的旅客，则存在原有疾病加重、诱发疾病急性发作、早产或流产等风险。

（三）密闭机舱

民用航空客机机舱是一个密闭环境，机舱通风来源于外部空气和再循环机舱空气。这种环境增加了邻座旅客感染传染病的风险。

（四）其他航空环境因素

噪声、振动、颠簸、疲劳、时差等航空环境因素，都可能诱发疾病或加重病情；长时间固定坐位，如超过4小时的静止不动，可能会使一些旅客出现循环障碍，如下肢水肿、深静脉血栓形成等。

三、评价原则及常见情况

目前，世界各国通行对旅客进行适航性评价，机组成员是旅客适航性管理的重要实施者之一。

（一）评价原则

国际航空运输协会根据各类疾病的具体病情，将旅客的适航性分为3个级别：①不适宜乘机（不适航）；②需临床医师进行个体评价后做出适航性判断；③需经航空医师评价做出适航性判断。

各国的评价原则基本一致，主要从以下三个方面对旅客是否适航进行评价。

1. 评估伤病旅客对飞行安全的影响

可能对飞行安全和飞行计划造成不良影响者不适宜乘机。例如，中晚期妊娠者在空中无论发生流产、早产、分娩或突发病情都会导致飞行计划的改变；一些旅客因疾病需要携带医疗设备如氧气瓶、电子医疗设备等，存在危及飞行安全的可能。

2. 评估伤病旅客对公众健康与安全的影响

可能对机上其他旅客的身体健康和安全构成威胁或伤害者不适宜乘机。例如某些有攻击性行为的精神病患者可能威胁他人人身安全和健康。

3. 评价乘机对伤病旅客健康的影响

可能因乘机引发或加重病情者不适宜乘机，例如，某些心脑血管疾病患者或近期手术及特殊检查者等。

（二）乘坐飞机可能增加健康风险的情况

有慢性病、近期手术史者和新生儿、晚期妊娠者等，可能因乘机因素导致疾病加重或影响健康，需在出行前咨询医疗专家。

四、应对处置

在符合国际、国内通行的法律法规框架下，航空公司应充分重视旅客适航性评价，并得到旅客的密切配合。

（一）旅客方面

旅客应在购票、乘机前了解适航性评价的重要性和必要性，并查看相关规定，配合承运人做适航性评价，进行必要的医学告知，经承运人或其代理人同意，方可购票和乘机。

无成人陪伴的儿童、伤病旅客、孕妇、盲人、聋人或犯人等特殊旅客，须在符合承运人规定的条件下经承运人同意，并做出相应安排后按程序乘机。

旅客在乘机时若突发疾病，应及时向机组成员反映情况，尽量详细介绍病史、症状、正在服用的药物等，以便得到机组成员的及时帮助和救治。

以下情况需要健康申报：

（1）最近有住院治疗、外伤、手术、急性或慢性不稳定状态。

（2）有特殊服务要求，比如氧气、担架或其他医疗设备。

（3）有可能对其他乘客造成危险或不适的情况。

（4）怀疑对飞行安全或飞行计划有潜在威胁的情况。

（二）承运人方面

目前，世界各国航空公司均建立了旅客适航性管理程序和制度，实行医学证明制度和医学告知制度。对有健康问题、残障或佩戴医疗装置的旅客进行飞行前医学评价，在旅客购票、值机、安检及登机等环节加强旅客适航性的宣传和检查。

乘机前需进行医学评价的对象：

（1）出生14天内的足月新生儿、出生90天内的早产儿。

（2）孕妇、产后7天内的产妇。

（3）患以下疾病旅客。

①心脑血管疾病：如心脏手术后21天内，胸腔手术后10天内，心肌炎与心肌梗死后30天内，重度心力衰竭、脑血管意外病后14天内等。

②呼吸系统疾病：如重症支气管哮喘、肺功能不全的肺心病、静息时有显著呼吸困难的呼吸系统疾病等。

③消化系统疾病：如上消化道出血后21天内、腹部手术后10天内等。

④骨科疾病：如骨折用管型石膏固定、用石膏固定的骨折手术后48小时内等。

⑤血液疾病：如外伤性大出血、血红蛋白在75g/L以下等。

⑥眼科疾病：如白内障手术和角膜激光手术后24小时内等。

⑦耳鼻喉疾病：如口腔扁桃体手术后10天内、严重中耳炎伴有耳咽管堵塞、严重鼻窦炎伴有鼻腔通气障碍、拔牙后创面未愈合等。

⑧精神疾病：如患精神病有攻击行为者、无医护人员陪伴的癫痫病患者、癫痫大发作后24小时内等。

⑨传染病：如患有对其他旅客或机组成员身体健康构成直接威胁的传染病。

⑩其他承运人认为需进行医学评价的疾病和情形。

思考题

为什么要进行旅客适航性评价？

第二节　机载应急医疗设备

机载应急医疗设备（Airborne Emergency Medical Equipment）是航空公司为应对空中突发的紧急医学事件，按照适航要求在飞机上所配置的必要的医疗设备等。

在空中发生紧急医学事件时，由于空中飞行、备降、改道和衔接等都需要一定的过程和时间，获得地面专业急救的时间会延长，基于减轻伤残及痛苦、挽救生命的目的，机组除立即寻求机上专业人员支持外，应尽快启用机载应急医疗设备，争取救治时间，以维护健康及飞行安全。

但是，疾病种类繁多，而航空器的空间有限，不可能将所有急救设备搬进客舱，因此，机载应急医疗设备的配置是有限的。

目前各国都通常强制要求机上配备急救箱等必要的医疗设备，但急救箱的类型、具体数量、内容是非强制性的。欧洲联合航空局（JAA）法规明确规定，飞行时间超过1小时，大于30座的飞机必须配置紧急医疗包。美国《航空医疗救助法案》（AMAA）要求，每架飞机须配备自动体外除颤器（AED）和紧急医疗包（EMK）。我国《大型飞机公共航空运输承运人运行合格审定规则》（CCAR-121-R7）明确规定，载客飞机上须配备急救箱、应急医疗箱和卫生防疫包。

一、定义

机载应急医疗设备是指装配在飞机上的通过适航管理认证的医疗设备、仪器、材料或者其他物品。

机载应急医疗设备具有体积小、重量轻，装卸方便，便于携带，防尘、防潮、抗震动、抗信号干扰，且不对航空器产生电磁干扰等特点，能满足机上诊断、监测、抢救、外伤处置和传染病防护的基本要求。

二、配置

（一）配置数量和配置内容

1. 配置数量

不同的机型根据座位数的不同，配置的设备数量不同。按照《大型飞机公共航空运输承运人运行合格审定规则》（CCAR–121）要求，每架飞机至少配备急救箱、应急医疗箱和卫生防疫包各1只；每超过100个座位，急救箱和卫生防疫包的数量须各增加1个。

2. 配置内容

急救箱中多为外伤急救用品，包括绷带、烧伤药膏、三角巾、手套等。

应急医疗箱内多为内科急救用品，配置有检查设备，如血压计、听诊器、体温计等；同时，还配置有常用的急救药品，如肾上腺素、硝酸甘油片等。

卫生防疫包中配置有对潜在污染物的消毒药品，如凝固剂、消毒药片等，以及机组进行防疫活动时需穿戴的防护用品，如口罩、手套等。

（二）放置原则

放置机载应急医疗设备必须遵循以下原则：

（1）应放置在易于取用的位置，并有明显的标识和明确的使用方法提示，文字说明应当至少有中文。

（2）应防尘、防潮，存放位置应避免高温或低温环境。

（3）应标有有效期及配备时间，每6个月应定期检查并记录，以确保其处于持续可用和立即工作的状态。

（三）放置位置

不同的机型，应急医疗设备存放的位置不同，但均放置在飞机机舱内易于拿取的位置。有多套设备的情况下，分别位于飞机机舱的前部、中部和后部。其具体位置，可以通过《客舱乘务员手册》查阅，也可通过标识牌快速查找。乘务员在飞行预先准备阶段应了解“紧急设备存放位置图”，并在登机后确认和检查。

三、使用范围

不同的机载应急医疗设备使用范围有所不同。

急救箱主要用于旅客或者空勤人员意外受伤时的止血、包扎、固定和心肺复苏等紧急救护。

应急医疗箱用于对旅客或者空勤人员出现医学急症时的应急医学处置。

卫生防疫包用于清除客舱内血液、尿液、呕吐物和排泄物等潜在传染源，并对被污染的客舱环境（如地面、座椅等）等进行初步消毒。客舱机组成员在使用卫生防疫包时，应严格按照使用规范操作。

四、物品使用

客舱机组成员应遵循机载应急医疗设备的使用规范，箱内配置的处方药品和医疗器材如注射器等，仅提供给医疗专业人员使用，非执业人员无权使用。

（一）急救箱

急救箱内配备的物品示例见表11–1，其用途如下。

表 11–1 急救箱物品分类

包扎	止血	固定	其他	资料
敷料	动脉止血带	手臂夹板	剪刀	急救手册（含物品清单）
绷带		腿部夹板	手套	紧急医学事件报告单
三角巾			外用烧伤药膏	
胶布			皮肤消毒剂及消毒棉	
安全别针			单向活瓣嘴对嘴复苏面罩	

（1）包扎：敷料是包扎伤口的医用材料，可直接覆盖创伤面；绷带主要用于伤口的包扎和固定，一般不直接接触伤口；三角巾的应用范围非常广泛，适用于患者全身各处受伤部位的包扎，也不直接接触伤口。

（2）止血：动脉止血带适用于四肢动脉出血时的应急止血。

（3）固定：夹板可用于固定骨折部位，分为手臂夹板和腿部夹板。

（4）其他：外用烧伤药膏主要用于烧伤、烫伤、化学烧灼伤等皮肤烧伤性疾病；单向活瓣嘴对嘴复苏面罩适用于患者出现呼吸心搏骤停，实施人工呼吸时使用。

（二）应急医疗箱

应急医疗箱内配备的物品示例见表11–2，其用途如下。

表 11–2 应急医疗箱物品分类

检查	抢救	药品	其他	资料
血压计	口咽气道	0.9%氯化钠溶液	医用口罩	应急医疗手册
听诊器	注射器和针头	肾上腺素	医用手套	紧急医学事件报告单
体温计	静脉止血带	苯海拉明	消毒剂及消毒棉	
	脐带夹	硝酸甘油片		
		阿司匹林		

（1）检查：血压计是机上使用频率最多的设备，用来测量患者的动脉血压。体温计用于测量患者的体温，目前配置的多为电子体温计。

（2）抢救：口咽气道能限制舌后坠，维持气道开放，是为保持气道畅通而使用的医疗用品；注射器和针头等医疗器械，须由医疗专业人员在穿刺和注射治疗时使用。

（3）药品：硝酸甘油片多适用于心绞痛的突然发作，它的服法特殊，需舌下含服；0.9%氯化钠溶液（生理盐水）主要用于清洗伤口（创伤面）或稀释注射用药品；肾上腺素主要用于过敏性休克或高级心肺复苏时的药物复苏，属处方用药，须经执业医师给予处方后方可使用。

（三）卫生防疫包

卫生防疫包内配备的物品示例见表11-3，其用途及注意事项如下。

表 11-3　卫生防疫包物品分类

消毒	个人防护	医疗垃圾处理	资料
消毒凝固剂	医用口罩和眼罩	便携拾物铲	物品清单
表面清理消毒片	医用手套	生物有害专用垃圾袋	紧急医学事件报告单
皮肤消毒擦拭纸巾	防污橡胶（塑料）围裙		

（1）消毒：消毒凝固剂为粉剂，具有吸水、凝胶化作用，可使患者液态的呕吐物、排泄物、血液等固化，并对常见致病菌具有抑菌作用，对飞机座舱环境没有明显腐蚀和毒副作用；表面清理消毒片为含氯消毒剂，具有高效消毒效果，消毒作用时间为3～5分钟；皮肤消毒擦拭纸巾主要用于擦拭皮肤，可杀灭常见致病菌。

（2）个人防护：医用口罩和眼罩、医用手套、防污橡胶（塑料）围裙等为个人防护用品，机组成员在对被污染的环境处置前须按程序穿戴好这些防护用品，并在完成工作后严格按程序脱除。

（3）注意事项：卫生防疫包内配置的物品均为一次性使用，使用后均应按照传染性物品提交相关部门进行无害化处理，不得回收使用。

防护用品的穿脱程序：在进行防疫工作前，机组成员依次穿戴医用口罩、医用眼罩、医用手套、防污橡胶（塑料）围裙；工作完毕后，依次脱掉医用手套、防污橡胶（塑料）围裙，用皮肤消毒擦拭纸巾擦手消毒，再依次脱下医用眼罩、医用口罩，最后用皮肤消毒擦拭纸巾擦拭手及身体其他可能接触到污物的部位。

医疗垃圾处理：使用过的个人防护用品及收集的患者的生物垃圾，均应放置在生物有害专用垃圾袋里。将垃圾袋封闭，填写“生物有害垃圾标签”，粘贴在垃圾袋封口处；已封闭的生物有害专用垃圾袋暂时存放于适当位置，避免丢失、破损或对机上餐食造成污染；到达目的地后，由地面相关部门接收并进行无害化处理。

五、管理及流程

机载应急医疗设备由航空公司的客舱部或航卫部门负责日常管理和更新，并铅封、标记，以保证其处于适航状态。

飞行前检查时，乘务员应确认机载应急医疗设备在位，铅封完好，数量正确，在有效期内。如有异常，应通知相关部门及时补充、更换。

当乘客发生状况时，由乘务员开启相关设备，在使用药品和医疗设备前需签署知情同意书，并在事后填写紧急医学事件报告单。

六、使用原则和注意事项

（一）使用原则

《大型飞机公共航空运输承运人机载应急医疗设备配备和训练》（AC-121-102）明确规定，不要求（航空公司）实施载客运行时提供专业的应急医疗服务，紧急医学事件处置训练不要求机组成员的应急医疗措施取代或者达到有资质的医疗专业人员的应急救护水平。

使用原则如下：

（1）机载应急医疗设备是为应对突发紧急医学事件而设的。

（2）乘客有严重的医疗状况或因已知的医疗状况需使用应急医疗设备时，有义务在飞行前向航空公司告知。

（3）所有的机载应急医疗设备，均需经过训练的本次航班的机组成员或医师旅客或经专门训练的其他人员使用，非本航班机组成员若需使用，需出示相关的证件。

（4）属于国家规定必须且仅可由医疗专业人员使用和操作的医疗器械以及处方类药品，机组成员可以按照相应程序提供给机上医疗专业人员使用，机组成员或其他急救人员不得使用。

（5）其他无相应规定的非处方药品、物品、医疗设备等，机组成员可以按照相应程序提供给机上有需要的乘客使用。

（二）注意事项

在使用前，保证被帮助的乘客或其同行者知晓机载应急医疗设备和药品的使用说明，并签署知情同意书。知情同意书可根据实际运行情况采用中文或中/英文版本。

机组应记录飞行时发生的紧急医学事件，并填写紧急医学事件报告单，由机长、乘务长及相关人员签字，以备查验。

机载应急医疗设备的药品和器械的更新、维护，由承运人的相关部门按国家的相关规定执行。

当不能及时得到医疗专业人员的指导或伤病乘客因为意识状态等原因无法或不愿签署知情同意书时，可以由伤病乘客的同行人（如有），或者同时由两名以上客舱机组成员在知情同意书记录和签字，有乘客自愿作证的也可以同时签字。

应急医疗设备或者药品应当按照使用说明书上载明的方法使用。

思考题

1.机载应急医疗设备的配置数量和原则是什么？

2.机载应急医疗设备的适用原则及注意事项是什么？

（张九龙）

·第十二章　应急救护·

本章要点

1. 掌握心搏骤停的识别及抢救时机。
2. 掌握心肺复苏术的操作方法及注意事项。
3. 熟悉 AED 的使用时机和方法。
4. 掌握气道异物阻塞的识别。
5. 掌握海姆立克急救法的操作方法。
6. 掌握拍背 / 压胸法的操作方法。
7. 掌握创伤急救的四项基本技术。
8. 了解创伤的定义、病因。
9. 了解创伤的诊断和临床表现。

应急救护是指在突发疾病或灾害事故的现场，在专业医务人员到达之前，按医学护理的原则，利用现场合适的物资，为患者提供及时有效的初步救援和护理。其目的是挽救患者的生命，减轻伤残及痛苦，为专业医务人员抢救赢得时间。

生活中常见的紧急医学事件有呼吸心搏骤停、气道异物阻塞、创伤、溺水、中毒等，其中呼吸心搏骤停、气道异物阻塞发生后情况最为危急，如不及时抢救，患者可在数分钟内死亡。当机上乘员在空中出现类似紧急医学事件时，机组成员有义务及责任在第一时间对患者进行救护。因此，掌握一些基本的急救知识是非常必要的。

本章将介绍呼吸心搏骤停、气道异物阻塞和创伤的相关知识。

第一节　心肺复苏

昼夜不停的心搏和呼吸维持着我们的生命。但在意外事故或某些疾病状态下，常发生呼吸和心搏骤停，有时是两者同时发生，有时是相继发生。呼吸心搏骤停是医学领域最危急的情况之一，从生物学观点来看，此时机体并未真正死亡，只要抢救方法正确，是有可能挽救生命的。

呼吸心搏骤停有时毫无预兆，也难以预测，常突然发生。很多患者发病时处于院外，现场目击者如不能及时识别和抢救，患者几无生还可能。因此，加强公民特别是公共场所的在岗人员如警察、服务人员、乘务员、教师等的急救医学培训尤为迫切。

民用航空规章要求机组成员应定期接受紧急医学事件处置训练，其中客舱机组成员更应重点掌握心肺复苏的知识和技能，目的就是在机上突发呼吸心搏骤停事件时，客舱机组成员（包括乘务员和安全员）能够快速识别并实施心肺复苏，同时报告机长，联系地面指挥系统，启动急救医疗服务体系（Emergency Medical Service System，EMSS），从而形成空地大营救的“生存链”，尽可能地为挽救旅客的生命、恢复健康创造条件。

一、心肺复苏沿革

（一）三次变革

心肺复苏在发展过程中曾经历了三次较大的变革。

1.ABC 成为心肺复苏的首选方法

20世纪60年代，美国麻醉医师Peter Safar教授发布了针对呼吸心搏骤停患者的“ABC心肺复苏急救”技术，即“开放气道（A，Airway）、口对口人工呼吸（B，Breathing）和胸外按压（C，Chest Compression）”，从而诞生了现代心肺复苏学，是目前心搏骤停发生时最有效的急救方法。

2.“生存链”概念的提出和发展

1992年《国际心肺复苏指南》提出了“生存链”这一重大的现代急救概念。“生存链”的提出，将急救的技术、技能与社区模式、社区人群的急救理念结合起来，是现代急救理念的核心内容，也是众多急救医疗服务体系院外抢救的基石。

“生存链”就是对突然发生心搏骤停的患者，采取一系列规律有序的抢救步骤、规范有效的救护措施，将这些步骤、措施以环链的形式连接起来，构成了一条挽救生命的链条。“生存链”的良性运转需要每个环节的成功实施，任何环节的薄弱，都会使患者的生存率降低。《2020年AHA心肺复苏和心血管急救指南》中，急救生存链已经发展为院外和院内双链六环的形式，即“及早识别并启动应急反应系统”“着重于胸外按压的早期高质量心肺复苏”“快速电除颤”“有效的高级生命支持”“综合心搏骤停恢复自主循环后治疗”及“康复”等六环，如图12–1所示。它们环环相扣，使现场目击者能够在“黄金4分钟”内开始对患者进行施救。

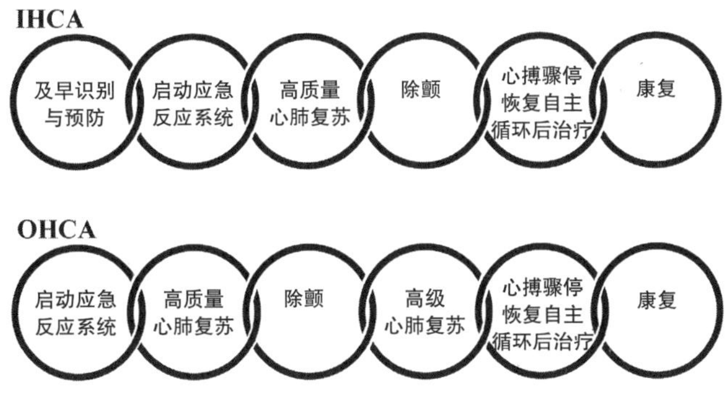

图 12–1 心肺复苏双环图

3. 自动体外除颤器的应用

20世纪末，自动体外除颤器（AED）的发明和使用，极大地提高了心搏骤停患者的生存率。早期实施AED除颤并结合高质量胸外按压，是心搏骤停患者存活的关键。

2015年美国心脏协会提出的生存链强调：早期呼救、早期实施高质量的心肺复苏、早期进行AED除颤等急救措施对提高心搏骤停患者的生存率十分重要。因心搏骤停多发生在院外的公共场所，所以，《中国AED布局与投放专家共识（2020）》建议我国社会各界加强对公众启动除颤项目的认识，分阶段逐步推广启动除颤项目（China-PAD，C-PAD）。

（二）国际心肺复苏指南

1974年，美国心脏协会首次在《美国医学会杂志》上发布了全球第一版心肺复苏和心血管急救指南，随着更多循证医学证据的出现，又进行了多次更新。

从2000年开始，由美国心脏协会主导的国际复苏联合会（International Liaison Committee on Resuscitation，ILCOR）每5年修订并发表新的《心肺复苏和心血管急救指南》（以下简称《心肺复苏指南》），该指南已成为指导专业的医疗机构实施规范化的院内院外急救措施，以及向普通民众推广培训的纲领性文件。

《心肺复苏指南》规范了高质量的胸外按压的条件：按压速率为每分钟100～120次，按压深度为胸廓下陷大于5cm，并使胸廓充分回弹。强调除使患者重获自主循环（Restoration of Spontaneous Circulation，ROSC）外，还需进行以提高生活质量为目的的良好的神经功能复苏，即“心、肺、脑复苏”。

二、定义

心搏骤停是指心脏有效射血功能突然停止，造成全身循环中断而出现的一系列症状和体征，包括晕厥倒地、意识丧失、大动脉搏动消失、呼吸停止或喘息。当心搏骤停发生后，大脑血流突然中断，患者可因缺血、缺氧而晕厥甚至丧失意识，表现为突然倒地、昏迷，处于“临床死亡”状态，若能得到及时救治可存活，罕见自发逆转，若不及时救治，患者将发生“生物学死亡”而不可逆转。

伴随着心搏骤停的发生，呼吸骤停有时相继发生，有时同时发生。

呼吸骤停是指有效呼吸功能的停止。当呼吸停止后，因循环尚未停滞，心脏、大脑及其他重要脏器仍有数分钟的富氧血液供应，此时，若能在保证气道通畅的同时，及时地进行人工通气，可防止心搏骤停的发生。

心肺复苏是心肺复苏技术的简称，是指针对心脏、呼吸骤停所采取的一系列抢救措施，是采用徒手和（或）辅助设备来维持呼吸、心搏骤停患者人工循环和呼吸最基本的抢救方法，包括开放气道、人工通气、胸外心脏按压、电除颤及药物治疗等，分为基础生命支持和高级生命支持，强调高质量的胸外按压、脑复苏的重要性。

基础生命支持是发生心搏骤停时，徒手或借助简单的医疗设备所采取的一系列复苏措施，亦常被称为初级心肺复苏，包括启动应急反应系统、高质量的胸外按压、电除颤等。

高级生命支持是发生心搏骤停时，由专业医务人员到达后，应用急救器材和药品所实施的一系列复苏措施，包括人工气道的建立，机械通气，循环辅助设备、药物和液体的应用，电除颤，病情和疗效评估，复苏后脏器功能的维持等。

三、病因及发病机制

（一）病因

呼吸心搏骤停的基础病因颇多，常见的主要有以下两类。

（1）心源性疾病：缺血性心脏病（如冠心病）是心搏骤停最常见病因，其他可见心肌炎、心瓣膜病及心脏血管畸形等。

（2）心外疾病：各种急性窒息、休克、电解质紊乱、酸碱失衡、外伤、过敏反应、中毒、溺水、触电等，过度疲劳、持续性的情绪应激亦可引发呼吸心搏骤停。

（二）发病机制

呼吸心搏骤停的发病机制较为复杂，一般认为是多因素共同作用所致，主要包括迷走神经过度兴奋、严重缺氧、二氧化碳潴留和酸中毒、电解质紊乱及其他（如触电时，电流通过心脏引起心室颤动或心肌变性坏死、断裂）。

四、抢救时机

人体通过呼吸为自身提供充足的氧气，心脏搏动推动血液运转，将氧气输送到全身各个组织细胞。如果呼吸心搏骤停，就会使人体重要器官，如大脑、肾脏等发生缺血、缺氧，导致组织细胞坏死，从而丧失功能，甚至死亡。大脑对缺氧最为敏感，心搏骤停后，患者会因意识丧失而突然倒地，持续的大脑缺氧会造成局部细胞的损伤，甚至大脑皮层细胞的永久性损伤。所以，对于呼吸心搏骤停的患者，越早抢救，患者的生存机会越高，否则即使恢复了呼吸、心搏，也会因大脑细胞受损严重而出现脑功能障碍，极大地影响生命质量。所以，实施心肺复苏的意义不仅在于恢复患者的自主呼吸和循环，更重要的是恢复其大脑的生理功能，提高复苏后的生命质量，避免和减少“植物状态”或“植物人”的发生。这就要求心肺复苏必须争分夺秒尽早实施。

五、初级心肺复苏操作流程

初级心肺复苏需要现场的目击者及时识别心搏骤停并熟练实施此技术，主要包括4个步骤：胸外按压（C）、开放气道（A）、人工呼吸（B）、AED除颤（D）。

（一）识别

及时识别呼吸心搏骤停，并尽快实施心肺复苏是抢救的关键。

1. 早期识别

出现严重胸痛、急性呼吸困难、突然心悸、持续心动过速或头晕目眩等症状，须警惕呼吸心搏骤停的发生。要密切观察患者的意识、呼吸和脉搏等生命体征，一旦发现患者意识丧失或突然昏迷倒地，无脉搏、无呼吸或呼吸微弱，应考虑发生了呼吸心搏骤停。须确认抢救现场环境安全，在不危及抢救者安全的前提下就地抢救，并立即启动应急反应系统。

2. 识别方法

（1）判断患者意识状态：可通过轻拍患者双肩，大声呼唤患者或对患者进行疼痛刺激等方法来观察患者有无反应，若无反应即判定为意识丧失。

（2）判断患者的呼吸：可通过感觉患者口鼻腔有无气息和观察胸腹部有无起伏来判断患者有无呼吸，若患者仍有喘息样呼吸，或呼吸明显减慢、停止等，也为无效呼吸，此时并无充足的氧气供应。

（3）判断患者的脉搏：通过触摸单侧或双侧颈动脉搏动判断患者是否有脉搏。

（4）同时观察患者面色是否苍白或者发绀，瞳孔是否散大、固定。

（二）初级心肺复苏操作方法

1. 复苏体位

复苏体位为平卧位，使患者仰卧在硬质平面上，如地板上。若患者倒地时为俯卧状态，则应将患者翻转至平卧位。翻转时，应保持患者的头、颈和脊柱成一直线，注意保护患者颈椎。

2. 胸外按压（C）

胸外按压的原理是通过对胸廓挤压，使胸腔内压力增加，进而让心脏被挤压，使心脏及胸腔内的血液得以泵至包括大脑在内的全身器官。按压放松时，胸廓回弹，胸腔内的压力减小，心脏也恢复至原状，则全身血液可以回流至心脏及胸腔（附图3）。其生理效应相当于使患者被动地完成了一次人工的血液循环，从而保证大脑等重要器官的氧气供应，按压的质量决定了人工循环的质量。

（1）成人的胸外按压方法（包括青春期后青少年和体重大于55kg的儿童）。

①按压点：胸骨中、下1/3交界处，男性为双乳头连线的中点，即双乳头连线与胸骨的相交点。

②按压方法：双手交叉，将掌根部放置于按压点，双臂打直，肩、肘、腕关节位于同一轴线上，使自己的双臂与患者身体平面垂直；将上半身居于患者身体的正上方，以髋关节作为支点，用上半身重力垂直下压。按压时抢救者的手掌尽量不离开患者胸壁，以免造成按压点错误。

③按压幅度及频率：为了获得最佳的复苏效果，按压须快速、有力并符合要求；按压应能使患者胸廓下陷大于5cm，每次按压后应快速放松，使胸廓完全回弹，按压与放松时间相等；按压的频率为100～120次/分钟，尽量避免不必要的按压中断。

单人操作时，在首次按压30次后，可实施2次人工通气，即1组。连续实施5组后，可评估按压效果。

（2）婴幼儿的胸外按压方法（体重小于55kg的儿童以及婴幼儿）。

婴幼儿的按压方法与成人有所不同，对于1岁以内的婴幼儿，用食指与中指指尖并拢向下按压。对于1岁以上的儿童，按压方法大致与成人相同。

儿童按压幅度和成人有所不同，为胸廓前后径的1/3，1岁以上的儿童大约4～5cm，1岁以内的婴幼儿大约为4cm。

（3）注意事项。

①保持正确的按压姿势，避免出现幅度忽浅忽深，频率忽快忽慢，防止手臂弯曲，注意配力均匀，确保按压幅度、频率达到要求。

②每次按压应保持按压位置的正确及固定，尽量避免因按压造成患者骨折等并发症。

③避免错误的按压方式，如着力点错误、手臂弯曲、左右倾斜、按压位置错误等。

3. 开放气道（A）

患者处于昏迷时，因肌张力下降，舌体和会厌可能后坠被吸附到咽后壁，造成气道阻塞，此时需及时开放气道。开放气道前，若患者有义齿或呕吐物等，应取下义齿并清理口腔。

常用开放气道的方法有两种：仰头抬颏法和托颌法。无颈部创伤时，一般采用仰头抬颏法；若颈部有损伤，常需采用托颌法，以免造成二次伤害。

（1）仰头抬颏法：简单易学。抢救者以一只手的小鱼际置于患者额头，用适当力量下压患者前额部，使患者头部尽量后仰；另一只手的食指和中指托起患者下颏骨性部分，向上抬颏，使患者的下巴尽量抬起，耳垂和下颌角的连线垂直于水平面，从而打开气道。注意不要压迫下颌下的软组织。双手应同时协调进行。

（2）托颌法：此方法技术难度较大，主要适用于怀疑有脊椎脊髓损伤的患者，一般由专业医务人员实施。

（3）注意事项：清理口腔时，应将患者头部转向一侧，清理完毕后再使头部回正；要保持气道的完全开放；怀疑有颈椎损伤时，不得使用仰头抬颏法。

4. 人工呼吸（B）

人工呼吸就是通过人工方法使空气有节律地进入和排出患者的肺部，达到维持呼吸，解除组织缺氧的目的。

常用人工呼吸方法包括口对口人工呼吸法或气囊通气法。

（1）操作方法。

①清洁呼吸道：在操作前，应清除口腔中的呕吐物、分泌物、血凝块及义齿等，以维持呼吸道通畅。

②口对口人工呼吸：在维持患者气道打开的状态下，抢救者左手捏住患者的鼻孔，右手将患者下颌托起，保持患者口腔打开状态；正常吸气后屏住不呼气，用嘴包住患者的嘴，缓慢吹气，同时，观察患者的胸壁是否隆起；每次吹气时间应大于1秒，通气量约为400～600mL。当观察到患者胸壁明显隆起时即可停止吹气，并松开患者的口鼻。

③按压通气比：在心肺复苏过程中，为避免中断胸外按压，胸外按压与人工通气的比例为30：2，即每30次胸外按压后通气2次；儿童按压通气比为15：2。

在人工通气时，可使用个人保护装置（例如带单向阀的通气面罩或纱布等）以保护抢救者。简易球囊–面罩常用来代替口对口人工呼吸。

（2）注意事项。

防止出现通气过度，避免深吸气和用力吹气；吹气时应保持患者气道处于打开状态，防止气体进入胃肠道，产生胃肠胀气；吹气时要确保患者气道通畅，捏紧患者的鼻翼，紧紧包住患者的口周，呈密封状，防止漏气，吹气结束应松开患者口鼻；既要保证缓慢吹气1秒以上，又要防止通气过短、过猛；使用简易球囊—面罩（2L成人型）通气时，应捏住球囊的尾部，每次通气量约为球囊的1/3左右。

5.AED 除颤（D）

AED是一种便携式的全智能化的医疗设备，可以用于诊断特定的心律失常，并且给予电除颤，非专业医务人员也可使用。

电除颤是终止心室颤动最有效的方法。早期电除颤也是心搏骤停患者复苏成功的关键，电除颤每延迟1分钟，抢救成功的可能性就下降7%～10%。大部分除颤器虽可一次终止心室颤动，但在心室颤动终止后数分钟之内，心脏并不能有效泵血，因此除颤后仍应继续进行心肺复苏，直到恢复自主心律为止。

（1）操作方法。

①电极粘贴位置：根据电极片上的标识，将胸骨电极片贴在右胸上部，一般为胸骨右缘、右锁骨中线下第2～3肋间，心尖电极片贴在左乳头外缘，其上缘距离腋窝大约7cm。

②操作方法：打开AED电源，按照语音提示操作。给予1次除颤后应继续进行胸外按压，在实施5个周期心肺复苏（约2分钟）后进行循环评估。

（2）注意事项。

使用AED时，尽量减少胸外按压的中断；根据语音提示在按下“除颤键”之前，应确保无其他人员接触患者，除颤以后应继续实施胸外按压。

总之，心搏骤停按照C（胸外按压）—A（开放气道）—B（人工呼吸）顺序进行抢救，成人通常应在首次胸外按压30次之后再实施2次人工呼吸，5组一个周期（约2分钟）后，可换人操作，并进行1次循环评估，若自主循环未恢复，继续重复以上操作。当抢救者感觉疲劳，无法保持高质量心肺复苏时，亦可随时换人。AED到达之后，则应立即使用AED除颤。

（三）复苏有效的表现

评估心肺复苏是否有效，主要通过触摸大动脉（如颈动脉、股动脉等）的搏动，并观察患者的面色、瞳孔、呼吸等情况，若恢复自主循环和呼吸即复苏有效。具体表现如下：

（1）可扪及颈动脉搏动。

（2）自主呼吸恢复。

（3）面色、口唇由苍白或发绀转为红润。

（4）瞳孔由散大、固定转为缩小，对光反射恢复。

（5）患者出现呻吟或四肢抽动。

（四）复苏终止的标准

现场心肺复苏应持续不间断地进行，不可轻易做出停止复苏的决定，如符合下列条件，现场抢救者方可考虑终止复苏：

（1）复苏成功。

（2）心肺复苏在常温下持续30分钟以上，患者仍无自主循环和呼吸，专业医务人员到达现场后判定患者已死亡；但儿童患者、溺水及电击伤患者建议延长至1小时。

（3）抢救工作由专业医务人员接手。

六、机上心肺复苏

空中发生旅客呼吸心搏骤停的抢救流程与地面抢救流程一致。但因其环境的特殊性，心肺复苏应在确保飞行安全及其他乘员生命安全的条件下进行，尽量维持患者的基础生命支持，努力寻找旅客中专业医务人员的帮助，取得并记录旅客身份、发病情况。同时应及时报告机长并在着陆前通知地面相关部门。注意完善紧急医学事件报告单等相关文件，详细记录抢救过程，以备查验。机上心肺复苏流程图如图12–2所示。

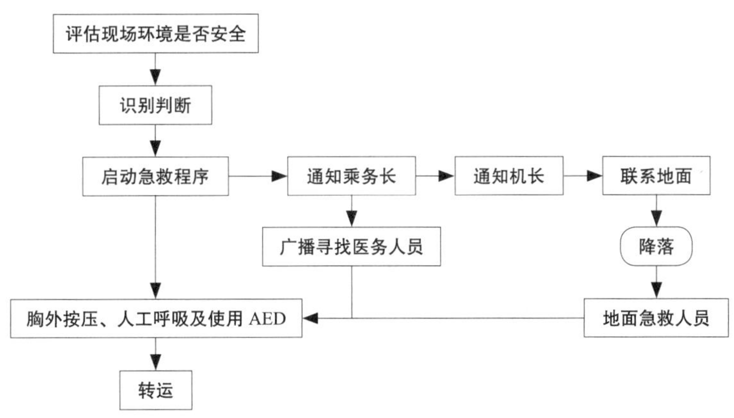

图 12–2 机上心肺复苏流程图

思考题

1.什么是心肺复苏?

2.如何判断实施心肺复苏的时机?

3.高质量的胸外按压须符合哪些条件?

（张九龙 张雪）

第二节　气道异物阻塞与处理

气道是外界气体进出体内的必经之道。急性异物阻塞是一种常见的意外，可导致患者缺氧，甚至昏迷和死亡。生活中气道异物阻塞导致死亡的案例时有报道，航空飞行过程中发生气道异物阻塞也并不罕见。因此，气道异物阻塞的急救应引起重视。

20世纪初，面对气道异物阻塞病例，医师常常采用拍打患者背部，或者将手指伸入患者口腔咽喉去取的方法排除异物，其结果不仅无效，反而使异物更深入呼吸道。直至1974年，亨利·海姆立克（Henry Heimlich）教授公开介绍他所发明的海姆立克急救法（Heimlich Maneuver）。其有效、简单、易学的特点，使其快速传遍全球。

经过数十年的实践，虽然气道异物阻塞的解除方法不断完善，各国面对气道异物阻塞也有不同的指南，但都无法否定海姆立克急救法的成效。我国红十字会与美国心脏协会均将海姆立克急救法作为成人气道异物阻塞的首选急救方法。我国红十字会、地方急救中心都在积极推广这一急救技术，并建议公共服务机构等职员掌握这项急救技能。

一、定义

气道异物阻塞（Foreign Body Airway Obstruction，FBAO）是指异物进入气道内并阻塞气道，从而导致窒息的紧急情况，如不及时处理，数分钟内可导致死亡（图12–3），常发生于老人和儿童。

气道异物阻塞是导致4岁以内儿童意外死亡的主要原因。在美国，每年约有500～2000名儿童因气道异物阻塞死亡，气道异物阻塞入院后死亡率为3.4%；国内报道的入院后死亡率在0.2%～1.0%，尚缺乏入院前死亡率相关资料。

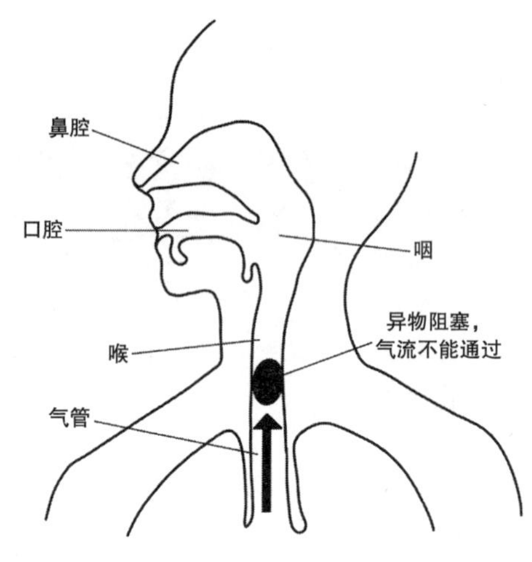

图 12–3　气道异物阻塞示意图

二、诱因

任何年龄阶段的人突然出现呼吸骤停都应该考虑气道异物阻塞的可能。常见的诱因：食用大块且难咽的食物；饮食时说话、谈笑；饮酒后；老人戴义齿或吞咽困难；儿童口含小颗粒状食物或物品。

三、抢救时机

气道完全阻塞时，由于气体无法进入肺部进行交换，血液中的氧浓度随着全身各个组织细胞的消耗而慢慢降低，使得人体的重要器官，如大脑、心脏、肾脏等发生缺氧现象，导致组织细胞坏死、器官功能丧失，继而导致死亡。因此，对于气道完全阻塞的患者，应争分夺秒地解除气道异物阻塞。

部分患者初始时气道部分阻塞，虽气体交换良好，但随着剧烈的咳嗽，异物的形态、位置改变，可能会造成气道完全阻塞；或患者一开始气体交换不良，随着时间的推移，病情逐渐恶化，表现为咳嗽无力或无效咳嗽、乏力，吸气时有高调噪声，呼吸困难加重，发绀等，此时对待这类患者要等同于气道完全阻塞患者。

四、识别

气道异物阻塞根据阻塞气道程度，可分为气道部分阻塞和气道完全阻塞，及时识别是挽救生命的基础。

（一）气道部分阻塞

食物或异物嵌顿于声门或气管内，但未完全阻塞气道，此时患者尚有气体交换，表现为突然剧烈咳嗽，咳嗽停止时可见喘息、呼吸急促。

（二）气道完全阻塞

当异物完全阻塞气道时，患者常常不能讲话，不能咳嗽或呼吸，面容痛苦，单手或双手不由自主地以拇指和食指呈“V”形掐住颈部（又称海姆立克征象）（附图4）。一旦出现这一典型的征象，救助人员要立即识别，马上询问患者是否被异物噎住。如果患者点头，而不能用语言回答，说明患者存在气道完全阻塞。

五、解除方法

对于气道部分阻塞的患者，只要气体交换良好，应鼓励患者用力咳嗽、自主呼吸，救助人员不宜干预患者自行排除异物的努力。同时救助人员应全程守护在患者身旁，监视患者的情况，如果气道部分阻塞仍不能解除，应立即联系医院，启动急救医疗服务体系。

对于气道完全阻塞的患者，应争分夺秒地解除气道异物阻塞。海姆立克急救法是目前运用最多的解除气道异物阻塞的方法。

海姆立克急救法的原理：冲击腹部时，膈肌下的软组织因被突然冲击，产生向上的压力，压迫两肺的下部，从而驱使肺部残留空气形成一股带有冲击性、方向性、长驱直入气道的气流，将堵住气管、喉部的异物冲出，从而使人获救。其他急救手法原理与之类似。

下面介绍不同人群出现气道完全阻塞时的解除方法。

（一）成人气道异物阻塞的解除方法

1. 腹部冲击法（海姆立克急救法）

（1）腹部冲击法（站立位）。

对于意识清醒的站立位或坐位患者，可采用此方法，具体操作方法如下：

①救助人员应迅速站在患者身后，脚呈弓步状，前脚位于患者双脚中间，让患者身体前倾，头微抬，口张开。

②救助人员一手握拳，握拳手拇指侧紧紧顶住患者剑突与肚脐间的腹中线部位，另一只手紧抓握拳的手，双手同时用力，快速向内、向上反复进行冲击，直至异物从气道排出。

③如果施救过程中患者出现意识丧失，应立即实施心肺复苏。

（2）腹部冲击法（卧位）。

对于意识清醒的处于卧位、行动不便或站立位手法不便于操作的患者，可采用此方法，具体操作方法如下：

①让患者取仰卧位，开放其气道，救助人员面对患者，骑跨在患者大腿两侧。

②将一只手掌根部顶住患者剑突与肚脐间的腹中线部位，救助人员双手重叠、伸直，用身体的重量，快速向前、向下反复进行冲击，直至异物从气道排出。

③如果施救过程中患者出现意识丧失，应立即实施心肺复苏。

2. 自行腹部冲击法

如气道异物阻塞患者周围无其他人员，患者本人切忌慌张，应保持镇静，同时用以下方法进行自救。

（1）患者本人可一手握拳，握拳手拇指侧紧紧顶住自己的剑突与肚脐间的腹中线部位，另一只手紧抓握拳的手，双手同时用力，快速向内、向上反复进行冲击，直至异物从气道排出。

（2）患者也可以借助一个大小、形态合适的坚固物体，如桌子边缘、椅背、扶手栏杆等，用其抵住上腹部，反复用力冲击，直至异物从气道排出。

3. 胸部冲击法

对于过度肥胖的患者或晚期妊娠者，救助人员无法环抱其上腹部时，可采用胸部冲击法对其进行急救，具体操作方法如下：

（1）救助人员应迅速站在患者身后，双手从患者腋下穿过。

（2）一手握拳，握拳手拇指侧紧紧顶住患者胸部中线，避开剑突与肋骨下缘部位，另一手紧抓握拳的手，双手同时用力，快速向内反复进行冲击，直至异物从气道排出。

（3）如果施救过程中患者出现意识丧失，应立即实施心肺复苏。

（二）儿童气道异物阻塞的解除方法

儿童出现气道异物阻塞时，特别是婴幼儿，因不能准确表达，无法及时呼救，此时应密切注意患儿的表现，如出现不能啼哭、手舞足蹈、剧烈咳嗽、面色苍白、口唇和皮肤发绀等，需考虑气道异物阻塞。如果患儿咳嗽有力，应鼓励其连续咳嗽，直至异物从气道排出；如果患儿咳嗽无力或呼吸明显困难，应立即采取解除气道异物阻塞的措施。

1. 拍背 / 压胸法

对于1岁以内的婴儿，推荐使用拍背/压胸法。具体操作方法如下：

（1）救助人员取站位或坐位，使患儿面部朝下，躯干置于救助人员前臂（坐位时，救助人员前臂可放于大腿上），该手拇指与食指呈“V”形固定住患儿下颌骨，使患儿颈部后伸，保持头低脚高位，另一手以掌根部在患儿背部两肩胛区之间的部位用力叩击5次。

（2）拍背后将该手置于患儿背部，手掌托住患儿头颈部，小心将患儿翻身，保持头低脚高位，检查其口腔，如有异物，及时清理。

（3）如背部拍击没有清除异物，保持该姿势，使用两个手指（食指与中指），对患儿胸部进行5次快速按压，位置与胸外按压相同。

（4）再次检查患儿口腔，如有异物，及时清理，如无异物，继续重复步骤（1）～（3），直至异物从气道排出。

2. 海姆立克急救法

对于1岁以上的儿童，建议使用海姆立克急救法，具体操作方法与成人相同。

（三）意识丧失患者气道异物阻塞的解除方法

1. 解除气道异物阻塞中的意识丧失

救助人员在救助气道异物阻塞患者时，无论任何阶段患者出现意识丧失，都应在第一时间对患者实施心肺复苏。成人心肺复苏按照30：2的按压/通气比例进行操作。

2. 对已有意识丧失患者的处理

若救助人员发现患者时，患者已处于意识丧失状态，救助人员不知道患者发生了气道异物阻塞，只有在通气数次后才可发现。如通气时阻力过大或患者胸廓无起伏，应考虑到气道异物阻塞。可采取以下方法：

（1）在心肺复苏过程中，如有第二名救助人员，应一名实施救助，另一名求救急救医疗服务体系。

（2）如果可以看见口咽部的异物，可尝试用手指清除。

（3）如果心肺复苏通气时患者胸廓无起伏，应重新摆放头颈部位置，正确开放气道，再次尝试通气。

（4）如果异物清除困难，心肺复苏通气时一直未见胸廓起伏，应考虑进一步的抢救措施以开通气道，如Kelly钳、Magilla镊、环甲膜穿刺/切开术等。

（5）如果异物清除、气道开放后患者仍无呼吸，需继续进行人工呼吸。再次检查患者大动脉搏动情况，如无大动脉搏动，继续进行胸外按压。

（四）注意事项及并发症

以上介绍的几种常见急救手法，虽卓有成效，但也可能会产生一些并发症，如肋骨骨折、腹腔和胸腔的脏器破裂或撕裂、主动脉夹层、大动脉支架移位等。因此，如非紧急情况，一般不采用以上手法进行救助。如对于气道部分阻塞且气体交换良好的患者，应鼓励其用力咳嗽，致使异物从气道排出；不可在无专业人员指导的情况下，在真人身上自行练习。

环甲膜穿刺/切开术为非常规的、有创的紧急抢救措施，需由医学专业技术人员实施，其目的是挽救患者的生命。实施环甲膜穿刺/切开术需要一定的医疗器械，如机载应急医疗箱内配备的注射器、机载急救箱内配备的医用剪刀等。

六、预防与履职要求

（一）预防

气道异物阻塞是可以通过预防而避免的，常见的预防措施：进食时细嚼慢咽，尤其是戴义齿者；咀嚼或吞咽食物时，避免交谈或大笑；避免酗酒；阻止儿童口含食物时玩耍、跑跳；阻止儿童将玩具等异物放入口中；将易吸入气道的物品放置于婴幼儿拿不到的地方；不宜给儿童吃质韧而滑或需要长时间咀嚼的食物（如果冻、小颗粒状的坚果等）。

（二）履职要求

根据《大型飞机公共航空运输承运人机载应急医疗设备配备和训练》（AC-121-102）规定，气道异物阻塞的急救属于特需应急医疗训练内容，要求客舱乘务员掌握其基本操作，并且要求客舱乘务员至少每12个日历月接受一次特需应急医疗训练，训练时长至少12小时，其中操作演示和技能实践不少于6小时。

思考题

1.海姆立克急救法是适用于什么情况的快速抢救手法？

2.什么是海姆立克征象？海姆立克急救法如何操作？

3.对于气道异物阻塞已陷入昏迷的患者，除实施心肺复苏外，是否需要用卧位海姆立克急救法进行急救？为什么？

4.针对气道异物阻塞的孕妇，应该用什么手法进行急救？

5.实施拍背/压胸法时，拍背与压胸的具体部位在哪？

（蒲杨）

第三节　创伤急救

创伤在急诊中比较常见，创伤急救是急诊医学的重要组成部分。随着科学技术的进步，交通业、工业、建筑业等行业的高速发展，由创伤导致的死亡人数正逐年增多。近年来，飞机客舱内发生的创伤也屡见不鲜。

根据国际航空运输协会的统计，自1989年以来空中颠簸事件报告逐年增加，在飞机爬升、巡航、下降、进场的阶段都可能因颠簸发生乘员受伤，严重的颠簸可能导致乘员重伤甚至危及生命。如果空勤人员在颠簸结束后能够第一时间对患者进行有效处置，可以为后续的治疗争取宝贵的时间，对挽救患者生命、降低伤残程度和避免伤情恶化都有重要的意义。因此，空勤人员有必要熟练掌握创伤急救的基本技术。

一、定义

创伤是指致伤因素作用于人体所造成的人体解剖结构的破坏和生理功能障碍。广义的创伤是指机械、物理、化学或生物等因素造成的机体损伤；狭义的创伤是指机械性因素造成的组织连续性破坏和功能障碍。

创伤的分类方法有很多，按致伤因素，可分为切割伤、刺伤、挤压伤、撕裂伤、烧烫伤、冲击伤、擦伤等；按受伤的部位和器官，可分为颅脑伤、胸部伤、腹部伤、骨折、软组织伤等；按伤口处皮肤黏膜完整性，可分为开放性损伤和闭合性损伤；按伤情轻重，可分为轻伤、中伤、重伤等。

人体在遭受创伤后会出现一系列局部和全身的病理变化。局部的病理变化除了创伤直接造成的组织破坏和功能障碍，主要是创伤性炎症、细胞增生和组织修复。创伤后的全身性反应则是机体对各种刺激因素的防御、代偿或应激效应，为维持自身稳定所需要。一般而言，较轻的创伤如小范围的浅部软组织挫伤或切割伤，全身性反应轻微；较重的创伤则有明显的全身性反应，而且容易引起并发症。

二、病因

造成人体创伤的原因有很多，一般情况下创伤并不是疾病本身因素导致的，而是由外部非疾病因素引起，如交通事故、跌倒、火器、化学物、机械性损伤等，所有可以破坏人体组织器官结构完整性或导致功能障碍的因素都可以是创伤的病因。

三、抢救时机

创伤的抢救时机与创伤的部位、类型、程度等相关，不同的创伤对人体造成的伤害不一样，抢救的黄金时间也不尽相同。严重的创伤会造成运动、循环、呼吸、神经等系统的损伤和功能障碍，导致功能受损、致残，甚至死亡。

创伤后如果能第一时间对患者进行急救，维持患者循环、呼吸功能，纠正休克，并及时对受伤部位进行有效保护和处置，对挽救患者生命、降低伤残程度和避免伤情恶化都有重要的意义。

四、识别

（一）创伤的诊断

诊断创伤主要是明确损伤的部位、性质、程度、全身性变化及并发症，特别是原发损伤部位相邻或远处内脏器官是否损伤及其严重程度。因此，需要详细地了解受伤史，仔细地进行全身查体，并充分借助辅助检查得出全面、正确的诊断。

（二）创伤常见的临床表现

创伤可导致不同组织器官的损伤，如皮肤破损、血管破裂、神经损伤、骨折、颅脑损伤、脏器破裂等，这些损伤常常会伴随局部表现和全身表现。局部表现包括疼痛、肿胀、出血、功能障碍、组织损伤等；全身表现主要是人体对创伤的全身性反应，有代谢、内分泌和循环等方面改变，严重的创伤可表现为感染、休克、急性肾衰竭和急性呼吸窘迫综合征等。

（三）创伤的检查

1. 初级评估

创伤的初级评估分为A、B、C、D、E五个步骤。

（1）A：气道管理。判断患者能否说话、呼吸是否费力、气道有无梗阻、颈椎有无受伤。

操作方法：提下颌，清理口鼻分泌物，观察是否有义齿或其他异物，保证呼吸道通畅，同时保护颈椎。

（2）B：呼吸管理。进行呼吸管理时，应再次评估气道情况，确认气道是否通畅、呼吸是否正常。如果呼吸不正常，应考虑采用紧急措施。

操作方法：充分暴露患者胸廓，观察胸壁活动情况、气管位置、静脉扩张性及对胸部进行听诊和叩诊，以判断是否存在血胸、气胸等情况。

（3）C：循环管理。实施循环管理时，应再次检查氧供、气道、呼吸等情况。

操作方法：应观察患者意识状态，监测血压、脉搏、皮肤光泽等指标，判断其循环情况，视情况进行止血、建立静脉通道等处置。

（4）D：神经损伤程度评估。迅速做出神经系统功能评估，如是否对呼叫有反应、对疼痛有无语言应答。

操作方法：应参考格拉斯哥昏迷评分（GCS）对患者进行评估，主要包括睁眼反应、语言反应和肢体运动三个方面的评估。

（5）E：暴露与环境控制。对患者的全身进行快速检查，主要检查腹部、脊柱、头部、骨盆、肢体、动脉等有无损伤。

操作方法：迅速脱去患者所有外衣使其完全暴露，然后进行全身检查，若存在伤口，应检查患者伤口的形状、大小、边缘、深度及污染情况，出血的性状，外露组织，异物存留及伤口位置等，检查完毕后应采取加盖被服、升高环境温度等方法对患者进行体温保护。

应在2～5分钟内完成ABCDE的初级评估，如果病情有变化，必须重新实施ABCDE评估。

2. 常用的辅助检查

（1）X线检查：可以了解患者的骨折、气胸及空腔脏器破裂等情况。

（2）CT检查：可以了解患者的颅脑损伤情况及全身各器官、骨骼情况。

（3）MRI检查：对于患者的脊髓损伤和其他软组织损伤情况的评估效果优于CT检查。

（4）穿刺检查：对判断胸、腹腔内实质性脏器和空腔脏器的损伤都有一定的意义。

（5）超声检查：可对实质脏器形态、大小及腹腔积液等情况做初步探查。

（6）血常规：可以判断患者的失血、感染等情况，为患者创伤的严重程度和并发症发生提供依据。

（7）尿常规：可判断患者泌尿系统情况。

（8）血生化：可提示电解质紊乱情况、评估肝肾功能等。

五、创伤的院前急救

创伤的治疗可分为院前急救和院内治疗。院内治疗由医学专业技术人员完成，主要目的是修复损伤的组织器官、恢复其生理功能，以及治疗创伤的并发症。

院前急救的主要目的是抢救生命、减少伤残并为后续的院内治疗赢得时间。非医务人员只需掌握创伤基础生命支持，主要包括现场心肺复苏、止血、包扎、固定和搬运。

（一）现场心肺复苏

对有呼吸困难或呼吸停止的患者，应紧急开放气道、人工呼吸，呼吸心搏骤停者立即行胸外按压，详见第十二章第一节。

（二）止血

血液是人体维持生命最重要的物质之一，急性出血是创伤后早期致死的主要原因。一个成人的血液约占体重的7%～8%。当血液流失超过全身血量的20%以上时，可出现明显症状甚至休克；当血液流失达全身血量的40%以上时，就有生命危险。

1. 现场止血方法

常用的现场止血方法主要有指压止血法、加压包扎止血法、止血带止血法等。当发生创伤出血时首先要准确判断出血部位、出血性质和出血量，然后选择用何种止血方法。

（1）指压止血法：为短暂应急的止血措施，适用于头部及四肢的动脉出血。其方法为用手指压在出血近心端的动脉处，将动脉压迫闭合在骨面上，阻断血流，以起到临时止血的作用。

（2）加压包扎止血法：为急救中最常用的止血方法，适用于体表小动脉、静脉及毛细血管的出血。方法是先用多层敷料盖住伤口，后用绷带或三角巾进行加压包扎，以达到止血的效果。

（3）止血带止血法：适用于四肢动脉出血的急救。操作方法是使用各种类型的止血带绑扎在伤口近心端，压迫动脉起到止血作用。

2. 注意事项

使用指压止血法时应注意按压出血动脉的近心端，指压止血法仅适用于临时止血，较长时间的止血应及时改用其他止血法。

使用加压包扎止血法时应注意使用的敷料应尽量保证无菌且范围超过伤口，包扎时应注意松紧度适宜，打结时应尽量避开伤口处，定时检查局部血液循环情况。

使用止血带止血时应在肢体上放置衬垫；注意绑扎的松紧度，既不能过松，也不能过紧，过松起不到止血效果，过紧则容易导致机体缺血坏死；做出显著标志，注明时间。止血带的使用时间以1小时以内为宜，必须延长时间时应保证每半小时至1小时放松1～2分钟，且使用时间一般不超过4小时。

（三）包扎

伤口是病原体入侵人体的门户，如果伤口被病原体污染，就可能引起感染，甚至危及生命。创伤发生后如果没有条件对伤口进行及时的清创处理，那么临时对伤口进行包扎处理就尤为重要。包扎可以保护伤口创面，减少伤口被感染的风险，同时也能起到止血、镇痛等作用。

1. 包扎的方法

常见的包扎方法有绷带包扎法和三角巾包扎法。绷带包扎法一般用于四肢和关节的包扎；三角巾包扎法适用于各种伤口和大面积创伤的包扎。在紧急情况下也可选用干净的毛巾、衣物、床单等代替绷带和三角巾。

2. 注意事项

包扎时应先用无菌敷料覆盖创面，应注意根据受伤部位和性质选择合适的材料和包扎方法，包扎应松紧适宜，打结时应注意避开伤口，包扎后应定时观察伤口周围情况。四肢包扎时，要暴露出指（趾）末端，以便随时观察肢端血液循环情况。

（四）固定

创伤后若出现肢体畸形、反常活动、骨擦音或骨擦感，应考虑存在骨折的可能。当存在骨折时，骨折断端的移位可能损伤周围血管、神经等组织，为减轻患者痛苦、方便安全地转运，避免二次伤害，应对其骨折部位进行固定。要注意的是，除全身的各部位的骨折外，广泛或严重的软组织损伤也需进行固定。

1. 固定方法

固定主要是采用夹板、颈托、担架等医疗器材对患者伤处进行固定，四肢骨折固定所需夹板的长度与宽度，应与骨折肢体相匹配，其长度一般需超过上下两个关节。紧急情况下也可就地取材，如使用竹板、树枝等代替，也可将患者的患肢固定在健肢或躯干。固定时还需使用敷料、绷带、三角巾等物品。

2. 注意事项

固定前不要盲目对骨折端进行复位，以免加重损伤；固定时应先检查需固定的部位有无开放性伤口，若有伤口应先行止血、消毒和包扎；固定前应先用棉花、布料等软性物质铺垫在夹板内侧，以免损伤皮肤；用绷带固定夹板时应注意从骨折远心端向近心端缠绕，以免引起局部水肿；固定时还需注意松紧适宜，避免固定过紧发生肢体缺血。

（五）搬运

搬运是将患者从不安全的现场环境转移至安全环境或者将经过初步救治后的患者转运至医院进行高级救治。搬运患者的基本原则是及时、安全、迅速地将患者转运至安全的目的地，防止再次损伤。现场搬运常采用徒手搬运或就地取材制作简单的临时搬运工具，切记不要为寻找专业的搬运工具贻误转运时机。

1. 搬运方法

常用的徒手搬运法有单人搬运法和多人搬运法，器械搬运主要是指担架搬运法。要根据患者伤情选择适当的搬运方法和工具来转运患者，如颈椎损伤的患者要先进行颈椎的固定再行搬运，又如胸腰椎损伤的患者要3～4人同时搬运并保证动作步调一致。

2. 注意事项

搬运时要注意一些特殊的患者的搬运方法。如对于内脏脱出的患者，需将其双腿屈曲，使腹肌放松，以免内脏再脱出；对于昏迷的患者，要使其侧卧于担架上，使头偏向一侧并随时观察其生命体征，以免误吸导致窒息；对于开放性气胸的患者，应取半坐位搬运。

根据机上的特殊环境和机载应急医疗设备配备情况，本书将在操作实践章节（第十三章）详细介绍创伤院前急救的具体操作方法。

六、预防

创伤的预防主要有以下几个方面：

（1）宣传创伤对身体健康造成的影响及预防创伤的必要性，提高大家的安全意识。

（2）强化安全生产制度，避免生产中发生的创伤。

（3）生活中要防止意外创伤的发生，做好自我保护措施，远离可能造成创伤的因素。

思考题

1.创伤初级评估有哪几个步骤？

2.创伤的基础生命支持技术包括哪些？

（郭万立）

·第十三章　操作实践·

操作实践是学习阶段重要的实践性教学环节，是理论与实践相结合的重要方式，也是本教材的重要章节之一。

本章将借助教师的标准示范、一定的实验器具（材料）介绍心肺复苏、创伤急救、缺氧体验等内容，旨在帮助空勤人员更深刻地理解前文所介绍的理论知识，掌握单人心肺复苏术的操作方法、AED的使用方法，了解各类止血、包扎、固定、搬运方法的使用场景及具体操作方法，体验高空缺氧对机体及工作能力的影响，同时，提高空勤人员实际操作能力和应急救护能力。

第一节　心肺复苏

一、实习目的

通过本实习熟悉心肺复苏的流程，掌握初级单人心肺复苏术的操作方法，熟悉AED的使用方法。

二、实习要求

（1）掌握胸外心脏按压、开放气道和口对口人工呼吸的操作要领及注意事项。

（2）熟悉使用AED的注意事项。

三、实习器材

心肺复苏人体模型、无菌纱布、自动体外除颤仪模型。

四、实习流程

（一）教师示范

由教师在心肺复苏人体模型上示范心肺复苏的标准操作，包括环境判断、识别、呼救、胸外按压、开放气道、口对口人工呼吸、复苏后评估、AED的操作演示等，以30：2的比例完成5组操作。

（二）集中讲解

主要讲解流程中各个步骤的技术要点、注意事项和常见错误。

（三）学生分组练习

学生按照预先分组，在心肺复苏人体模型上练习，熟悉各个流程的操作要领及相互配合。

（四）操作考核

每个学生按照教师示范标准在心肺复苏人体模型上进行全部流程操作，教师按其完成质量给予评分。

五、操作步骤说明

（一）判断环境是否安全

操作者通过环顾左右、上下，即看天、看地、看四周，观察有无触电、水淹、外伤等安全隐患。

（二）识别患者意识状态

心肺复苏人体模型（以下简称患者）仰卧于硬质平面上，操作者跪于患者右侧，通过下列动作判断患者有无反应。

轻拍重呼：操作者双手轻轻拍打患者的双肩，同时靠近患者耳边大声呼喊，“你怎么啦”“你哪里不舒服”等，观察患者反应、面色及瞳孔。

（三）启动应急反应系统

（1）大声呼救，“快来人呀……”

（2）拨打急救电话，如120，并简短说明发生状况，如“在……有1名患者突然倒地，无意识……”等。

（四）判断呼吸和脉搏

操作者通过下列动作来判断患者有无呼吸和脉搏，这些动作同时进行，时间不超过10秒。

（1）用一侧耳朵贴近患者口、鼻部听呼吸声音，感觉有无气息吹出，并观察胸廓是否起伏。

（2）用一手食指和中指触摸患者一侧颈动脉搏动处，甲状软骨（男性喉结）外侧0.5～1.0cm处，气管与胸锁乳突肌间沟内，通过手指指腹感觉有无脉搏，判断时间为5～10秒（即默数1001、1002、1003……）。

（3）如患者无脉搏、无呼吸、无反应，立即进行心肺复苏。

（五）胸外按压（C）

（1）确认患者于硬质平面，使其头、颈、躯干在同一轴线，双手位于两侧，身体无扭曲，操作者跪在其右侧，左膝外侧与其肩膀齐平。

（2）松解患者的裤腰带及外衣、领带等束缚，暴露胸壁。

（3）定位：胸骨剑突凹陷处，男性即双乳头连线的中点。

（4）实施按压。操作者用一只手掌的掌根部置于按压点，另一只手掌根部叠放其上，将上方手掌手指紧扣于下方手掌的指间，下方手掌手指向上翘起，双臂伸直，使肩、肘、腕关节位于同一轴线上，并与患者矢状面重叠，且垂直于水平面，使自己的上半身置于患者上半身的正上方，以髋关节作为支点，用上半身重力垂直下压，首次按压30次，边按压边数01、02、03、04、05、…、27、28、29、30。按压的幅度为使患者胸廓下陷大于5cm，频率为100～120次/分钟，按压时间与放松时间相等。放松时使胸廓完全回弹，手掌不离开胸壁。

（六）开放气道（A）

胸外按压30次后，开放气道。

（1）检查患者有无颈部损伤，无损伤则进入下一步。

（2）清除患者口鼻腔异物，以通畅气道。即将患者头部侧向一侧，用手指缠上纱布清理患者口腔异物，并取下患者义齿，再将患者头部回正。

（3）用仰头抬颏法开放气道，操作要点：使患者头部尽量后仰，下巴尽量抬起，耳垂和下颌角的连线垂直于水平面。

（七）口对口人工呼吸（B）

在保持气道打开的状态下，实施口对口人工呼吸。

（1）操作者正常吸气后，屏住呼吸，一手捏住患者的鼻子，用自己的嘴包住患者的嘴，可在患者的嘴上覆盖纱布，以保护操作者。

（2）缓慢吹气，吹气时间大于1秒，通气量约为400～600mL，边吹边观察患者的胸壁是否隆起。

（3）当观察到患者胸壁隆起时，立即松开口鼻，再重复操作一次。

（八）胸外按压和通气

按30∶2的比例，做5组，约2分钟，评估复苏效果。

（九）评估

（1）颈动脉，如“颈动脉搏动恢复”。

（2）呼吸，如“自主呼吸恢复”。

（3）末梢循环，如“口唇、甲床、面色由苍白变为红润”。

（4）瞳孔，如“瞳孔由散大变为缩小”。

（5）血压，如“收缩压应在60mmHg以上”。

（十）报告复苏成功

整理患者衣服，将患者置于恢复体位，即侧卧位。操作完毕。

（十一）AED的操作

（1）AED送达。

（2）打开电源。

（3）粘贴电极。胸骨电极粘贴于右锁骨中线下第2～3肋间，心尖电极粘贴于左乳头外侧，其上缘距离腋窝7cm。

（4）按下分析心律键。自动分析有无心室颤动。

（5）按语音提示按下除颤键，在按下除颤键之前，通过喊“离开”，确认无人接触患者。

六、讲评与讨论

（一）讲评

实习考核结束之后，集中讲评优点和错误，并开展讨论。

（二）讨论

（1）单人或双人实施心肺复苏时的注意事项。

（2）双人心肺复苏时的配合。

（3）心肺复苏时换人的时机。

（张九龙）

第二节 创伤急救

一、实习目的

通过本实习课程熟悉创伤急救的流程，熟练掌握止血、包扎、固定及搬运技术的操作方法。

二、实习要求

掌握止血、包扎、固定及搬运技术操作要领及注意事项；熟悉伤情的判定及各种技术的使用指征。

三、实习器材

人体模型、无菌纱布、绷带、三角巾、止血带、夹板、颈托、担架等模型及器材。

四、实习流程

（1）教师示范：由教师在人体模型上示范不同部位出血及伤口的处理方法，包括识别伤口、伤情及考虑应采取的急救处理措施。

（2）集中讲解：介绍各种实习器材及讲解具体的使用方式。

（3）学生分组练习：学生按照预先分组，在人体模型上练习止血、包扎、固定及搬运技术的操作要领及相互配合。

（4）操作考核：每个学生按照教师的标准操作示范在人体模型上操作，教师按其完成标准度给予评分。

五、操作方法

（一）止血

1. 指压止血法

指压止血法一般用于头面部、颈部及四肢的动脉血管出血，操作方法主要为用手指压迫出血血管的近心端，使其受压闭合从而阻断血流，达到止血目的。

（1）头部、前额出血：用手指按压出血侧耳前方约一指处的颞浅动脉搏动点。

（2）面部出血：用手指按压出血侧下颌骨下缘与咬肌前缘之间的颌下动脉搏动点。

（3）肩部及上臂出血：用手指按压出血侧锁骨上窝内侧1/3处锁骨下动脉搏动点。

（4）前臂出血：用手指按压出血侧上臂内侧中部肱二头肌沟处肱动脉搏动点。

（5）手指出血：用两手指按压出血手指近心端指节的两侧指动脉。

（6）下肢出血：用大拇指用力按压出血侧腹股沟中点下方的股动脉搏动点。

（7）足部出血：用两指分别按压出血侧小腿远端前方和内踝后方的胫前、胫后动脉搏动点。

2. 加压包扎止血法

加压包扎止血法是用多层无菌敷料盖住伤口，再用绷带或三角巾进行加压包扎，以达到止血的效果。包扎时应注意松紧度，以既能起到止血的作用又不影响肢体供血为宜。

3. 止血带止血法

止血带止血法适用于四肢较大的肢体动脉出血的急救。操作方法是采用橡皮止血带、卡扣式止血带等绑扎在伤口近心端（如上肢出血应绑扎在上臂上1/3处、下肢出血应绑扎在大腿上1/3处），压迫动脉起到止血作用。

（1）橡皮带止血法：用纱布或其他软性材料垫于出血肢体近心端，用左手持止血带头端、右手持尾端拉紧止血带，在衬垫外缠绕肢体2～3周后将尾端反折到缠紧的止血带下方固定。

（2）卡扣式止血带止血法：其使用方法相比橡皮止血带更为简便，用纱布或其他软性材料垫于出血肢体近心端，将卡扣式止血带缠绕于衬垫外，收紧止血带即可。

（二）包扎

1. 绷带包扎法

（1）环形包扎法：此方法常作为其他包扎方法的起始和结尾，以及用于腕部、颈部、掌部、跖部、踝部等周径相同且创口较小处的包扎。其方法为将绷带的头端斜行固定于创口处，持另一端绕肢体缠绕1～2周，将露出的头端斜角反折，再次进行缠绕数周后固定。

（2）螺旋反折包扎法：先用环形包扎法进行起始段固定，然后沿肢体进行螺旋缠绕，待缠绕至渐粗部位，将每圈绷带反折，盖住前一圈的1/3～2/3，反折时用一手手指压住反折处，另一手进行缠绕和拉紧（注：反折处应避开创口和骨性突出的部位）。

（3）“8”字包扎法：“8”字包扎法多用于关节部位的包扎，其操作方法是在关节上方用环形包扎法缠绕数圈固定，然后沿关节斜行缠绕至关节下方，在关节下方缠绕1～2圈后再由下至上重复进行“8”字来回缠绕。

2. 三角巾包扎法

（1）帽式包扎法：适用于头顶部出血。其方法为将三角巾的底边向外反折一部分，折缘置于前额齐眉，三角巾顶角越过头顶垂于脑后，两个底角由耳上绕至脑后枕骨粗隆处交叉并反折向前，再将两底角在前额处打结，最后将脑后下垂的三角巾向上翻折塞入交叉处。

（2）双眼包扎法：将三角巾底边反折成三指宽，中点放于枕部下方，两端从而下绕至鼻梁上方交叉盖住双眼，而后将两端从双耳上方绕至枕部打结固定。

（3）面部包扎法：将三角巾顶角在头顶部打一结往下套住下颏，提住两侧底角将底边拉向枕后，在枕部交叉后压住底边再经两耳上缘绕至前额打结，包扎结束后在眼、耳、口、鼻处剪孔露出。

（4）单肩包扎法：将三角巾一底角放在对侧腋下，顶角盖住肩部，用顶角系带缠绕上臂三角肌处固定，再将另一底角上翻并拉向背部，最后将两底角在对侧腋下进行打结固定。

（5）手部包扎法：将三角巾中心平铺于手掌下，顶角朝向手指，底边横于手腕，反折顶角使顶角折回手背，两底角绕到手背交叉后围绕腕部缠绕一周后打结。

（6）足部包扎法：将三角巾中心平铺于足底，顶角朝向足跟侧，足趾朝向底边，提起顶角系带于一侧底角绕小腿打结，再将足下另一底角反折包绕足背后绕踝打结固定。

（三）固定

1. 脊柱骨折的固定

（1）颈椎骨折：通常采用医用颈托进行固定。急救现场无颈托时可使患者仰卧于担架或木板正中，在枕部垫上一薄枕，头两侧各垫一被服卷，再用一条布带通过患者前额将患者头部固定于担架或木板上。

（2）胸、腰椎骨折：使患者平直仰卧在担架或木板正中，用绑带将患者的胸、腹、髂、下肢、踝固定于担架或木板上，使其不能左右转动。

2. 四肢骨折的固定

（1）上臂骨折：将夹板置于骨折上臂外侧，夹板长度应超过肩、肘关节，用绷带对夹板进行固定，然后把三角巾叠成燕尾式将患侧前臂悬吊于胸前，将三角巾两底角绕于颈后打结，再用另一条三角巾包绕骨折的上臂后，在健侧腋下进行打结固定。

（2）前臂骨折：将夹板置于骨折前臂外侧，夹板长度应超过肘、腕关节，用绷带对夹板进行固定，然后把三角巾叠成燕尾式将患侧前臂悬吊于胸前，将三角巾两底角绕于颈后打结，再用另一条三角巾包绕患肢上臂后在健侧腋下进行打结固定。

（3）股骨骨折：用长夹板置于患肢外侧的足跟至腋下，短夹板置于患肢内侧的足跟至大腿根部，用绷带或三角巾进行内外夹板的固定。

（4）小腿骨折：用两块夹板置于小腿内外侧，夹板长度应超过足跟与膝关节，用绷带或三角巾进行内外夹板的固定。

（四）搬运

1. 徒手搬运法

徒手搬运法适用于短距离和需紧急抢救的患者，分为单人徒手搬运法、双人徒手搬运法和多人徒手搬运法，其中单人和双人徒手搬运法不适用于骨折特别是脊柱骨折的患者。

（1）单人徒手搬运法：主要有扶行法、手抱法、背负法及拖行法等。

（2）双人徒手搬运法：主要有双手坐抬法、三手坐抬法、四手坐抬法、双人拉车式等。

（3）多人徒手搬运法：适用于脊柱骨折的患者，方法是患者仰卧于一平面，3名搬运者分别单膝跪于患者未受伤一侧的肩、臀、膝部（若有4名搬运者，可采取1人跪于3人对侧，在患者的躯干部进行操作），搬运者双手小心地穿过患者背侧分别抱住患者的头颈、肩、背、臀、膝、踝，待双手完成固定姿势后搬运者同时缓缓站立抬起患者，齐步前行，保证患者的躯干在运送过程中不被扭曲或弯曲。需特别注意的是，颈椎受伤的患者应有专人负责头颈部的固定。

2. 担架搬运法

担架搬运法：院前急救最常用的担架搬运法，常见的担架类型有普通担架和轮式担架，上下担架的方法为多人徒手搬运法，上下担架时注意动作协调一致、轻起轻落，用担架自带绑带固定患者肢体，避免其肢体伸出担架外，颈椎受伤的患者需用颈托固定头部，用普通担架搬运患者时搬运者应做到步调一致、平稳前行。

六、讲评与讨论

（一）讲评

实习考核结束之后，集中讲评优点和错误，并开展讨论。

（二）讨论

（1）不同部位止血方式的选择及相关注意事项。

（2）在实际救治过程中，创伤急救四大技术应如何灵活使用以尽可能保证救治的安全性及有效性？

（郭万立）

第三节　缺氧体验

一、体验目的

飞行员低压舱缺氧体验是指通过低压舱模拟高空缺氧环境，使飞行员体验缺氧对机体的影响，了解缺氧对机体工作能力的影响，熟悉个人在缺氧环境中自我感觉特点和症状。

二、体验方法

（1）中国民用航空飞行学院高原航空医学研究中心高低压氧舱群平台现场讲授。

（2）分组体验和讨论。

三、体验器材

缺氧体验采用中国民用航空飞行学院高原航空医学研究中心高低压氧舱群平台。该舱群由飞行员高空缺氧模拟训练低压舱、航空适应性训练与体能筛查舱、睡眠监测舱等6类舱群组成。其中最具民用航空高（高）原研究特色的是飞行员高空缺氧模拟训练低压舱。该舱群的设计源于川航“5·14”事件，针对空中突发事件引起座舱失密封失压对飞行安全的影响，以及高原环境对高原从业人员健康的危害与影响，创新性地提出了在低压状态（失密封）模拟飞行训练的设计理念，将飞行训练器设计进低压舱内。

四、体验步骤

（一）准备工作

（1）对体验人员进行身体检查（必须有近期心电图检查结果），确认身体状况良好，可以参加体验；向体验人员讲解体验程序、目的，在“上升”过程中应注意的事项，掌握鼓室内外压力平衡的方法，训练其使用氧气装备、信号设备和通话设备，并检查其具体掌握情况。

（2）各生理指标的记录仪器要处于良好状态，进行体验前联试，确保各种记录仪器整体工作正常；准备好检查过程中的记录表格等。

（3）准备好必要的急救药品和器材。

（二）体验程序

（1）体验人员进舱，贴好监护电极；工作人员连接供氧面罩和氧气装备，确认个体防护装备状态良好，并填写迅速减压训练作业单；上升前记录生理指标。

（2）体验人员在低压舱内，以30～40m/s的速度上升至2500m，停留1～3分钟，记录各项生理指标后，开始诱导体验人员呼吸，按15～30m/s的速度降至地面。在下降过程中，中耳或副鼻窦出现疼痛时，下降速度应减慢，必要时可暂停下降。如果疼痛还不消失，必须再高速上升500～1000m，等疼痛完全消失后，再减低速度下降。在训练过程中分别记录地面、上升至2500m和下降至地面时的血氧饱和度及心电图。利用低压舱参数测量系统监测缺氧体验人员肺内减压峰值。

（3）体验结束后，对体验人员进行胸部X线检查。最后填写调查问卷，内容包括训练过程中的主观体验和对缺氧效果的评价等。

（三）注意事项

（1）有下列情况者禁止进行缺氧体验。

①上呼吸道感染、发热、心悸或近期出现过心电图异常者。

②空腹、饱腹，24小时内饮酒者。

③头部有外伤，影响佩戴供氧面罩者。

（2）诱导体验人员呼吸，待全部体验人员呼吸节律保持一致后，于呼气相的后1/3时进行减压。

（3）在低压舱下降过程中，中耳或副鼻窦出现疼痛时，下降速度应减慢。

（四）体验效果综合评定标准

（1）耐力良好：呼吸和循环指标无不良反应，脑电图保持地面节律，无明显的或只有轻度的症状、体征，工效良好或只有轻度降低。

（2）耐力尚好：工效中度降低或有中度症状、体征，或循环指标出现不良反应，但没有出现循环代偿障碍。

（3）耐力较差：出现循环代偿障碍但能自行恢复，工效严重降低或有严重的症状、体征，但能坚持完成检查。

（4）耐力很差：出现循环代偿障碍且不能自行恢复，或出现其他不能忍受的严重症状、体征，因而不能坚持完成检查。

（杨天阔）

·参考文献·

［1］Holden BA，Fricke TR，Wilson DA，et al. Global Prevalence of Myopia and High Myopia and Temporal Trends from 2000 through 2050[J]. Ophthalmology，2016，123（5）：1036–1042.

［2］International Civil Aviation Organization.Fitness to Fly–Amedical Guide for Pilots[M]. Montreal：International Civil Aviation Organization，2018

［3］West JB，Schoene RB，Luks AM，et al. High Altitude Medicine and Physiology[M]. 5th ed. Florida：CRC Press，2013.

［4］Kanaley JA，Colberg SR，Corcoran MH，et al. Exercise/Physical Activity in Individuals with Type 2 Diabetes：A Consensus Statement from the American College of Sports Medicine[J].Medicine and Science in Sports and Exercise，2022，54（2）：353–368.

［5］Kato H，Yokoi N，Watanabe A，et al. Relationship between Ocular Surface Epithelial Damage，Tear Abnormalities，and Blink in Patients with Dry Eye [J]. Cornea，2019，38（3）：318–324.

［6］NCD Risk Factor Collaboration. Worldwide Trends in Hypertension Prevalence and Progress in Treatment and Control from 1990 to 2019：A Pooled Analysis of 1201 Population–Representative Studies with 104 Million Participants[J]. The Lancet（Published Online），2021.

［7］DeHart RL .航空航天医学基础[M].《航空航天医学基础》翻译组，译. 北京：解放军出版社，1990.

［8］St. John Ambulance, St. Andrew's First Aid，the British Red Cross.First Aid Manual [M].11th ed .London：Dorling Kindersley Publishers Ltd.，2021.

［9］Bai Y，Hu M，Ma F，et al. Self–Reported Allergic Rhinitis Prevalence and Related Factors in Civil Aviation Aircrew of China [J]. Aerospace Medicine and Human Performance，2021,92（1）：25–31.

［10］Zhang M，Zhu X，Wu J，et al.Prevalence of Hyperuricemia among Chinese Adults：Findings from Two Nationally Representative Cross–Sectional Surveys in 2015–16 and 2018–19[J]. Frontiers in Immunology，2021，12：791983.

［11］《中国高血压防治指南》修订委员会. 中国高血压防治指南2018年修订版[J]. 心脑血管病防治，2019，19（1）：1–44.

［12］陈昌锦. 急诊过度通气综合征的护理干预分析[J]. 临床医药文献电子杂志，2020，7（46）：107，113.

［13］高颀. 运动损伤与急救[M]. 北京：北京体育大学出版社，2020.

［14］李素芝，高钰琪. 高原疾病学[M].2版. 北京：人民卫生出版社，2015.

［15］格日力. 高原医学[M]. 2版.北京：北京大学医学出版社，2020.

[16] 国家卫生健康委员会. 近视防治指南[J]. 中国眼镜科技杂志，2018（13）：98–102.

[17] 国家心血管病中心国家基本公共卫生服务项目基层高血压管理办公室，国家基层高血压管理专家委员会. 国家基层高血压防治管理指南2020版[J]. 中国医学前沿杂志（电子版），2021，13（4）：26–37.

[18] 中国民用航空局飞行标准司. 空勤人员和空中交通管制员体检鉴定医学标准：AC–67FS–001[S].2017.

[19] 何蔓莉. 航空卫生保健与急救[M]. 北京：清华大学出版社，2019.

[20] 黄叶飞，杨克虎，陈澍洪，等.高尿酸血症/痛风患者实践指南[J]. 中华内科杂志，2020，59（7）：519–527.

[21] 贾正平，王荣，李文斌.高原用药指南[M]. 兰州：甘肃民族出版社，2018.

[22] 拉尔斯·彼得松，佩尔·伦斯特伦. 运动损伤学：预防、治疗与康复[M]. 4版. 敖英芳，王健全，杨渝平，主译.郑州：河南科学技术出版社，2019.

[23] 黎鹰. 运动损伤与预防[M]. 杭州：浙江大学出版社，2019.

[24] 李春艳，熊晓玲. 健康管理与健康促进[M]. 武汉：武汉大学出版社，2020.

[25] 李金声，虞学军. 航空航天卫生学[M]. 西安：第四军医大学出版社，2013.

[26] 李鲁. 社会医学[M]. 5版. 北京：人民卫生出版社，2017.

[27] 梁军，许爱莉. 航空保健与急救[M]. 北京：科学出版社，2019.

[28] 卢志平. 航空医学[M]. 北京：中国协和医科大学出版社，2021.

[29] 罗晓利，唐迎曦，詹玉，等. 民航飞行学员心理健康标准及评价指标研究[J]. 航天医学与医学工程，2020，33（4）：331–336.

[30] 罗永昌，张建杰. 航空航天卫生勤务[M]. 西安：第四军医大学出版社，2013.

[31] 迈克尔·R.巴勒特，萨姆·L.普尔. 航天飞行医学原理与实践[M]. 北京：中国宇航出版社，2019.

[32] 沈洪，刘中民. 急诊与灾难医学[M]. 3版.北京：人民卫生出版社，2018.

[33] 苏静静，张大庆. 世界卫生组织健康定义的历史源流探究[J]. 中国科技史杂志，2016，37（4）：485–496.

[34] 中华医学会健康管理学分会，中华健康管理学杂志编委会. 健康管理概念与学科体系的中国专家初步共识[J]. 中华健康管理学杂志，2009，3（3）：141–147.

[35] 苏太洋. 健康医学[M]. 北京：中国科学技术出版社，1994.

[36] 孙长颢. 营养与食品卫生学[M]. 8版.北京：人民卫生出版社，2017.

[37] 王家琦，翟玥，刘泽豫，等. 大学生电子产品使用与视疲劳发生的相关性分析[J]. 眼科新进展，2018，38（1）：65–68.

[38] 吴天一. 吴天一高原医学[M]. 武汉：湖北科学技术出版社，2020.

[39] 吴兴裕，常耀明. 航空卫生学[M]. 西安：第四军医大学出版社，2003.

[40] 吴志华. 皮肤性病学[M]. 5版.广州：广东科技出版社，2006.

[41] 杨艺琦，潘玲玲，高健，等.中国民航飞行员疾病患病率的Meta分析[J]. 中华航空航天医学杂志，2017，28（1）：52–59.

[42] 晋军，张钢. 高原常用医学防护及用氧指南[M]. 重庆：西南师范大学出版社，2021.

[43] 张钢. 高原保健手册[M]. 北京：人民卫生出版社，2022.

[44] 张舒，苏洪余. 航空航天医学史[M]. 西安：第四军医大学出版社，2013.

[45] 赵晨. 眼科临床指南解读.内斜视和外斜视[M]. 北京：人民卫生出版社，2018.

[46] 郑国华，钱芝网.健康状况与风险评估[M]. 北京：科学技术文献出版社，2022.

[47] 《中国人群身体活动指南》编写委员会. 中国人群身体活动指南（2021）[M]. 北京：人民卫生出版社，2021.

[48] 中国民用航空局民用航空医学中心. 空勤人员和空中交通管制员体检鉴定指南[M]. 北京：中国民航出版社，2012.

[49] 中国心血管健康与疾病报告编写组. 中国心血管健康与疾病报告2021概要[J]. 中国循环杂志，2022，37（6）：553–578.

[50] 中国血脂管理指南修订联合专家委员会. 中国血脂管理指南（2023年）[J]. 中国循环杂志，2023，38（3）：237–271.

[51] 中国营养学会. 中国居民膳食指南（2022）[M]. 北京：人民卫生出版社，2022.

[52] 中国营养学会. 中国居民膳食指南科学研究报告（2021）[M]. 北京：人民卫生出版社，2021.

[53] 中华耳鼻咽喉头颈外科杂志编辑委员会，中华医学会耳鼻咽喉头颈外科学分会.良性阵发性位置性眩晕诊断和治疗指南（2017）[J]. 中华耳鼻咽喉头颈外科杂志，2017，52（3）：173–177.

[54] 中华耳鼻咽喉头颈外科杂志编辑委员会，中华医学会耳鼻咽喉头颈外科学分会.梅尼埃病诊断和治疗指南（2017）[J]. 中华耳鼻咽喉头颈外科杂志，2017，52（3）：167–172.

[55] 中华耳鼻咽喉头颈外科杂志编辑委员会鼻科组，中华医学会耳鼻咽喉头颈外科学分会鼻科学组. 中国变应性鼻炎诊断和治疗指南（2022年，修订版）[J]. 中华耳鼻咽喉头颈外科杂志，2022，57（2）：106–129.

[56] 中华人民共和国国家卫生和计划生育委员会. 肺结核诊断标准（WS 288—2017）[J/CD].新发传染病电子杂志，2018，3（1）：59–61.

[57] 中华医学会麻醉学分会. 2017版中国麻醉学指南与专家共识[M]. 北京：人民卫生出版社，2017.

[58] 中华医学会内分泌学分会. 中国高尿酸血症与痛风诊疗指南（2019）[J] .中华内分泌代谢杂志，2020，36（1）：1–13.

[59] 中华医学会糖尿病学分会，国家基层糖尿病防治管理办公室. 国家基层糖尿病防治管理指南（2022）[J]. 中华内科杂志，2022，61（3）：249–262.

[60] 中华医学会糖尿病学分会. 中国2型糖尿病防治指南（2020年版）[J]. 中华糖尿病杂志，2021，13（4）：315–409.

[61] 中华医学会心血管病学分会高血压学组. 强化血压控制中国专家建议[J]. 中华高血压杂志，2022，30（2）：113–117.

[62] 中华医学会眼科学分会斜视与小儿眼科学组.我国斜视分类专家共识（2015年）[J]. 中华眼科杂志，2015，51（6）：408-410.
[63] 中华医学会眼科学分会眼视光学组. 儿童屈光矫正专家共识（2017）[J]. 中华眼视光学与视觉科学杂志，2017，19（12）：705-710.
[64] 中华医学会眼科学分会眼视光学组.视疲劳诊疗专家共识（2014年）［J］. 中华眼视光学与视觉科学杂志，2014，16（7）：385-387.

·附录·

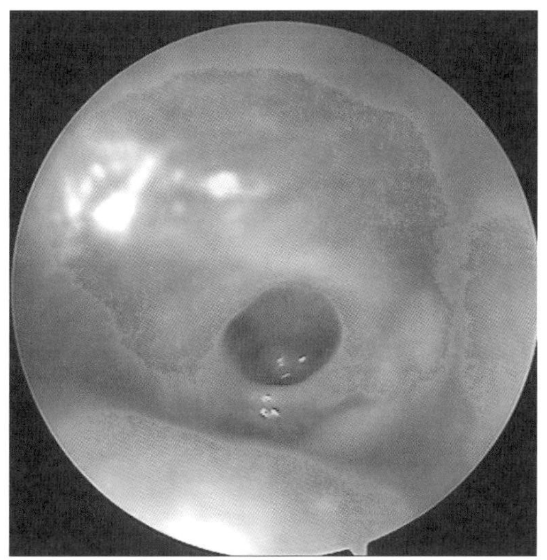

附图 1　鼓膜破裂穿孔

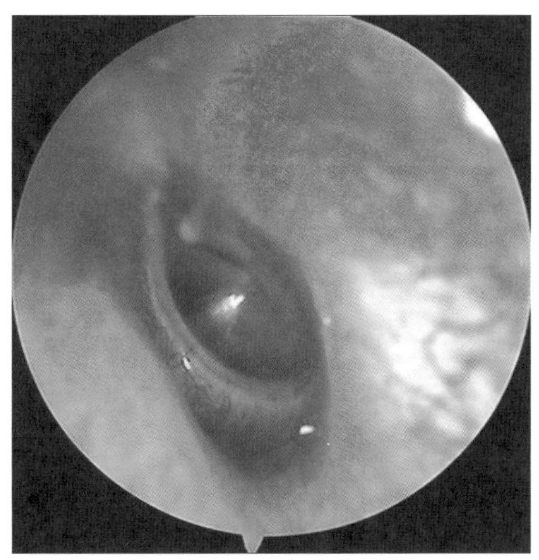

附图 2　鼓膜充血

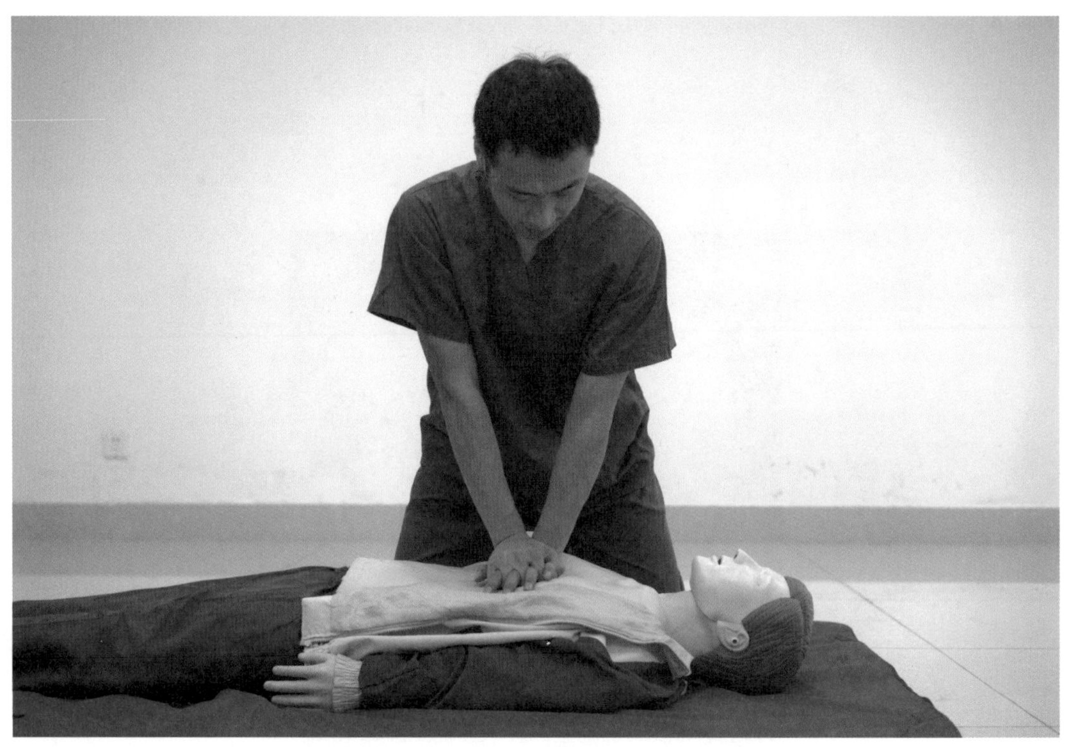

附图 3　胸外按压

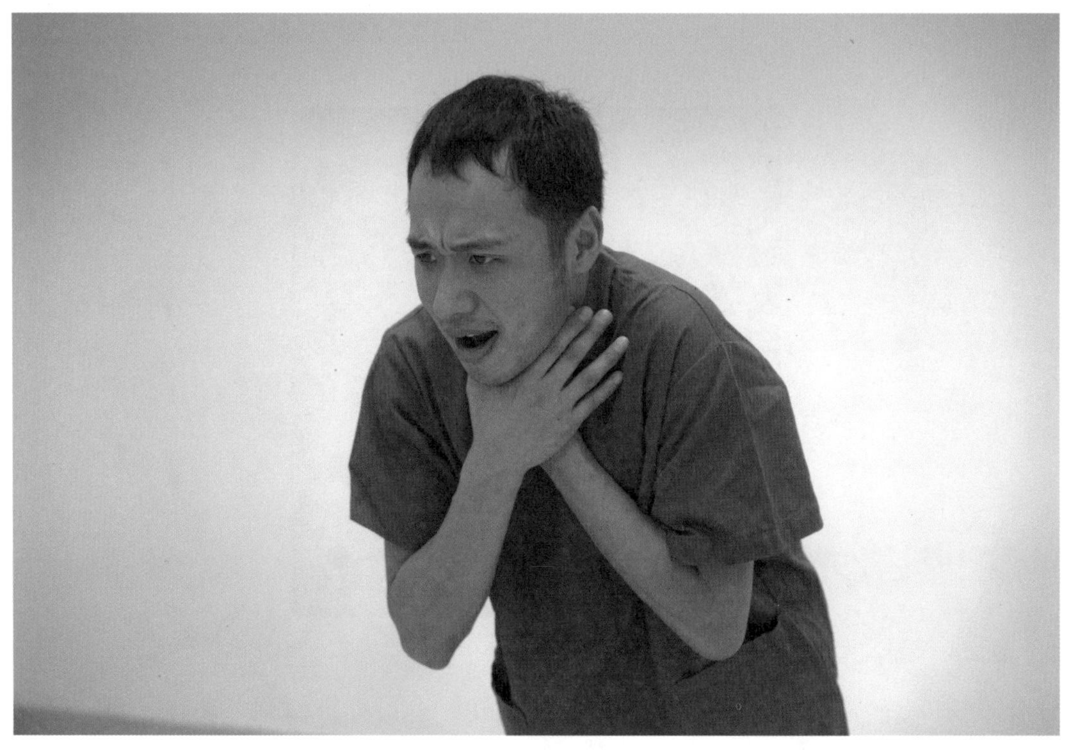

附图 4　海姆立克征象